Level up & Hint

Idea & Technique

小児歯科のレベルアップ&ヒント｜珠玉のアイデア&テクニック

編著　田中晃伸　牧 憲司　権 暁成

木本茂成	島村和宏	新谷誠康	弘中祥司	中村佐和子
伊田 博	山口秀紀	本間宏実	石谷徳人	土岐志麻
仲野道代	小方清和	辻野啓一郎	常盤 肇	早川 龍
奥 猛志	仲野和彦	今井裕樹	徳倉 健	大川玲奈
藤原 卓	齊藤桂子	西田郁子	高橋昌司	坂 英樹
荻原 孝	森川和政	渡辺幸嗣	前野孝枝	野本たかと
星野倫範	荒井 亮	佐伯 桂	春木隆伸	遠藤眞美
岩本 勉	櫻井敦朗	藤田優子	岡崎恵一郎	

デンタルダイヤモンド社

刊行にあたって

　本書を編集するにあたり、若い開業医を編集委員に迎え、大学在籍時の教育背景、世代差による経験値の相違、さらには卒後の就業形態の相違を考慮し、日常臨床における小児歯科領域の疑問点や注意すべき点の抽出を行った。そのうえで、妊娠・出産に始まり、乳・幼児期から学童期を経て永久歯列の完成と安定までの成長の過程を小児歯科臨床の対象として定義した。その成長の時間軸上に発生する問題や注意すべき点を整理し、小児歯科における予防・う蝕治療・歯内療法・咬合誘導・口腔外科・医療管理などの多岐にわたるカテゴリーを設定させていただいた。

　本書はそのカテゴリーにおいて、現在第一線で活躍しておられる先生方に、臨床で遭遇するであろう具体的な臨床例の呈示とともに問題解決方法を執筆していただいた、珠玉の一冊と自負している。

　ただし、本書では小児の行動管理に関してはあえて触れていない。その理由として、歯科の臨床場面では、近似値な行動管理を行うには個人の性格もさることながら、取り巻く家庭環境、たとえば兄弟の有無や保護者への依存性なども考慮する必要がある。さらには、成長とともに、個から集団生活といった社会環境の変化からも、小児の心理状態は影響を受ける。このように変化するなかで、歯科における行動管理を因数分解しながら説明することは極めて困難であり、本書の紙数だけではとても足りないため、あえて触れていないことをお許していただきたい。

　しかし、強いていうならば、非常に抽象的かつ古典的な言葉ではあるが、Tender Loving Care(TLC) 精神に基づいて小児と接すれば、自ずと正しい対応が可能ではないかと信じている。本書を執筆した先生方も TLC 精神を根底に、発育を阻害する因子に対して安全かつ効率的に介入する方法、さらには近年の小児歯科におけるトピックスも紹介していただいている。

　臨床現場において、小児歯科領域で直面する諸問題の解決や、現状より１ランク上へとレベルアップを目指す先生方にとって、本書がその一助となれば幸いである。

編集委員　田中晃伸

CONTENTS

1章　日本小児歯科学会からの提言

| 10 | 01 | 一般開業医における小児歯科標榜の責任　　木本茂成 |

2章　妊娠期から始める小児歯科

14	01	妊産婦治療における注意 ── 妊娠中の不安を取り除く　　権　暁成
16	02	妊婦指導 ── −1歳からの小児歯科　　権　暁成
18	03	乳幼児における予防知識　　伊田　博
20	04	子育て支援の歯科的対応　　伊田　博

3章　う蝕予防

24	01	う蝕の病因論　　仲野道代
26	02	ステファンカーブを理解する　　奥　猛志
30	03	フッ化物や予防に関するトピック　　藤原　卓
32	04	フッ化物の使用方法　　荻原　孝
34	05	シーラント　　星野倫範

4章　小児の歯周疾患への対応と予防

38	01	診断と治療　　岩本　勉
41	02	小児期の一般的歯肉炎への対応　　岩本　勉
44	03	注意を要する歯周疾患　　岩本　勉
46	04	侵襲性歯周炎　　仲野道代

5章　小児の医療管理

| 50 | 01 | 開口器・抑制具の使用　　島村和宏 |
| 52 | 02 | 小児患者への麻酔　　島村和宏 |

54	03	笑気吸入鎮静法の応用　　山口秀紀
56	04	治療時の偶発症を予防する　　島村和宏
58	05	偶発事故への対応 ── アナフィラキシーショック　　山口秀紀
60	06	偶発事故への対応 ── 救命処置　　山口秀紀
62	07	病診連携と診診連携　　小方清和
64	08	患児紹介時の注意点　　小方清和
66	09	感染性心内膜炎の予防　　仲野和彦

6章　小児のう蝕治療

70	01	乳前歯光コンポジットレジン冠作製のポイント　　齊藤桂子　森川和政
72	02	脱落しない乳臼歯隣接面窩洞形成　　齊藤桂子　森川和政
74	03	乳歯冠作製のポイント　　齊藤桂子　森川和政

7章　小児の歯内療法

78	01	乳歯の生活歯髄切断のポイント　　荒井 亮
80	02	乳歯の感染根管治療のポイント　　荒井 亮
82	03	幼若永久歯の歯内療法　　櫻井敦朗

8章　硬組織異常への対応

86	01	MIH (Molar Incisor Hypomineralization)　　新谷誠康
88	02	中心結節　　本間宏実
90	03	癒合歯への対処と保護者への説明　　辻野啓一郎

9章　交換期における抜歯基準

| 94 | 01 | 前歯・臼歯交換期における抜歯基準　　今井裕樹 |

10章　保隙装置

100	01	保隙の重要性　　森川和政
102	02	クラウン（バンド）ループ保隙装置　　森川和政
104	03	床型保隙装置　　森川和政

11章　小児口腔外科

108	01	粘液嚢胞摘出術　　西田郁子
110	02	生歯困難歯の開窓術　　西田郁子
112	03	上唇小帯切除　　渡辺幸嗣
114	04	舌小帯切除　　渡辺幸嗣
116	05	先天歯・Riga-Fede 病への対応　　佐伯 桂
118	06	上顎正中過剰歯抜歯の基準　　渡辺幸嗣

12章　小児期の外傷

122	01	一次医療機関としての外傷への診断と初期対応　　牧 憲司
124	02	骨・口腔粘膜損傷への対応　　西田郁子　牧 憲司
128	03	乳歯外傷への対応　　佐伯 桂
130	04	幼若永久歯の外傷への対応　　牧 憲司
134	05	Pulp revascularization とは　　藤田優子
136	06	犬歯萌出に伴う前歯歯根吸収例　目に見えない歯の外傷 —— 内なる外傷　　牧 憲司

13章　口腔機能発達不全症

| 140 | 01 | 口腔機能発達不全症の診断と治療　　弘中祥司 |

14章　咬合誘導

152	01	咬合誘導と早期治療 —— その概念、現状、課題とは　　石谷徳人
154	02	咬合誘導に必要な検査①頭部X線規格写真分析の基礎　　常盤 肇
158	03	咬合誘導に必要な検査②模型分析の基礎　　徳倉 健
162	04	叢生への対応　　常盤 肇
166	05	乳歯列期上顎前突への対応　　高橋昌司
168	06	乳歯列期反対咬合への対応　　高橋昌司
172	07	混合歯列期上顎前突への対応　　前野孝枝　石谷徳人
176	08	混合歯列期反対咬合への対応　　前野孝枝　石谷徳人
180	09	永久歯先天欠如への対応　　石谷徳人
182	10	萌出障害への対応　　春木隆伸

186	11	一般開業医と歯科矯正専門医の連携　　岡崎恵一郎

15章　専門医が行っていること

190	01	歯科衛生士による記録と小児歯科専門医との連携　　中村佐和子
192	02	口腔習癖の除去支援　　土岐志麻
196	03	小児歯科専門医が提案する食生活・栄養指導　　土岐志麻
198	04	行きたいと思わせる定期検診 ── キャンセル率を下げる　　土岐志麻
200	05	小児のためのスタッフ対応力　　早川 龍
202	06	母親教室の意義　　早川 龍

16章　口から気づく小児の異常

206	01	低ホスファターゼ症　　仲野和彦
208	02	口腔と全身疾患の関連性　　大川玲奈
212	03	児童虐待　　坂 英樹

17章　特別な支援が必要な患者

216	01	一次医療機関の役割　　野本たかと
218	02	特別な配慮が必要な患者の口腔清掃指導　　遠藤眞美

Column

22	少子化時代と小児歯科	106	イクラちゃん？ タラちゃん？ しんちゃん？
48	"ながら歯磨き" を可能にする便利グッズ	138	みんなにやさしいバリアフリー
76	妊産婦教室での口腔衛生指導	188	生理的貧血と母乳神話
92	学校歯科医の職務	214	箸を上手に使うポイント

1章 日本小児歯科学会からの提言

Level Up & H!nt

[01] 一般開業医における小児歯科標榜の責任 … 10

Level Up & H!nt
1章 日本小児歯科学会からの提言

[01] 一般開業医における小児歯科標榜の責任

神奈川歯科大学大学院　口腔統合医療学講座　小児歯科学分野　**木本茂成**

　小児歯科医療は、いうまでもなくう蝕予防処置に始まり、歯の保存治療や外科処置から咬合誘導に至る成長発育過程全般の健全な口腔機能の育成を目指している。歯や歯列・咬合の形態的な回復は、機能の回復または育成を目的として行われるものであり、それは小児患者とその養育環境の母体となる保護者の行動変容をも包含している。個々の診療は、健全な歯列・咬合ならびに摂食嚥下機能、構音、呼吸に至る口腔機能の育成をゴールとしていることを念頭に行われなければならない。

　現在、わが国において「小児歯科」を標榜することは、歯科医師であれば誰でも可能である。平成28年の厚生労働省による医師・歯科医師・薬剤師調査によれば、「小児歯科」を標榜する歯科医師数は全歯科医師の4割に相当する約4万人となっており（**表1**）、歯科と小児歯科を並列して標榜している歯科医院は珍しくない状況である。その一方で、昨今の少子化により、1世帯当たりの子どもの数は減少し、近年、保護者のニーズとともに子ども一人ひとりに要求される歯科治療の内容も多様化している。さらに、子どものう蝕の減少もあり、不正咬合の原因となる口腔習癖や摂食嚥下機能の異常、構音機能の異常、口呼吸など、口腔機能発達の遅れに関する対応は、いまや小児歯科医療の重要な役割となっている。したがって、現代の小児歯科に要求される診療の範囲は、単にう蝕や炎症、外傷に対する治療のみならず、健全な口腔機能の育成を目指した咬合誘導そのものであり、専門的な知識と技能に関する社会的必要性は増している。

　このように、小児歯科医療へのニーズは多様化し、専門的な診療の要求は高まっており、大半の保護者は子どものかかりつけ歯科医を決めている（**図1**）。その一方で、大部分の保護者は小児歯科を標榜する歯科医師と小児歯科専門医との区別はついていない（**図2**）。

　医科の領域では、大学附属病院や総合病院の診療科において専門的な研修を受けた後、専門医を取得して医院を開業することが一般的である。そのため、

表❶　医療施設に従事する歯科医師数
（参考文献1) より引用改変）　　　　（人）

総数	101,551
歯科	92,124
矯正歯科	20,393
小児歯科	39,586
歯科口腔外科	27,570
臨床研修歯科医	1,882
不詳	605

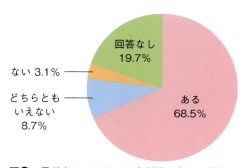

図❶　子どものかかりつけ歯科医の有無。対象：幼稚園児（3〜5歳）の保護者（127名）（参考文献2) より引用改変）

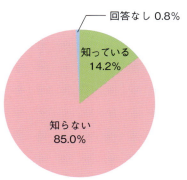

図❷　小児歯科専門医に関する認知度。対象：幼稚園児（3〜5歳）の保護者（127名）（参考文献2) より引用改変）

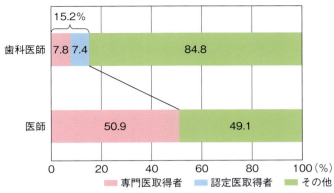

図❸ 歯科医師、医師の専門医および認定医の取得割合（参考文献3)より引用改変）

表❷ 取得している広告可能な歯科医師の専門性に関する資格名別にみた歯科医師数（参考文献1)より引用改変）

	歯科医師（人）	割合（％）
総 数	101,551	100
口腔外科専門医	2,083	2.1
歯周病専門医	1,181	1.2
歯科麻酔専門医	363	0.4
小児歯科専門医	1,261	1.2
歯科放射線専門医	186	0.2
取得している資格なし	96,791	95.3

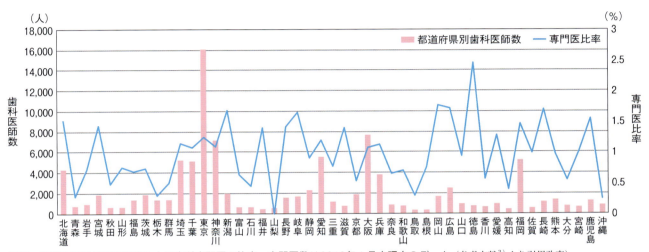

図❹ 都道府県別歯科医師数と小児歯科専門医の比率。専門医数は2019年1月末現在のデータ（参考文献3)より引用改変）

大半は標榜診療科名と取得専門医の診療科が一致する。現在、医師の半数以上は専門医の資格を取得しており、また一般診療所に勤務する医師は全体の約1/3であり、病院や医育機関に勤務する者が大半である。

一方、歯科における専門医または認定医を取得している歯科医師の割合は総数の15％程度である。また、総数の9割近くが診療所に勤務する歯科医師にとって、標榜する診療科の診療内容に関する国民への責任は大きいといわざるを得ない（図3）。さらに、歯科における広告可能な専門医資格を取得してる歯科医師は総数の約5％であり、そのうち小児歯科専門医は1.2％（約1,200名）である（表2）。また、小児歯科専門医は地域によって偏在しており、いまだに専門医不在の県があるのも事実である（図4）。さらに、小児歯科専門医は総数の約4割を占めている小児歯科標榜歯科医の約3％程度にすぎない状況であり、地域における小児歯科医療の担い手は、小児歯科を標榜する歯科医師であるといえる。

現在の小児歯科医療は、30年ほど前までのう蝕治療をメインとする診療内容から、時代の変化とともに大きく変容し、より専門的な知識と技術が要求されている。このような多様化したニーズに応えるために、小児歯科標榜歯科医師は、患児のかかりつけ歯科医としてのみならず、地域におけるファミリー・デンティストとして、より専門的な対応が必要な患児のスクリーニング機能を果たす役割を担っている。

【参考文献】

1) 厚生労働省：平成28年（2016年）医師・歯科医師・薬剤師調査の概況．https://www.mhlw.go.jp/toukei/saikin/hw/ishi/16/dl/gaikyo.pdf
2) 簑島直美，小森令賀，横山三菜，菊地暁美，熊坂純雄，大久保孝一郎，木本茂成：保護者による子どもの歯科医院選択基準に関する傾向と特徴．小児歯科学雑誌，50(5)：414-422，2012．
3) 厚生労働省：厚労省歯科医療の専門性について．歯科医師の資質向上等に関する検討会 歯科医療の専門性に関するワーキンググループ（第3回）．https://www.mhlw.go.jp/file/05-Shingikai-10801000-Iseikyoku-Soumuka/0000107476.pdf

2章 妊娠期から始める小児歯科

Level Up & H!nt

[01] 妊産婦治療における注意
　　 ──妊娠中の不安を取り除く ……………… 14

[02] 妊婦指導
　　 ──－1歳からの小児歯科 ……………… 16

[03] 乳幼児における予防知識 ……………… 18

[04] 子育て支援の歯科的対応 ……………… 20

Level Up & H!nt

2章 妊娠期から始める小児歯科

[01] 妊産婦治療における注意
―― 妊娠中の不安を取り除く

東京都・K DENTAL CLINIC　権 暁成

　妊婦のなかには、妊娠期間中は歯科治療を受けられないと考えている方もいる。一般的な歯科治療に関して、妊娠中に行ってはいけない治療や時期はなく、妊娠時期によって考慮するポイントは異なるが、基本的に治療すること自体には問題がない。治療しないことで、さらに症状が悪化する場合もあり、適切な時期に適切な治療を行うことが大切である。また、出産後は育児に追われたり、あるいは子どもを預けられる方がいないなどの理由から、通院の機会が減少し、症状を増悪させてしまうケースもある。

　そこで本項では、筆者が妊婦治療において考慮している事項を簡単に紹介する。

 X線撮影

　胎児に対する放射線の影響は、被曝時期と被曝線量に依存する。

　『産婦人科診療ガイドライン―産科編 2017』の「妊娠中の放射線被曝の胎児への影響についての説明は？」の項目では、「受精後11日～妊娠10週での胎児被曝は奇形を誘発する可能性があるが、50mGy未満の被曝線量では奇形発生率を上昇させないと説明する」、「妊娠9～26週では中枢神経障害を起こす可能性があるが、100mGy未満では影響しないと説明する」とされている（表1）[1]。

　このように、一般歯科診療所でのX線撮影において被曝線量が基準値を超えることはなく、また防護服を着用していることからも、X線撮影に関して問題となることはないと考えている。

 服薬

　ほとんどの薬剤において、妊婦への投与は添付文書上「治療上の有益性が危険性を上回ると判断される場合にのみ投与される」という有益性投与である。

　胎児に対して安全性が高いものを選択して使用することが望ましく、抗菌薬ではペニシリン系やセファロスポリン系を選択している。また、消炎鎮痛薬はアミノフェンを第一選択としている。とくに非ステロイド性消炎鎮痛薬（NSAIDs）は、妊娠後期になると胎児毒性（胎児動脈管収縮や新生児肺高血圧症、胎児腎障害）を示すことが知られており、注

表❶　妊娠中の放射線被曝における胎児への影響とその説明（参考文献[1]より引用改変）

1. 胎児への影響は妊娠時期により異なるため、被曝時期を医学的に確認する。さらに被曝線量を推定したうえで、その影響について説明する
2. 受精後10日までの被曝では、奇形発生率の上昇はないと説明する
3. 受精後11日～妊娠10週での胎児被曝は奇形を誘発する可能性があるが、50mGy未満の被曝線量では奇形発生率を上昇させないと説明する
4. 妊娠9～26週では中枢神経障害を起こす可能性があるが、100mGy未満では影響しないと説明する
5. 10mGy程度の放射線被曝は小児がんの発症頻度をわずかに上昇させるが、個人レベルでの発がんリスクは低いと説明する

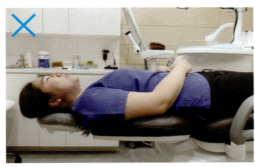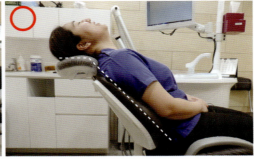

図❶ 妊娠後期のチェアーポジション。ユニットを倒しすぎずに、ヘッドレストを倒して治療する

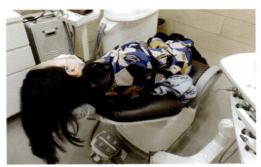

図❷ 仰臥位低血圧症候群時の対応法。すみやかに右腰の下にタオルや枕を敷いて、左側臥位にする

意が必要である。

しかし、実際に胎児に何かしらの異常が認められた場合、これらが原因ではないことを証明するのは不可能である。そのため、事前に服薬の必要性を十分に説明し、インフォームド・コンセントを得て、それをカルテに記載しておくことは必須である。

また、患者への情報提供として、厚生労働省の事業である、妊娠と医薬品に関する内外のデータを網羅的に集積している国立成育医療研究センター「妊娠と薬情報センター」[2]や虎の門病院「妊娠と薬相談外来」[3]について伝えている。

 診療時期

1．妊娠初期（〜15週）

妊娠初期は、過度な緊張や長時間にわたる治療によるストレスで流産してしまうおそれもある。そのため、観血的な処置（抜歯などの外科手術）や長時間の治療は避け、症状の鎮静化・除痛・炎症の軽減に努めている。

2．妊娠中期（16〜28週）

妊娠中期であるこの時期は、抜歯も含めた一般治療を行える時期であるため、治療および口腔衛生指導の計画・立案・実施が可能となる。口腔衛生指導内容に関しては、自身のセルフケアはもちろん、将来生まれてくる子どもへの口腔ケアに関しても指導している。

3．妊娠後期（29週〜）

妊娠後期になると、成長し大きくなった胎児と羊水によって下大静脈が圧迫され、仰臥位低血圧症候群を引き起こすことがある。仰臥位低血圧症候群になると、意識レベルが低下して気分が悪くなり、重篤の場合は気絶することもあるので、注意が必要である。

予防策としては、水平位で長時間治療しないことや、ユニットをあまり倒さずに術者は立位で行い、こまめに声かけをすることも大切である（**図1**）。

万が一、仰臥位低血圧症候群になった場合は、すみやかに右腰の下にタオルや枕を敷いて、左側臥位にする（**図2**）。

【参考文献】
1）日本産科婦人科学会，日本産婦人科医会：産婦人科診療ガイドライン―産科編 2017. http://www.jsog.or.jp/activity/pdf/gl_sanka_2017.pdf
2）国立成育医療研究センター：妊娠と薬情報センター. https://www.ncchd.go.jp/kusuri/
3）虎の門病院：妊娠と薬相談外来. https://www.toranomon.gr.jp/departments/c_other/obstetrics_gynecology/schedule.html

Level Up & H!nt
2章 妊娠期から始める小児歯科

[02] 妊婦指導
——－1歳からの小児歯科

東京都・K DENTAL CLINIC　権 暁成

乳歯は妊娠の初期（胎生7週）から歯胚の形成が開始され、妊娠中期には石灰化が始まる。つまり、生まれてくる子どもの歯を守ることは、母親のおなかの中にいるときから始まっている。また、母親自身が子どもを授かった喜びや、出産後の子どもの健やかな成長を願うことは当然ながら、同時に不安を抱えていることも事実である。

このように、妊娠中つまり－1歳のころから母親の口腔環境を整え、さらには将来生まれてくる子どもの歯・口腔に関するよきアドバイザーになることはたいへん重要である。

本項では、妊娠中に起こり得る問題やその対応方法について簡単に紹介する。

妊娠性歯肉炎

妊娠中は、女性ホルモン（エストロゲンやプロゲステロンなど）の分泌増加に伴って *Prevotella intermedia* が増殖しやすくなり、食生活の嗜好や生活習慣の変化、さらには唾液の粘性が高まり、分泌量も減少することで、歯肉炎をさらに増悪させて歯周炎にまで至ることもある。

日本臨床歯周病学会によると、歯周病による早産・低体重児出産のリスクは7倍にものぼり、リスクとしてよく挙げられるタバコやアルコール、高齢出産などより、はるかにリスクが高いとされている[1]。歯周病と早産・低出生体重児の関連性については、自治体などで行われている母親学級などで認知されており、また妊婦にとっても興味あるトピックスである。

歯周病と早産・低体重児出産の関連性を十分に理

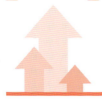

図❶　妊娠期特有の問題

解し、口腔内の健康状態の向上を意識することで、リスクの軽減に繋がる。しかしながら、妊娠期特有の問題があるため、理解し意識していても口腔内環境の維持・改善ができないこともある（**図1**）。

つわり

妊娠初期特有の症状であるつわりは、口腔ケアそのものを困難にすることがある。

指導時のポイントとしては、通常の指導にこだわらず、ブラッシングは体調のよい時間帯で行うことや、臭いに敏感な時期は、とくに歯磨剤の使用は必要ないことを説明している。

歯ブラシに関しては、小児用歯ブラシのようなヘッド部分がコンパクトなものに変更し、やや前傾姿勢でブラッシングすることで、気持ち悪さを軽減することもできる。

つわりで胃酸が逆流することによって口腔内の酸性度が高まるため、こまめな含嗽を心がけるようにも指導している（**表1**）。

表❶ 妊娠初期のブラッシング指導内容

時間帯	食後でなくとも可、リラックスできている時間帯
歯ブラシ	ヘッドがコンパクトなものへの変更
歯磨剤	発泡剤が含まれていないもの、もしくは使用しなくても可
姿勢	やや前傾姿勢
含嗽	嘔吐後のこまめな含嗽、フッ化物配合の含嗽剤使用

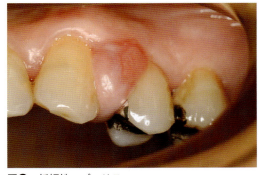

図❷ 妊娠性エプーリス

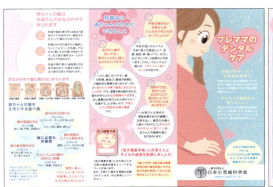

図❸ プレママのデンタルケア（参考文献2)より転載）

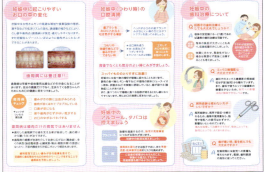

妊娠性エプーリス

妊娠性エプーリス（図2）は、妊娠期に歯間乳頭部や辺縁歯肉部にできる良性腫瘍である。妊娠性の場合は産後に自然に小さくなるか消失することが多いことから、治療せずに経過観察する場合が多い。

対処方法としては、スケーリングやPMTCなどを行い、炎症のコントロールが必要である。また、症状増悪を防ぐためにTBIも必須である。

本項では、妊娠中に起こり得る問題やその対応方法について紹介したが、本章01でも述べたように、一般的な歯科治療やスケーリングなどのメインテナンスを受けることは、妊娠期であっても問題はない。また、そのことを患者に理解してもらったうえで、口腔内環境の改善や定期的なメインテナンスを行うことにより、症状の悪化を防ぐことが大切である。

日本小児歯科学会ホームページ内メインコンテンツ、「プレママのデンタルケア」のリーフレット（図3)2)では、妊娠期のトラブルやその解決方法、歯の発育時期、歯の発育に必要な栄養素などに関してわかりやすく解説されているため、患者への情報提供の一つとして筆者自身活用している。

妊婦への歯科治療を進めていくうえで大切なことは、抱えている不安をいかに取り除くかである。

産後頻回に通院できない場合でも、妊娠中から出産・産後、そして乳幼児期に至るまでの健康上のさまざまなことが記載されている母子健康手帳を活用し、歯科的なアドバイスや所見を書き込むことで、切れ目のないケアも可能となる。

また、妊娠期だからこそできる指導やアドバイスもあり、妊娠期から生まれてくる子どもの歯・口腔に、そしてその家族の口腔保健に携われることは、歯科医師としてやりがいのある仕事の一つである。

生まれてくる子ども、そしてその家族の笑顔のために、本項が明日からの診療の一助になれば幸いである。

【参考文献】
1) 日本臨床歯周病学会：歯周病と妊娠. http://www.jacp.net/pdf/leaflet/leaflet_04.pdf
2) 日本小児歯科学会ホームページ：http://www.jspd.or.jp/index.html

[03] 乳幼児における予防知識

埼玉県・伊田歯科医院　伊田 博

0〜1歳

　乳歯の萌出は、生後6〜8ヵ月ごろに下顎の乳切歯により開始され、1歳ごろには上下顎4前歯が揃う。歯の生え方や順序には個人差があり、異常がなければ経過観察とする（図1）。また、出生時や生後1ヵ月以内に萌出する先天歯による哺乳障害でRiga-Fede病（11章05参照）を認めることがある。

　また、生後2〜3ヵ月ごろに歯肉に白い半球状の上皮真珠がみられるが、数週間で自然消失することが多く、とくに問題はない（図2）。

　吸啜反射から生後5〜6ヵ月を目安に離乳を開始し、1歳6ヵ月ごろには咀嚼を獲得していく。離乳では、個々の歯の生え方や口の働きなどに合わせて進めることが望ましい。

1〜2歳（表1）

　1歳3ヵ月ごろに第1乳臼歯が萌出し、2歳すぎに第2乳臼歯が萌出すると、乳歯列咬合の完成となる。X線写真などから先天欠如や無歯症が疑われる場合は、専門医の受診を勧める。

　上唇小帯や舌小帯の付着異常では（図3、4）、この時期に治療することは少なく、保護者へ不安を与えない配慮が必要である。舌小帯短縮症の場合は、母親に吸啜訓練などの哺乳指導を行いながら経過をみる。発音障害が顕著な場合は、舌の機能訓練や言語治療を行い、必要に応じて手術時期を検討する。

　1〜2歳は咀嚼機能が獲得される時期であるため、コップから水分を飲める、手づかみ食べができるなどの咀嚼や嚥下状況を確認する。

3〜5歳（表2）

　生活習慣の自立や運動機能の発達、精神の発達が顕著になってくる。自分の意思もはっきりして甘味飲食物の摂取が増えるため、間食指導や保護者の仕上げ磨きを強化し、う蝕予防に努める。

　口の機能では、大人と同様の食事が摂れるようになり、咀嚼機能の発達がしっかりみられる。手先の発達から、箸などの使用や会話力もアップする。

歯磨き

　スキンシップを図りながら顔や口の周囲に触れるなど、萌出前から歯磨きの準備をする。乳歯が生えてきたら、最初は歯ブラシの感触に慣れるように少

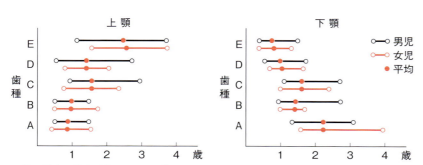

図❶　乳歯の萌出時期（参考文献1）より引用改変）

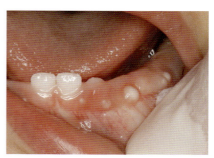

図❷　上皮真珠

表❶ 1歳6ヵ月歯科健診のチェックポイント

見ておきたいこと	口の機能の見方
・母乳、哺乳ビンの継続状況 ・指しゃぶり、おしゃぶりの頻度 ・歯の生え方、数 ・上顎前歯のう蝕の有無 ・歯磨きの状態	・前歯を使って食べもののかじり取りができているか ・奥歯での咀嚼（嚙みつぶし）ができているか ・口を閉じて鼻呼吸ができているか ・意味のある言葉（1語文）の発語がみられるか

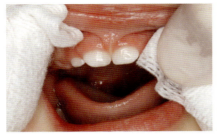

図❸ 上唇小帯付着異常

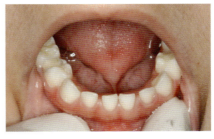

図❹ 舌小帯付着異常

表❷ 3歳児歯科健診のチェックポイント

見ておきたいこと	口の機能の見方
・食事・間食のリズム ・指しゃぶり、おしゃぶりの継続状況 ・歯磨き、仕上げ磨きの習慣 ・歯並び・咬み合わせ ・上唇小帯・舌小帯の状態	・前歯で嚙み切り、奥歯ですりつぶすという歯を使った咀嚼がうまくできているか ・食具を使った食べものの取り込みや、一口量の調節ができているか ・溜める、丸飲み、チュチュ食べなどの食べ方の問題がみられないか ・口を閉じて鼻呼吸ができているか ・発音が明瞭になっているか

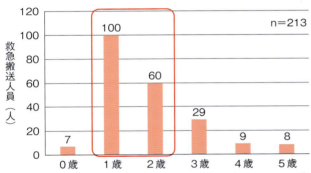

図❺ 年齢別救急搬送人員。1、2歳の事故が多い（参考文献[2]より引用改変）

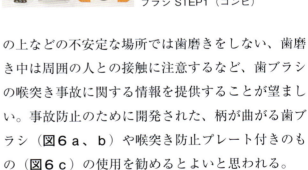

図❻ 事故防止開発歯ブラシ。a：クリニカKid'sハブラシ（ライオン）、b：まがるハブラシKids（DHL）、c：テテオ はじめて歯みがき 乳歯ブラシ STEP1（コンビ）

しずつ歯磨きを始める。ミュータンスレンサ球菌の感染と定着の時期を考慮すると、上顎前歯が生え揃い、乳臼歯が萌出開始する1歳すぎごろには、仕上げ磨きの習慣づけが大切である。

歯ブラシ事故

歯ブラシを口に咥えたまま転倒すると、口蓋や咽頭を突き刺す重大な怪我に繋がることがある。東京消防庁の調査では、とくに1～2歳児にこの喉突き事故が多い（図5）。日本小児歯科学会でもリーフレットを作成し、歯ブラシ事故の注意喚起を行っている。対策には、保護者の見守りのなかで座って磨く、歯磨き以外で歯ブラシを持たせないなどがある。各地域の幼稚園や保育園などにも、椅子やソファーの上などの不安定な場所では歯磨きをしない、歯磨き中は周囲の人との接触に注意するなど、歯ブラシの喉突き事故に関する情報を提供することが望ましい。事故防止のために開発された、柄が曲がる歯ブラシ（図6a、b）や喉突き防止プレート付きのもの（図6c）の使用を勧めるとよいと思われる。

【参考文献】
1）日本小児歯科学会：日本人小児における乳歯・永久歯の萌出時期に関する調査研究．小児歯科学雑誌，26(1)：1-18，1988．
2）東京消防庁：http://www.tfd.metro.tokyo.jp/lfe/topics/201506/hamigaki.html
3）日本小児歯科学会（編）：親と子の健やかな育ちに寄り添う 乳幼児の口と歯の健診ガイド 第2版．医歯薬出版，東京，2012．
4）井上美津子（編著）：子どもの歯と口のトラブル Q&A 妊娠期・幼児期・学童期の心配事．医学情報社，東京，2015．
5）日本小児歯科学会：楽しく安全に歯みがきをする習慣を身につけよう．http://www.jspd.or.jp/contents/common/pdf/download/hamigaki_b.pdf

Level Up & H!nt
2章 妊娠期から始める小児歯科

[04] 子育て支援の歯科的対応

埼玉県・伊田歯科医院　伊田 博

 母子保健

　これまでの母子保健では、感染症やう蝕の蔓延がみられた時代は、疾病の早期発見・早期治療が主体であった。生活の質の向上や小児医療の発達により、近年では乳幼児の死亡率の低下や感染症の減少が進んできたことから、一定の目標が達成されるようなった。その一方で、社会環境も変化し、生活状況や子育て環境も多様化するなかで、子育てに不安をもつ保護者や、子どもの心の発達の問題にかかわる課題が増加傾向にある。

　近年の少子化や核家族化に伴い、母子を取り巻く子育て環境は難しい状況といえる（表1）。弟妹の世話や兄姉の子どもに接する機会を通しての育児の疑似体験がないまま、自身の出産から育児を初めて経験する者が多くなっている。また、育児相談する相手が身近にいないことや溢れるインターネット情報に翻弄され、困惑する保護者も多い。歯科医院においても、保護者からの育児相談や誤った情報による質問を受けることもあるであろう。このような育児不安を抱えやすい状況のなかでは、さらに深刻な育児不安を抱え、孤立を招くこともあるため、虐待のリスクを生むことが危惧される。

　このような時代背景から、子どもの心と体の健やかな発達のためには、保護者の育児不安を取り除く必要性が重視されるようになってきた。

 子育て支援としての歯科的対応

　母子の健康水準の向上の取り組みとして、厚生労働省は「健やか親子21」[1)]のなかで、「子どもの心

表❶　母子保健を取り巻く状況

- 少子化の進行
- 晩婚化・晩産化と未婚率の上昇
- 核家族化、育児の孤立化など
- 母子保健領域における健康格差（小学生の肥満児の割合、3歳児のう蝕など）

の安らかな発達支援と育児不安軽減」を重点課題に取り上げている。歯科的対応としては、この時期の口腔保健を通して子育て支援を行うことが大切である。

　また、「健やか親子21」も新たな計画が始まり、第2次を迎えている。すべての子どもが健やかに育つ社会の実現を目標に、現在の母子保健を取り巻く状況を踏まえ、3つの基盤課題と2つの重点課題がある（図1）。詳しくは、「健やか親子21」のホームページを参照いただきたい。

　う蝕が蔓延していた時代に比べると、ここ最近の子どものう蝕は減少している。母子保健調査結果において、う蝕のない3歳児の割合が81.1％に達したことからもわかる。

　う蝕の減少がみられる一方で、最近の保護者は、これまでも関心の高かったう蝕予防やフッ化物の利用、歯磨きなどに関することだけでなく、歯の生え方や生える時期、口腔習癖、口腔機能としての食べ方など、さまざまことに心配や悩みをもつようになってきている。そのため、これからの歯科の役割としては、それらの心配ごとに十分に耳を傾けて相

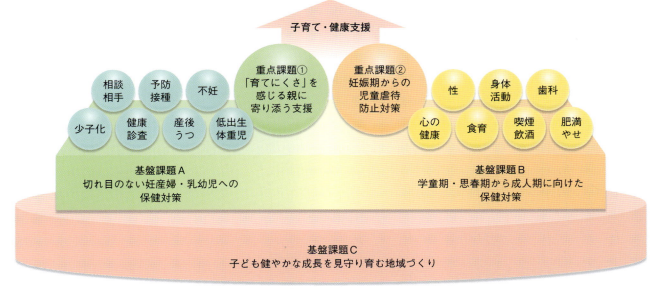

図❶ 健やか親子21（第2次）は、同じ水準の母子保健サービスが受けられることを目指し、3つの基盤課題と2つの重点課題を設定している

談に乗ったり、保護者と一緒になって問題を解決する糸口を探ったり、助言したりすることが重要であると考える。

子どもの健全な成長を後押しするために、すべての妊婦と子どもに、妊娠期から成人期まで切れ目のない医療・教育・福祉を提供する成育基本法の制定が決定したことからも、各ライフステージに対応した歯と口に関する健康支援が求められている。

授乳（母乳）とう蝕との関係

授乳（母乳）をやめる時期を「断乳」から「卒乳」と一般的に呼ぶようになり、良好な母子関係の継続や子どもの発達状況に合わせて「卒乳」を支援するとされている。

世界保健機関（WHO）でも、2歳までの適切な離乳食の必要性とともに、授乳継続が健全な育児を促すとしている。良好な母乳育児が育児不安の軽減や虐待防止に役立つことから、母子保健の基本的な考え方に繋がる。

う蝕リスクとの関連性を考えた場合、上顎乳前歯の萌出と乳臼歯の萌出時期が卒乳支援を行う一つの目安であると考えられる。藤原らの報告[2]では、乳歯が未萌出の9ヵ月未満の乳児からミュータンスレンサ球菌は検出されず、3歳では60％の子どもから検出されている。また、Caufieldらの報告[3]するミュータンスレンサ球菌の「感染の窓」の時期が19〜31ヵ月であることなどからも、ミュータンスレンサ球菌の感染と定着時期が1〜2歳ごろと考えられる。

とくに、母乳育児を継続する保護者に対しては、早期の甘味飲食に気をつけ、日ごろの口腔ケアを促す。口移しや同じスプーンで食べものを与えないようにすること、また、ミュータンスレンサ球菌の伝播に神経質になりすぎず、家族など周囲の者が口のケアやう蝕の治療をきちんとしておくことが大切である。早めの歯科受診を促し、適切な情報提供や食生活指導、歯磨き指導、フッ化物の応用などの対応が重要である。卒乳が難しいと訴える保護者には、母子の状況に合わせてよく相談に乗りながら支援することが望ましいと考える。

【参考文献】
1) 健やか親子21（第2次）ホームページ：http://sukoyaka21.jp/
2) 花田信弘, 藤原 卓, 眞木吉信, 奥 猛志：ゼロからわかる小児う蝕予防の最前線. 吉田昊哲（編）, クインテッセンス出版, 東京, 2018.
3) Caufield PW, Cutter GR, Dasanayake AP: Initial acquisition of mutans streptococci by infants: evidence for a discrete window of infectivity. J Dent Res, 72(1): 37-45, 1993.
4) 日本小児歯科学会：これからの小児歯科医療のあり方について. http://www.jspd.or.jp/contents/common/pdf/main/jspd_arikata.pdf
5) Fujiwara T, Sasada E, Mima N, Ooshima T: Caries prevalence and salivary mutans streptococci in 0-2-year-old children of Japan. Community Dent Oral Epidemiol, 19(3): 151-154, 1991.

column
[01]

少子化時代と小児歯科

　わが国は1970年代以降、少子化傾向となっているが、そのころを歯科的な観点から振り返ると"子どものむし歯の洪水"といわれ、小児歯科医療が社会から求められていた時期である。ただ、当時は補綴全盛の時代で、小児患者は費用対効果としては低いとされ、患者対象としては避けられていたことが記憶に残っている。

　時を同じくして、1970年代の歯科大学・歯学部の増加に伴い、1980年代ごろより歯科医師数も急激に増加し、飽和状態の時代へと突入した。このころから、質はともかく開業医の多くが小児歯科を掲げることができたため、少なくとも人口比率的（小児人口／歯科医師数）にみると、小児歯科医療も飽和の時代へと移行した。一方で、それに反比例して少子化は徐々に顕在化し、対象患者数の減少に伴い、あたかも小児歯科医療は斜陽傾向という印象を多くの方がもっているように思われる。

　果たして、そうであろうか？

　無論、以前のようにう蝕の子どもを「診てもらえる」として列をなし、その治療のみに追われることはなくなった。しかし、少子化だからこそ、保護者はう蝕だけではなく、子どもの健全な成長にかかわる質の高い歯科医療を要求するようになったと感じている。

　当然ながら、その医療行為に満足すれば、対価（経済的なものだけではなく社会的評価）も十分に理解される時代になったといえる。

　小児歯科医療は少子化により、量から質の時代へと転換している。ゆえに、質を学ぶことが重要なのである。

[田中晃伸]

Level Up & H!nt

3章 う蝕予防

[01] う蝕の病因論 ……………………… 24

[02] ステファンカーブを理解する ……………… 26

[03] フッ化物や予防に関するトピック ………… 30

[04] フッ化物の使用方法 ………………………… 32

[05] シーラント …………………………………… 34

Level Up & H!nt
3章 う蝕予防

[01] う蝕の病因論

岡山大学大学院医歯薬学総合研究科　小児歯科学　**仲野道代**

う蝕の発生は3つの要因があり、宿主としての歯、病原性細菌である主としてミュータンスレンサ球菌、およびその細菌の基質となるスクロース（ショ糖）が要因として挙げられる。Keyesは、これら3つの要因が揃ったときにう蝕が発生すると提唱した[1]。最近では、さらに唾液と時間の因子が加わり、これらの相互作用によってう蝕が発生することがわかっている（**図1**）。う蝕の発生の機序は、デンタルプラーク（歯垢）が歯面に形成され、さらにデンタルプラーク内で有機酸が生成され、そして生成された有機酸により歯面の脱灰が進む3つの過程からなる。

デンタルプラークの形成

デンタルプラークを構成する微生物のうち、う蝕の主要な病原細菌としてミュータンスレンサ球菌が知られている。ミュータンスレンサ球菌は通性嫌気性グラム陽性菌であり、スクロースから粘着性のグルカンを合成し、デンタルプラークを形成する。その過程のうち、まずミュータンスレンサ球菌は、エナメル質表面のペリクルの唾液成分と疎水結合によって吸着する。この吸着現象は菌数が少ないと可逆性であり、菌数が増えてくると解離しにくくなる。歯面に吸着したミュータンスレンサ球菌は、自ら産生するグルカン合成酵素（グルコシルトランスフェラーゼ）の作用によってスクロースをグルコース（ブドウ糖）とフルクトースに分解し、分解されたグルコースを結合させることでスクロースから非水溶性で粘着性のグルカンを合成する。このグルカンとともにミュータンスレンサ球菌は歯面へ付着し、さらにその場で増殖して、他の多くの口腔内細菌をも巻き込んでデンタルプラークを形成する。

また、ミュータンスレンサ球菌は耐酸性を有し、エナメル質が脱灰を開始する臨界pH5.5以下の酸性環境下においても増殖することができる。さらに、ミュータンスレンサ球菌は余分に取り込んだ糖をグリコーゲン（菌体内多糖）として菌体内に貯蔵することができる。そのため、食事時に過剰な糖を摂取すると、食間時には糖の供給が途絶えてしまうような菌にとって栄養がほとんどない状態においても、菌体内に貯蔵しておいたグリコーゲンを代謝し、酸を産生することができる。

このようにミュータンスレンサ球菌は、酸性環境下においても飢餓環境下においても生育することができるという他の口腔内細菌にはない性質を有している。

歯の脱灰

デンタルプラークが形成されると、その中の菌はスクロースや炭水化物を基質とし、代謝によってさまざまな菌体成分を合成し続ける。スクロースは、グルコースとフルクトースの単糖類に分解され、炭水化物中の澱粉はマルトースやデキストリンに分解され、最終的にグルコースとなる。デンタルプラーク中の菌は、これらの単糖類を優先的に発酵経路により利用し、酢酸やプロピオン酸、ギ酸のような有機酸を生成し、これらの最終産物は乳酸である。生成された酸はデンタルプラーク内に蓄積し、プラーク直下のエナメル質表層に脱灰が起こり、う蝕の発生となる。

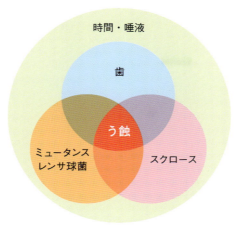

図❶ う蝕の要因。Keyes の 3 つの輪（参考文献[1]）より引用改変）

ミュータンスレンサ球菌の伝播

　小児の口腔から検出されるミュータンスレンサ球菌は、唾液を介して育児従事者（おもに母親）から伝播する。このことは、母親と子どもの口腔内から分離したミュータンスレンサ球菌の遺伝子型を調べた研究により、DNA パターンが一致したことからあきらかとなっている。小児の口腔内に歯が萌出していなければ、ミュータンスレンサ球菌は定着できず、歯が萌出してくると徐々に定着できるようになる。また、母親の唾液中にミュータンスレンサ球菌数が多い場合、より早期に定着を促進する。さらに、伝播時にスクロースが存在していると、より定着が促進される。

病因論からのう蝕の予防法

1. ミュータンスレンサ球菌の定着の抑制

　育児従事者からミュータンスレンサ球菌が伝播することから、育児従事者の口腔内のミュータンスレンサ球菌数を減らすことが重要である。そのためには、育児従事者にう蝕があれば、必ず治療を行うように促す。同様に、育児従事者に徹底したブラッシングやフロッシングなどの口腔内清掃を励行させる。また、甘味食品を控えるようにする。

　小児においては、ミュータンスレンサ球菌が育児従事者から伝播した際に、できるだけ定着しやすい口腔内環境にしないように、スクロースをできるだけ摂らないようにする。また、歯の萌出後は、できるだけ歯ブラシを使ってブラッシングを行う。母親が咀嚼したものを与えないようにする。同時に、食器類は共有しないように心がける。

2. デンタルプラーク形成の抑制

　デンタルプラークの元ともなるスクロースの摂取を制限する。スクロースの摂取回数を減らし、摂取後はすぐに口腔内清掃を行う。これは、スクロースが口腔内に存在する時間をできるだけ短くすることになる。また、就寝時は唾液の自浄作用が低下するため、就寝前の間食は控える。

3. エナメル質脱灰の抑制

　デンタルプラークが形成され、エナメル質が脱灰されてエナメル質の実質欠損が始まる前に、デンタルプラークを除去する。形成されたプラークを除去する唯一の方法は、ブラッシングやフロッシング、ポリッシング、スケーリングなどの機械的除去法である。

　フッ化物配合歯磨剤の使用やフッ化物洗口、あるいは歯科医院でのフッ化物の局所投与など、フッ化物を利用する。

　フッ化物の効果が比較的低く、う蝕になりやすい小窩裂溝部にフィッシャーシーラントを行う。小窩裂溝部を充塡材で塡塞することにより、小窩裂溝う蝕を予防する。

【参考文献】
1）Keyes PH: Recent advances in dental caries research. Int Dent J. 12: 443-464, 1962.

Level Up & H!nt
3章 う蝕予防

[02] ステファンカーブを理解する

鹿児島県・おく小児矯正歯科　奥 猛志

う蝕の進行とステファンカーブ

　歯の表面は、つねに脱灰と再石灰化を繰り返している（**図1**）。しかし、脱灰と再石灰化のバランスが崩れ、脱灰が優位になっていくとう蝕は進行し、実質欠損が発現する（**図2**）。

　口腔内環境を脱灰が進行しない状態に維持することで、健全な歯質が保たれる。そこで、重要になってくるのがステファンカーブの概念である（**図3**）。ステファンカーブは、1940年代にRobert Stephanにより考案された、歯の表面のプラーク中のpHの経時的変化を表した模式図である。ステファンカーブで得られた曲線の臨界pHより下で歯は脱灰し、臨界pHより上では再石灰化される。

　プラーク中のpHは、安静時は中性に近い状態で、飲食物を摂取するたびに酸性に傾く。これは、プラーク中の細菌が酸を産生するためである。プラーク中のpHが酸性に傾いて臨界pHのラインを超えると、歯の表面が脱灰される。その後、唾液の緩衝能によってpHは再び上昇して中性に戻るため、歯の表面が再石灰化される。この脱灰と再石灰化は、飲食の回数だけ繰り返される。1日のステファンカーブの変動を見た場合、脱灰と再石灰の割合を円グラフで表すことができる（**図4**）。

　う蝕になりやすい人となりにくい人では、ステファンカーブが異なる。それに伴い、1日のなかでの脱灰と再石灰化の割合も変わってくる（**図5**）。

　脱灰時間の割合とう歯数との関係を調べた研究では、1日の脱灰時間の割合が多いほど、う歯数が多くなる（**図6**）。

　また、1年後に新しいう蝕ができた人は、できなかった人に比べて1日の脱灰時間の割合が多いことがわかっている（**図7**）。

　これらの研究から、う蝕を発症させないためには口腔内環境を整え、脱灰と再石灰化のバランスを崩さないようにすることが大切である。したがって、患者個人のステファンカーブは、その人のう蝕リスクを知るうえで有効な資料となるとともに、今後の新たなう蝕の発症を予想する指標にもなる。患者個人のステファンカーブから、リスクに応じた予防法を提供し、理想的なステファンカーブへ導くことが、患者個人のパーソナルなう蝕予防に結びつく。

ステファンカーブを読み解く

　う蝕原性菌が強い、間食が多いといった口腔内環境は、ステファンカーブにどのように影響するのだろうか。ステファンカーブで描出される臨界pHの値やプラーク中のpHの最高値・最低値、下降したpHが元の値に戻るスピードなどは、口腔内環境によって異なる。ステファンカーブには多くの要因が影響し

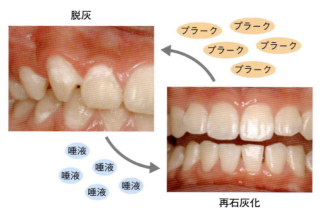

図❶　歯の表面は脱灰と再石灰化を繰り返す

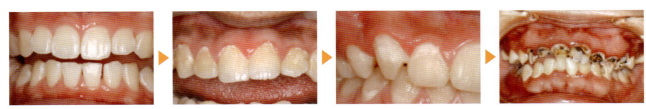

図❷　う蝕の進行

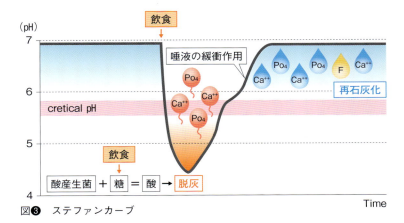

図❸　ステファンカーブ

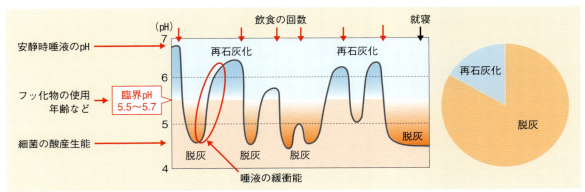

図❹　ステファンカーブと脱灰・再石灰化の割合と影響を及ぼす因子

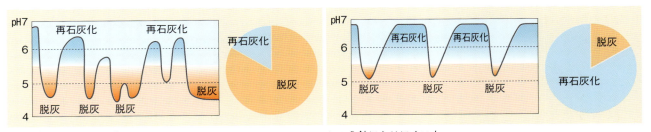

a：う蝕になりやすい人　　　　　　　　　b：う蝕になりにくい人
図❺　う蝕になりやすい人となりにくい人のステファンカーブと脱灰・再石灰化の割合

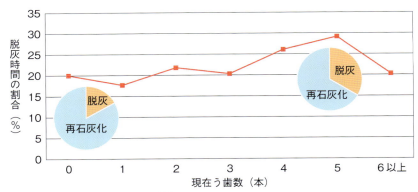

図❻　現在う歯数と脱灰時間の割合

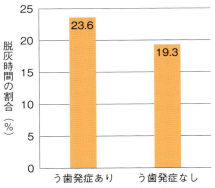

図❼　1年後のう歯発症の有無と脱灰時間の割合

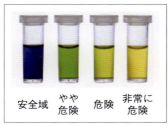

青（−）	pH7.2	口腔清掃。生活は従来どおりでよい
緑（＋）	pH5.4	口腔清掃。間食後の口腔清掃の必要がある
黄緑（＋＋）	pH4.7	口腔清掃。間食における糖分摂取の制限をしなければならない
黄（＋＋＋）	pH4.0	口腔清掃。食生活全体から糖分摂取の制限をしなければならない

図❽　カリオスタット検査

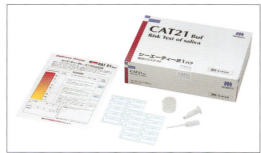

図❾　CAT21バフ

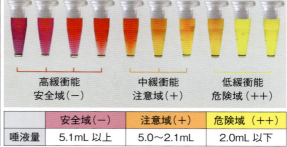

	安全域（−）	注意域（＋）	危険域（＋＋）
唾液量	5.1mL 以上	5.0〜2.1mL	2.0mL 以下

ている（図4）。

　まず、脱灰と再石灰化の境目となる臨界pHの値は、エナメル質の耐酸性の強弱によって決まるが、これは年齢やフッ化物の使用状況などによっても上下する。

　たとえば、6歳では第1大臼歯は萌出したばかりで幼若なため、臨界pHは5.7〜6.2と高い状態であるが、15歳くらいになると永久歯が成熟するので、臨界pHは5.5〜5.7に下がる。乳歯の臨界pHは5.7〜6.2と幼若永久歯と同様に高い値を示す。フッ化物などによりエナメル質の耐酸性が向上した場合も、臨界pHが下がる。

　次に、ステファンカーブの最高値、つまりカーブの頂点は安静時プラークのpHで決まる。安静時プラークのpHは、安静時唾液のpHと有意な相関性を示すことが報告されている。

　ステファンカーブの最低値、つまりカーブの谷底は、飲食後にプラークのpHがどこまで低下するか（酸性に傾くか）により決まる。これは、う蝕原性菌の酸産生能により左右される。

　カリオスタット®（デンツプライシロナ）は、酸産生能を有効に測定できる（図8）。カリオスタットが緑になることは、プラーク中のpHが5.4まで下がることを意味する。臨界pH以下までpHは下がるため、脱灰が引き起こされる口腔状況と判断できる。

　ステファンカーブの回復速度、つまり谷底から頂点までの曲線の傾きは、飲食後に酸性になったプラークのpHが、どれくらいの時間で元に戻るかを表している。これには唾液の緩衝能が影響し、緩衝能が高いほど曲線の傾きが急になる。

　CAT21 バフ（ウィルデント）は、緩衝能の測定に有効な検査キットである（図9）。CAT21 バフは、他の製品と比べて咀嚼時間が3分と短く、小児へ応用しやすいことも特徴である。唾液の量が多いと、とくに漿液性唾液が多い方は、唾液の緩衝能が強くなる。咀嚼によって耳下腺唾液をたくさん出すことは、唾液の緩衝能を高くすることに繋がる。

　ステファンカーブの波の数は、飲食の回数により決まる。飲食の回数が多いとそれだけ細菌にエサとなる糖を与えてしまうので、pHが低下する回数が増え、脱灰が起こりやすくなる。当院では、平日と休日合わせて3日間の食生活について、朝起きてから寝るまでにお子さんが飲食したものを、タイムスケジュールに沿って保護者に記入してもらっている。アンケートでは、卒乳の時期や食事、歯磨きの状況についても尋ね、保健指導の参考にしている（図10）。飴や粘着性の甘い食べものは、口腔内に貯留する時間が長くなるため、脱灰時間の割合が増大する。また、就寝中は唾液の分泌が少なく、緩衝能が低いため、就寝前の飲食は脱灰時間を増やす大きな

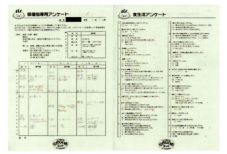

図⑩　食生活アンケート

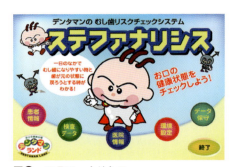

図⑪　ステファナリシス

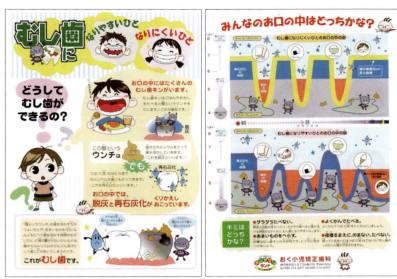

図⑫　「むし歯の成り立ちとステファンカーブ」パンフレット

要因となる。

ステファンカーブを用いた保健指導

当院では、各個人の擬似的ステファンカーブを作成するう蝕予防ソフト「ステファナリシス」を用いて保健指導を行っている。ステファナリシスは、「年齢」、「フッ化物の使用状況」、「安静時プラークのpH」、「う蝕原性菌の酸産生能」、「唾液緩衝能」、「飲食の回数」の6つのリスク因子から擬似的ステファンカーブを作成し、1日の脱灰時間や再石灰化時間の割合を算出するソフトである（**図11**）。

ステファナリシスの詳細については、http://dentaman.com/dr にアクセスしていただきたい。

う蝕は「感染症」と「生活習慣病」の両面をもつ疾患である。感染予防には、感染頻度の最も高い母子感染の予防が重要となる。たとえば、母子感染予防を行う場合、母親の口腔内のう蝕原性菌の活動性が高いことがわかれば、子どもにむし歯を作らせないように感染予防への意識も高まり、われわれからの具体的な提案にも耳を傾けるようになる。一方、生活習慣病予防には生活習慣の問題点を把握し、それに対して的確な方法で指導し、継続してもらうこ

とがポイントである。単に「むし歯予防のために甘いおやつは控えましょう」より、個人のステファンカーブを把握し、「間食の回数を1回減らすだけで、むし歯になるリスクはこれだけ減ります」と具体的な指導を受けたほうが、モチベーションは上がる（**図12**）。さらには、改善できた点を褒められることにより、継続行動に繋がる。

得られた情報から、各個人のステファンカーブをイメージする。カリオスタットの数値が悪ければ、ステファンカーブも酸性に傾きやすいことが推察できる。個々のステファンカーブから抽出された問題を改善するために具体的な保健指導を行うことは、患者にとって、現在の自分の口腔環境を理解することで、保健行動の大きな動機づけになる。「ステファンカーブを意識した保健指導」は、一人ひとりのオリジナルなう蝕予防に繋がるのである。

【参考文献】
1）奥　猛志，井形紀子，重田浩樹，山崎要一：新しい齲蝕予防管理ソフトの臨床応用　第1報　脱灰時間の割合と齲蝕罹患状態との関係．小児歯誌，45（3）：419-423，2007．
2）奥　猛志，井形紀子，堀川清一，重田浩樹，山崎要一：新しい齲蝕予防管理ソフト　第2報　脱灰時間の割合と1年後の齲蝕発症との関係．小児歯誌，46（3）：373-377，2008．
3）吉田昊哲（編），花田信弘，藤原　卓，眞木吉信，奥　猛志：ゼロからわかる　小児う蝕予防の最前線．クインテッセンス出版，東京，2018．

Level Up & H!nt

3章 う蝕予防

[03] フッ化物や予防に関するトピック

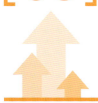

長崎大学生命医科学域　小児歯科学分野　**藤原 卓**

▶ Early Childhood Caries

2018年11月、タイのバンコクで国際小児歯科学会（IAPD）が主催するGlobal Summit on Early Childhood Caries（以下、ECC Summit）が開催された。従来、低年齢小児の特徴的な重症う蝕を表す言葉として「ほ乳（瓶）う蝕」などが使用されてきたが、世界的には、ほ乳だけが重症う蝕の原因ではなく、多くの因子を考慮すべきということから、Early Childhood Caries（ECC）という言葉が使用されるようになってきた。

ECCの定義は、調査によって少し違いがあるが、Druryら（1999）の定義が多く用いられている[1]。すなわち、6歳未満の小児に1以上のdmfsがある状態を意味し、いわゆる「ほ乳う蝕」よりは、かなり厳しい概念となっている。

前述のECC Summitで国別のECC罹患率が報告され、北欧では10％以下であったが、中南米や東欧、中東、インドなどでは50％以上の罹患率であった。

歯科疾患実態調査のデータからわが国のECC罹患率を計算すると、1993年の52％から、2016年は18.2％と確実に減少しているが（**図1**）、多くの国ではまだ増加傾向にあり、ECCは世界的には依然大きな問題である。

▶ う蝕有病者率減少の原因

1963年の歯科疾患実態調査によれば、3歳児の乳歯う蝕有病者率は86.8％、6歳児は97％であった。直近の2016年には、それぞれ8.5％、45％と著しく低下している（**図2**）。前述のECC Summitでこれを示したところ、その原因を尋ねられた。日本口腔衛生学会の政策提言（2013年）に、う蝕減少の要因が考察されており[3]、図2に示すように、1970年代から1日に2回以上歯磨きをする人の割合とフッ化物歯面塗布の経験のある人の割合が増加しており、これが80年代からのう蝕有病者率の減少の原因と考えられる。加えて、1990年代からフッ化物配合歯磨剤の市場シェアが急激に増加したことが、さらなる有病者率の低下に繋がっている。それ以外にも、1歳6ヵ月や3歳時健診の存在（受診率は90％以上）、母子健康手帳のシステム、学校検診の存在なども、う蝕の減少をサポートしていると思われる。

▶ Silver Diamine Fluoride（SDF）

図3はECC Summitでのアイルランドの小児歯科医のプレゼンである。口腔内写真の歯面の黒変は、フッ化ジアンミン銀による着色である。フッ化ジアンミン銀はわが国ではポピュラーであったが、海外では使用されることがなく、これまでこのような口腔内写真は見られなかった。しかし近年、海外の学会でフッ化ジアンミン銀に関する発表が多数行われている。アメリカの前大統領オバマ氏による医療保険制度改革、いわゆる"オバマケア"により、低所得者層に対するう蝕処置として、低コストで効果的にう蝕進行を抑制できるフッ化ジアンミン銀が見直されたのが原因のようである。

海外では、フッ化ジアンミン銀はSilver Diamine Fluoride（SDF）と呼ばれ、世界的な文献データベースのPubmedで、これをキーワードとして検索すると、この数年で論文数が飛躍的に増加している

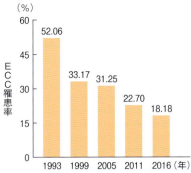

図❶ わが国におけるECC罹患率。わが国におけるECCは減少傾向にある（参考文献2）より算出）

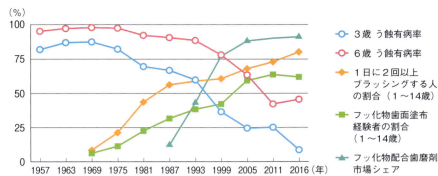

図❷ わが国におけるう蝕有病者率の変化とその推定される原因（参考文献2〜4）より加筆して作成）

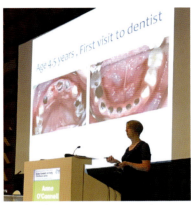

図❸ プレゼンテーションのなかで、フッ化ジアンミン銀の使用が見てとれる

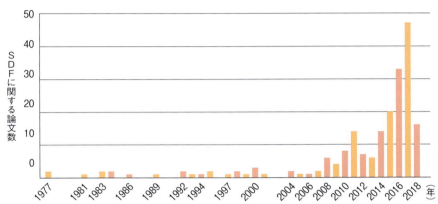

図❹ SDFに関する論文数の推移。2010年あたりから、SDFに関する論文数が急増している［Pubmed（https://www.ncbi.nlm.nih.gov/pubmed/）における2019年2月末時点の検索結果より作成］

（図4）。

アメリカ小児歯科学会（AAPD）も、SDFの臨床使用についてのガイドラインを2017年に初めて作成している[5]。2018年に新たに作成されたPolicy statement[6]には、わが国で40年以上にわたって使用されていたことがしっかり記載されている。また、「SDFはFバーニッシュなどにより、う蝕進行抑制効果が高く、フッ化ナトリウムやフッ化スズなどに比べて2〜3倍フッ素保持量が高く、レジンやグラスアイオノマー系修復材の接着性を弱めない」と記されている。着色について十分なインフォームド・コンセントが必要であることも記載されている。面白いことに、SDFの使用は医療費を支払うのに値するので、AAPDは保険会社などにその費用を支払うことを支持すると述べられている。ちなみに、アメリカでは1歯あたり1回$80程度の料金のようである。

フッ化ジアンミン銀は、1960〜70年代のむし歯の洪水時代に強力なツールとして日本人によって開発され、使用されてきた。多くの臨床応用研究も行われてきたが、そのことが海外の歯科医にはあまり知られていない。なぜなら、それらの研究のほとんどが日本語の論文で発表されていたからである。30年前に国内の学会で交わされていたのと同じような議論が、海外の学会で交わされているのを聞きながら、英語による情報発信の重要性を改めて感じた。今後、わが国はSDF先進国として、新たな研究や情報発信が必要ではないだろうか。

【参考文献】
1) Drury TF, et al: Diagnosing and reporting early childhood caries for research purposes. A report of a workshop sponsored by the National Institute of Dental and Craniofacial Research, the Health Resources and Services Administration, and the Health Care Financing Administration. J Public Health Dent, 59(3): 192-197, 1999.
2) 厚生労働省：https://www.mhlw.go.jp/toukei/list/dl/62-28-02.pdf
3) 日本口腔衛生学会：政策声明 う蝕のない社会の実現に向けて．口腔衛生会誌，63(5)：399-412，2013.
4) ライオン歯科衛生研究所：https://www.lion-dent-health.or.jp/study/statistics/dmft.htm
5) American Academy of Pediatric Dentistry: https://www.aapd.org/research/oral-health-policies--recommendations/silver-diamine-fluoride-for-dental-caries-management-in-children-and-adolescents-including-those-with-special-health-care-needs/
6) American Academy of Pediatric Dentistry: https://www.aapd.org/research/oral-health-policies--recommendations/use-of-silver-diamine-fluoride-for-pediatric-dental-patients/

Level Up & H!nt

3章　う蝕予防

[04] フッ化物の使用方法

明海大学歯学部　形態機能成育学講座　口腔小児科学分野　荻原 孝

　フッ化物はエナメル質の耐酸性を高め、酸による脱灰を抑制するため、う蝕予防に広く利用される。乳歯や幼若永久歯は成熟永久歯と比べ、構造が未熟で耐酸性に劣るが、フッ化物は取り込みしやすい。

　フッ化物の応用法は、歯質に直接作用させる局所的応用と飲食物や薬剤として取り込む全身的応用に分けられる。本項では、わが国で広く利用される局所的応用について述べる。

 フッ化物歯面塗布

　使用薬剤としては、2％フッ化ナトリウム溶液（9,000ppmF）［バトラーフローデンフォームN（サンスター）］、8％フッ化第一スズ溶液（19,000ppmF）、酸性フッ素リン酸溶液（Acidulated Phosphate Fluoride：APF、多くは9,000ppmF）［フルオール・ゼリー歯科用2％、フルオール液歯科用2％（ビーブランド・メディコーデンタル）］などが挙げられる。APFはフッ化ナトリウムを含むが、フッ化物の歯質への取り込みは酸性の状態のほうが高いので、リン酸を添加して酸性に調整されている。フッ化第一スズ溶液は不安定で、長時間放置すると効力を失うので、用事調製する。また、歯肉や粘膜に付着すると白斑を生じたり、初期脱灰部の着色もみられたりするため、あまり使用されない。

　塗布時期は、歯が萌出してから定期的に繰り返し実施することが望ましい。塗布回数は、通常で6ヵ月に1単位（2％フッ化ナトリウム溶液は2週間以内に3〜4回塗布して1単位とする。その他は1回の塗布で1単位）とする。う蝕感受性の高い者には、その程度に応じて塗布回数を増やす（3ヵ月に1単位程度まで）。う蝕抑制率は20〜40％といわれる。

表❶　綿棒または綿球による塗布法の術式

①歯面清掃：歯ブラシ、ポリッシングブラシ、デンタルフロスなどでプラークを取り除く
②簡易防湿：ロールワッテを用いて塗布中の唾液や周囲軟組織を排除する
③歯面乾燥：スリーウェイシリンジのエアーを用いる
④塗布：2mL以内のフッ化物溶液を、綿棒または綿球で3〜4分間歯面が湿潤状態を保つように繰り返し塗布する。ゲル状製剤では塗布後3〜4分間開口状態を保つ
⑤余剰物の除去：できるだけ飲み込まないように、適宜吸引し、塗布後も余剰分を吸引もしくはガーゼなどで拭き取る
⑥塗布後の注意：塗布後30分間は飲食を控えさせる

1．綿棒または綿球による塗布法

　綿棒または綿球にフッ化物溶液を浸し、歯面に塗布する方法である（表1）。

2．トレー法

　歯列の大きさに合ったトレーにフッ化物溶液を浸潤させて、口腔内に応用する方法である（表2）。

3．歯ブラシゲル法

　低年齢児や協力が得られにくい患児に応用する簡易法である。歯ブラシにAPFゲルを乗せ、ブラッシングと同様の方法で塗布する。飲み込みの危険性から、ゲルの量は1mLを上限とする。時に嘔吐を起こすので、食後すぐの塗布は避ける（表3）。

 フッ化物洗口

　低濃度のフッ化物溶液で、週1回または毎日（学校などでの集団応用では週5回）洗口する方法である。市販されている洗口剤としては、ミラノール顆粒11％やオラブリス洗口用顆粒11％などがある。うがいができずに飲み込んでしまう低年齢児への使用

表❷　トレー法の術式

①**歯面清掃**：歯ブラシ、ポリッシングブラシ、デンタルフロスなどでプラークを取り除く
②**トレーの選択**：歯列の大きさに合うトレーを選択する
③**薬液の採取**：溶液やゲルの場合、綿やスポンジに2mL以内で染み込ませる。フォームの場合は既製トレーに擦り切り一杯盛る
④**歯面乾燥**：スリーウェイシリンジのエアーで歯面を乾燥させる
⑤**トレー装着**：トレーを口腔内に装着し軽く咬ませ、3〜5分間保持し、適宜排唾管などで吸引する
⑥**トレー撤去、余剰物の除去**：トレーを撤去し、口腔内の余剰な薬剤を拭き取る
⑦**塗布後の注意**：塗布後30分間は唾液を吐かせる程度にとどめ、飲食を控えさせる

表❸　歯ブラシゲル法の術式

①**歯面清掃**：できる範囲で歯面清掃を行う
②**簡易防湿**：ロールワッテで対象歯を防湿させる。このとき、ロールワッテの誤飲に十分留意する。上顎から始めるほうがよい
③**歯面乾燥**：スリーウェイシリンジで歯面を乾燥させるが、困難な場合はガーゼなどで歯面を拭き取る
④**薬剤の塗布**：歯ブラシにAPFゲルを乗せ、ブラッシングと同様の方法で塗布する
⑤**余剰ゲルの除去**：余剰のゲルを吸引もしくはガーゼなどで拭き取る
⑥**塗布後の注意**：塗布後30分間は唾液を吐かせる程度にとどめ、飲食を控えさせる

は不可である。使用薬剤は、週1回法では0.2％フッ化ナトリウム溶液（900ppmF）、毎日法では0.05％フッ化ナトリウム溶液（225ppmF）である。洗口の開始年齢と実施期間が同じであれば、毎日法でも週1回法でも、う蝕予防効果にほとんど差はない。家庭で応用する場合は、忘れないように毎日法を勧めるべきである[1]。う蝕抑制率は30〜40％であるが、継続により効果も増大する。小学校6年間洗口を継続した場合の永久歯う蝕抑制率は50％程度になる。また、洗口中止後もその効果は持続する。洗口を4歳から開始して中学卒業まで継続したときの効果が最も高いとされる。

■ 術式
①洗口液の準備
②洗口：就寝前または食後に5〜10mLの洗口液で、30秒〜1分歯面に行きわたらせるようにぶくぶくうがいをする。
③吐出：十分に吐出し、30分間はうがいや飲食は行わないように指導する。

 フッ化物配合歯磨剤

現在、国内で市販されるほとんどの歯磨剤にフッ化物が含まれており、家庭で手軽に利用できる。歯磨剤中のフッ化物を効果的に利用するには、1日2〜3回、食後に利用することが推奨される。歯磨剤中のフッ化物の量は、「医薬品、医療機器等の品質、有効性及び安全性の確保等に関する法律」により、1,500ppmF以下と規定される。歯の萌出後から6歳未満の小児では、500ppmFの歯磨剤の使用が推奨される。う蝕抑制率は20〜30％であるが、応用回数が増して長期間継続すると効果は上昇する。

 フッ化物の毒性

管理下でのフッ化物応用は安全であるが、毒性についても十分熟知する必要がある。

1．**急性毒性**

急性中毒は一度に大量摂取したときに起こる。体重1kgあたり2mgのフッ素を摂取すると、吐き気や嘔吐、腹痛、下痢などの症状が現れる。歯面塗布に用いる2％フッ化ナトリウム溶液1mLには、9mgのフッ素が含まれており、体重10kgの小児では約2mLで中毒量に達する。したがって、低年齢児に歯面塗布を行う場合には、使用量が急性症状の発現量に近いことに留意する。

2．**慢性中毒**

1.0ppm以上のフッ化物を含む水道水を長期間使用し続けると、歯のフッ素症（斑状歯）というエナメル質形成障害が発症することがある。低年齢児ではフッ化物を飲み込んでしまうおそれがあるため、日常利用するフッ化物の適切な使用量と方法、適応年齢を守るようにしたい。

 誤摂取時の対応

万が一、多量のフッ化物を誤摂取した場合、ただちに嘔吐させ、牛乳を経口摂取させる。これには、上部消化管粘膜を化学的熱傷から守り、フッ化カルシウムに変化させてフッ素濃度を薄める役割がある。その後、病院受診し、胃洗浄などを行う。

【参考文献】
1）眞木吉信：3時限目 フッ化物編．吉田昊哲（編），ゼロからわかる小児う蝕予防の最前線，クインテッセンス出版，東京，2018：55-80．

Level Up & H!nt
3章 う蝕予防

[05] シーラント

明海大学歯学部　形態機能成育学講座　口腔小児科学分野　**星野倫範**

▶ シーラントの目的

う蝕抑制の第一の方策はフッ化物の応用であり、そのう蝕抑制効果は理論的根拠も十分得られている。しかし、この効果は平滑面う蝕に対するもので、咬合面の小窩裂溝に初発するう蝕にはそれほどの効果を示さない。そこで、小窩裂溝に応用されるのがシーラントである。う蝕感受性の高い小窩裂溝を填塞することによって口腔環境から遮断し、う蝕を抑制することがシーラントの目的である。

▶ シーラント材の種類

現在診療室で使用されているシーラント材には、グラスアイオノマー系（GI系）とレジン系（R系）の2つがある。

1．GI系シーラント材

GI系シーラント材（**図1**）は感水による物性の低下があるため、ラバーダムの装着が望まれるが、接着に関してR系よりも防湿に関する条件がシビアではなく、簡易防湿下でもある程度の接着と物性が期待できるため、ラバーダムが装着できない萌出途上歯にも応用が可能である。また、GI系の性質として、それ自体に歯質との接着性があるため酸処理が不要で、フッ素徐放性があることが利点である。光重合型と化学重合型があり、前者は光照射によってただちに硬化すること、後者は嫌気度の高い充填物の深部から硬化することがおのおのの特徴であり、それぞれ用途や目的に応じて使用する。

2．R系シーラント材

一般にR系シーラント材（**図2**）は、レジンそのものに接着性がないため、リン酸をはじめとしたエッチング材が添付されており、これを用いた酸処理によるエナメル質表面の脱灰が必要である。最近では、酸処理による歯質へのダメージを軽減する目的でセルフエッチングプライマーを用いた製品も発売されている（**図3**）。これらのシーラント材はいずれも防湿下でなければ十分な接着性が得られないことから、施術にはラバーダム防湿が必須となる。

また、R系シーラント材は裂溝部の封鎖を図るだけではなく、う蝕抑制効果のある機能性物質を添加することで填塞した周囲歯質のう蝕予防効果を高めており、そうした機能性添加物でも分類できる。シーラント材にフッ素徐放ポリマーを添加することで周囲歯質の強化を図るもの（図2）や、バイオアク

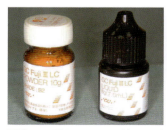
図❶　GI系シーラント材。フジⅢ LC（ジーシー）

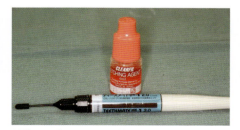
図❷　R系シーラント材とエッチング材。クリアフィル® エッチング エイジェント、ティースメイト® F-1 2.0（クラレノリタケデンタル）

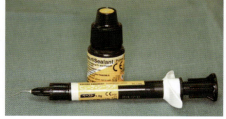
図❸　R系シーラント材とセルフエッチングプライマー。ビューティシーラント（松風）

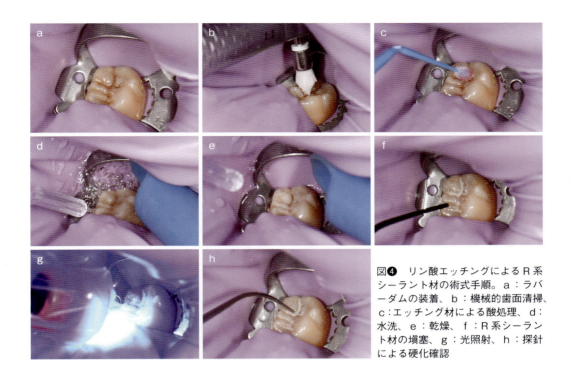

図❹ リン酸エッチングによるR系シーラント材の術式手順。a：ラバーダムの装着、b：機械的歯面清掃、c：エッチング材による酸処理、d：水洗、e：乾燥、f：R系シーラント材の塡塞、g：光照射、h：探針による硬化確認

ティブグラスの1つであるS-PRGをナノフィラーとして添加し、F^-、Sr^{2+}、Na^+、BO_3^{2-}、Al^{3+}、SiO_3^{2-}といったイオンをリリースさせることで、フッ素による歯質の強化と酸緩衝能の発現などにより、塡塞した周囲歯質のう蝕活動性の低下に寄与する機能をもたせたもの（図3）も存在する。

3．シーラント材の選択

シーラント材の選択には、まず対象となる歯の萌出度が関係する。R系シーラント材はラバーダムの装着が必要条件である。つまり、R系シーラント材の適応は、ラバーダムの装着が可能な程度に萌出している歯が対象となる。咬合面はほぼ露出しているが、ラバーダムの装着ができない萌出の不十分な歯には、簡易防湿下でGI系シーラント材を用いる。小窩裂溝部に最もう蝕が発生しやすいのは、歯質の成熟が進んでいない、清掃性も悪い萌出直後である。しかし、萌出直後の歯には遠心部に歯肉弁が残っているなど、シーラントを行うのが困難である。このような場合には、ポリカルボキシレートセメントなどで暫間的に咬合面を被覆しておき、萌出が進んでからシーラントに置換する。また、個々の患者の協力状態や障がいなどの理由で家庭での口腔ケアが十分に行えない場合も、これらを勘案したうえでシーラント材を選択する。具体的には、シーラントを行う際に必要なステップや操作時間、各々のシーラント材料が有するう蝕予防効果や硬化様式、接着力などを考慮し、どの材料が適切かを選択する。

4．シーラントの術式と注意点

診療室でよく使用されているリン酸エッチングを用いたR系シーラント材の術式を図4に示す。まずラバーダムの装着を行う。塡塞する歯面の清掃には、歯ブラシなどによる機械的清掃と次亜塩素酸ナトリウム溶液を用いた化学的清掃があり、これらを必要に応じて行う。リン酸エッチング後、水洗、乾燥を十分に行う。R系シーラント材を塡塞し、光照射により硬化させる。シーラント材が硬化していることを探針などで確認後、必要に応じて咬合調整を行う。この術式での注意点は、無駄な歯質の脱灰を防ぐため、エッチングは極力小窩裂溝部に留めることである。シーラント材の塡塞は小窩裂溝部に必要最小限に行う。過剰なシーラント材は咬合による破折・脱落の原因となる。また、上顎大臼歯では口蓋面溝、下顎大臼歯では頰側面溝にも塡塞することを忘れないようにする。

【参考文献】
1) Backer DO, et al: The results of 6 1/2 years of artificial fluoridation of drinking water in the Netherlands. The Tiel-Culemborg experiment. Arch oral Biol, 5: 284-300, 1961.
2) 祖父江鎭雄：G-C臨床シリーズ No. 67 フィッシャーシーラント．而至歯科工業，東京，1988.
3) 島村和宏，永山（猪狩）道代：シーラントの実際と注意点．木本茂成，他（編），子どものう蝕治療とリスクマネージメント，デンタルダイヤモンド，41(10)：106-108，2016.

Level Up & H!nt

[01] 診断と治療 ………………………………… 38

[02] 小児期の一般的歯肉炎への対応 …………… 41

[03] 注意を要する歯周疾患 ……………………… 44

[04] 侵襲性歯周炎 ………………………………… 46

4章 小児の歯周疾患への対応と予防

Level Up & Hint
4章　小児の歯周疾患への対応と予防

[01] 診断と治療

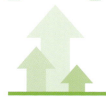

徳島大学　大学院医歯薬学研究部　小児歯科学分野　岩本 勉

▶ 小児の歯周疾患への考え方

う蝕と歯周疾患は、歯科の二大疾患である。小児期のう蝕に関しては、母子保健の拡充による保護者の予防に対する意識の向上と科学的予防法としてフッ化物応用が盛んに行われるようになったこともあり、劇的な予防成果を挙げている。一方、歯周疾患については、15歳以降4mm以上の歯周ポケットを有する患者が急速に増加し、その状況が経年的に悪化していることから、その予防対策があきらかに遅れているのが現状である。

その背景には、小児期は歯周疾患としては歯肉炎が主体で、歯槽骨の吸収を伴う重篤な歯周疾患が少ないために、その対策が軽視され、ともすれば小児期はう蝕対策、成人期から歯周疾患対策、といった線引きがされている側面があるからだと考える。しかし、歯周疾患予防のためには、小児期の歯肉炎から歯周炎への移行を防ぐことが重要であり、歯肉炎の予防を第一に考えなければならない。また、近年では、歯周病原細菌とさまざまな全身疾患との関連に加え、歯周病に罹患した妊婦では、早産や低出生体重児出産へのリスクを増加させることも知られるようになってきた。さらに、超高齢社会を迎えたわが国では、健康寿命延伸のための対策として、歯周疾患の予防によりいっそう重点がおかれてくる。このような背景からも、小児期における歯周疾患対策に積極的に取り組む必要がある。

▶ 小児期の歯周疾患の分類

2017年に米国歯周病学会（AAP）と欧州歯周病学会（EFP）が中心となり、歯周疾患に関する分類が20年ぶりに改定された。それに基づいた場合、歯肉炎はプラーク性歯肉炎と非プラーク性歯肉炎の2つのカテゴリーに分類される（**表1**）。成長期にある小児の歯周組織は活発な代謝が行われており、顎骨体の成長に加えて乳歯の萌出に伴う歯槽骨の成長、

表❶　歯肉炎の分類（米国歯周病学会、欧州歯周病学会：2017年）

1．プラーク性歯肉炎
①バイオフィルムに関連するもの
②全身的・局所的増悪因子に関連するもの：タバコ、高血糖、栄養、薬、ホルモン、血液疾患、歯肉縁下マージン、口腔乾燥など
③薬物性歯肉増殖

2．非プラーク性歯肉炎
①遺伝性歯肉増殖症
②急性歯肉炎に関連する感染症：*Neisseria gonorrhea*、*Treponema pallidum*、*Streptococci*、ウイルス、真菌など
③アレルギーを含む免疫異常に関連するもの
④過剰な肉芽形成：エプーリスなど
⑤新生物（前がん病変、悪性腫瘍）
⑥内分泌、栄養、代謝異常に関連するもの（ビタミンC欠乏）
⑦外傷に関連するもの
⑧色素沈着

表❷　歯周炎の分類（米国歯周病学会、欧州歯周病学会：2017年）

1．壊死性歯周炎
2．全身疾患関連歯周炎
3．歯周炎
　a．ステージ（臨床的付着の喪失、骨吸収の割合、ポケットの深さ、垂直性骨吸収、分岐部、歯の動揺、歯の喪失を加味する）
　　・ステージⅠ：初期歯周炎
　　・ステージⅡ：中等度歯周炎
　　・ステージⅢ：歯の喪失の可能性がある重度歯周炎
　　・ステージⅣ：歯列の崩壊の可能性がある重度歯周炎
　b．範囲と広がり
　　・限局型
　　・広汎型
　　・臼歯－前歯型
　c．グレード（全身の健康状態、喫煙、血糖値を加味する）
　　・グレードA：低リスク
　　・グレードB：中等度リスク
　　・グレードC：高リスク

さらには永久歯胚の顎骨内での成長と、それに続く乳歯から永久歯への交換により、歯周組織の改造が極めて活発に行われている。そのうえ、小児期は外的刺激に対する応答性も早く障害を受けにくいため、障害を受けた場合でもその回復が早い。そのため、通常、歯槽骨の吸収やアタッチメントロスが生じることは少なく、病態としてはほとんどが歯肉炎であり、最も多い歯肉炎はプラーク性歯肉炎（いわゆる不潔性歯肉炎）である。

歯周炎については、今回の改定で大きく変わった点がいくつかある。若年性歯周炎（1977年）は、1989年の改定において前思春期性歯周炎および若年性歯周炎を含む早期発症型歯周炎に細分化されたが、1999年の改定では侵襲性歯周炎にまとめられた。その後、真の病態解明には至っていないものの、これまでにあきらかにされてきた特性を踏まえ、今回の改定で侵襲性歯周炎は、慢性歯周炎と一括りに「歯周炎」という分類にまとめられ、その言葉自体が分類から消えた。つまり、歯周炎の今回の改定の大きなポイントは、歯周炎を病気そのものの進行状態のステージとグレードによって重症度を分類したという点であり、より患者の病気の進行状況を捉えやすい分類になった（表2）。

治療

小児期における一般的な歯周疾患の治療は、主として歯肉炎が治療対象となる。つまり、乳幼児期に歯槽骨の吸収やアタッチメントロス、早期の歯の動揺、脱落といった歯周炎の症状が認められた場合には、まずは全身的因子を疑う必要があり、すみやかに小児歯科専門医への相談を行っていただきたい。

ここでは、歯肉炎の治療と歯周炎への移行の予防を目的とした治療について述べる。小児期の歯周疾患治療の原則は、成人と同様に正しいセルフケアとプロフェッショナルケアの実践である。しかし、小児期は成長発達期にあり、小児特有の発育段階別の対応が必要となり、とくに健康の他律期から自律期への移行期であることを考慮しなければならない。他律期である小児に対して保護者が口腔内管理を行っている間は、その対策は比較的容易であるが、小児自身へのアプローチが不十分な場合、自律獲得に失敗し、不十分なセルフケアが起因となって、その後の歯周疾患発症へと繋がっていく。思春期以降に増加してくるう蝕も同様の背景がうかがえる。

前述したように、小児期はう蝕予防に重点がおかれており、その予防法としてフッ化物の応用が盛んに行われるようになった。そこで懸念される事案としては、歯を磨くことよりも、フッ化物応用が集団的う蝕予防効果が高いというエビデンスのもと、歯磨き指導が疎かになっている点が垣間見えることである。もちろん、その効果や成果は否定されるものではない。しかしながら、現段階ではまだプラーク

表❸　セルフケアを行ううえでの考慮すべき事項

発育段階	対応のポイント
乳・幼児期 （他律期）	▪ 養育環境に配慮する ▪ 保護者が主となる口腔内管理 ▪ 保護者への健康教育 ▪ 歯磨き習慣の獲得を目指す
学童期 （自律移行期）	▪ 混合歯列期であり、歯肉炎を見逃さない ▪ 歯磨き習慣の定着を目指す ▪ 健康の自律獲得に最も重要な時期 ▪ 口腔機能の理解を促す
思春期 （自律完成前期）	▪ ホルモンバランスの変調、生活の変化に注意 ▪ 継続的な支援を心がける ▪ 歯肉炎の増悪に注意する ▪ 食育、健康教育を行う
青年期 （自律完成直前期）	▪ 歯肉炎から歯周炎への進行を予防する ▪ 歯周疾患予防を意識した歯磨き方法の習得を目指す ▪ デンタルフロスによる清掃の習得 ▪ 食育、健康教育を行う

バイオフィルムに対する治療の大原則は、物理的な機械的除去が第一手段であることを忘れてはならない。つまり、正しいセルフケアを身につけさせる最も効果的な学童期に、フッ化物応用に重点がおかれ、基本であるセルフケアに対する適切な指導が不十分にならないように注意しなければならない。

そこで、小児期を健康の他律期から自律期への移行期であること考慮し、①乳・幼児期（他律期）、②学童期（自律移行期）、③思春期（自律完成前期）、④青年期（自律完成直前期）の4つのステージに分け、正しいセルフケア獲得のための対応法を述べる（表3）。

1．乳・幼児期（他律期）

成育環境に大きく依存する時期である。患児に対しては歯磨きの習慣の獲得を目標とし、保護者への正しい仕上げ磨きの方法の指導と健康教育が中心となる。また、口腔習癖への対応を行う。

2．学童期（自律移行期）

混合歯列期であり、歯肉炎が多発しやすい時期である。患児に対して、口腔清掃習慣の定着と正しい方法を習得させる重要な時期である。低学年、中学年、高学年に分け、高学年をゴールとし、難しい目標は設定せず、理解度と歯の萌出に合わせ根気強く歯磨き指導を行う。保護者には、患児の歯磨きの上達度合いに合わせ、仕上げ磨きの回数とサポートすべき部位の指導を行う。患児自身にも口腔機能への

理解と基本的な食育を含めた健康教育を実践する必要がある。また、積極的に口呼吸（口唇閉鎖不全）の改善に努めていただきたい。

3．思春期（自律完成前期）

ホルモンバランスの変調や生活習慣の変化などによって、歯肉炎が増悪しやすい時期である。歯磨きの際に歯肉も見る習慣を身につけさせる。過渡期の入口である思春期の患者に対して、適切な距離感を保ちながら継続的な支援を行うとともに、食育と生活スタイル（塾通い、部活など）に合わせた健康教育を実践する。

4．青年期（自律完成直前期）

ここでは第二次成長のピークも超え、歯肉炎から歯周炎への移行に最も注意を要する時期である。歯頸部を意識した歯磨き法や、正しいデンタルフロスによる清掃の習得を目指す。生涯にわたる健康教育を行う必要がある。

PMTCについては、いたずらに歯を研磨し歯質を破壊してはならない。つまり、PMTC＝歯面研磨ではない。小児期、とくに幼若歯質の時期は、乳歯・永久歯ともに注意を要する。審美性に重きをおくのではなく、歯の萌出状況や生活状況を勘案し、その患児において、いま最もリスク因子となっている部位を抽出し、セルフケアに繋がる動機づけと、そのバイオフィルムの除去を第一の目的とすることを心がける。

Level Up & H!nt

4章　小児の歯周疾患への対応と予防

[02] 小児期の一般的歯肉炎への対応

徳島大学　大学院医歯薬学研究部　小児歯科学分野　岩本 勉

1．プラーク性（不潔性）歯肉炎（図1）

　小児期に最も多い歯肉炎であり、プラークバイオフィルムと宿主の免疫炎症反応との相互作用によって生じる歯肉に限局した炎症性疾患と定義される。その治療や予防においては、プラークコントロールおよびバイオフィルムの除去が重要となる。口腔清掃の問題とその背景にある食生活に起因する。プラークを除去することにより、炎症は改善する。

　歯磨き指導は画一的指導にならず、患児の理解度や協力度をみながら、興味をもたせるように工夫する。明確な目標を設定すると上達は早い。たとえば、当科での訓練の1例ではあるが、残存プラークを染め出しした写真とその評価した結果を患児とその保護者に出力したものを渡すことにより、問題点を明確に共有できる（図2）。さらに磨き残しを数値化し、その結果を具体的な定期健診の目安として設定することも効果的である。

　食生活指導では、甘味摂取とう蝕の相関については、ほぼすべての国民が理解をしていると捉えてもよい。よって、改めてそこを強調するのではなく、成長発達期にある子どもの栄養学的な側面や生活習慣の問題と関連づけて指導を行うと効果的である。当科では、休日を含む連続した5日間の食事調査と生活習慣調査（起床時間、昼寝時間、就寝時間、歯磨きの状況など）を記録してもらうことによって患児自身と保護者と一緒に生活全体を見渡し、個々の問題解決に努めている（図3）。

2．叢生性歯肉炎（図1）

　叢生のため自浄作用が及ばず、また清掃困難によって不潔域が拡大し、局所的に歯肉炎が発症しやすい。歯の植立位置に合わせた歯ブラシの当て方を指導する。デンタルフロスを用いた清掃指導を行う。

3．萌出性歯肉炎（図4）

　歯の萌出時期に、辺縁歯肉や歯間乳頭部、あるいは萌出途中の歯の咬合面直上の歯肉弁下にプラークが付着することよって限局的に一過性にみられる歯肉炎である。炎症の程度によっては自発痛、あるいは対合の歯や顎堤との接触による接触痛を訴えることがしばしばみられる。清掃指導で改善することが多いが、時には清掃性を高めるために、当該歯の咬合面を明示できるようにレーザーや電気メスなどを用いて歯肉弁切除を行うこともある。そのため、歯

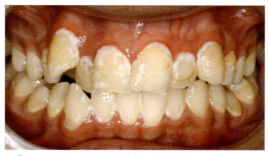

図❶　不潔性歯肉炎および叢生性歯肉炎

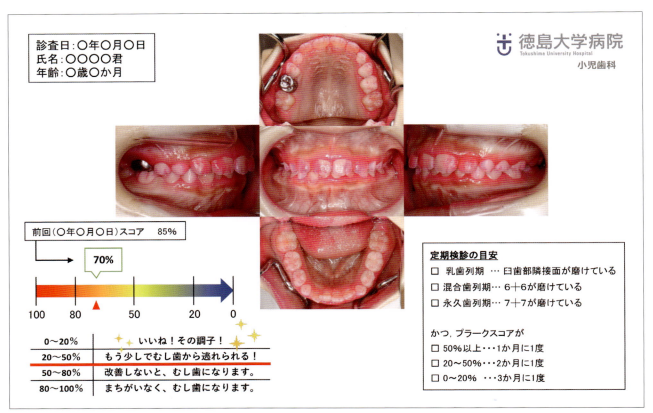

図❷　当科のセルフケア評価表の例

の萌出が始まったら、萌出途中の歯に対する歯磨き指導を行うことを心がける。どの部位でも生じることがあり、歯肉炎が多発する一因にもなるため、歯の萌出時期は、乳歯・永久歯ともに歯列が完成するまで慎重な管理と対応が望ましい。

永久歯臼歯の場合は、咬合面が口腔内に完全に見えるまで半年以上かかるため、とくにう蝕リスクが高い患児の場合は、積極的にシーラントを施行したい。ただし、完全防湿は困難なため、ロールワッテを用いた簡易防湿ならびにストリップスによる歯肉弁排除を行うことによって歯肉溝滲出液の浸潤を防止し、硬化時の初期感水に注意しながらグラスアイオノマー系のシーラントを填塞する。

4．思春期性歯肉炎

思春期の性ホルモン分泌が歯肉炎の感受性を高めると考えられている。この時期は生活にも乱れが生じやすいため、継続的な口腔清掃指導・管理を行うことにより、歯肉炎悪化の防止に努める。

5．口呼吸

口の中が乾燥することにより、プラークが付きやすくなる。唾液による自浄作用が低下し、口腔細菌の活動性を高めてしまう。歯肉は乾燥し、炎症が生じやすく、歯肉炎を悪化させる。また、歯列や咬合、口腔機能発達にも影響を及ぼすため、口唇閉鎖および鼻呼吸の習慣を獲得させる。

6．メラニン色素沈着（図5）

メラニン色素の沈着によって歯肉が黒く変色することがあり、喫煙との関連があきらかにされている。小児の場合、受動喫煙との関連が指摘されている。歯周疾患との直接的関連は不明だが、成人では受動喫煙が歯周病のリスクを高めることが指摘されており、家族を含めた生活習慣の見直しが必要である。

図❸ 食事と生活の記録表の記入例

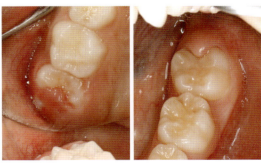

図❹ 萌出性歯肉炎

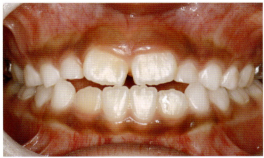

図❺ メラニン色素沈着

4章 小児の歯周疾患への対応と予防

[03] 注意を要する歯周疾患

徳島大学　大学院医歯薬学研究部　小児歯科学分野　岩本 勉

 ヘルペス性歯肉口内炎（図1）

　おもに母親からの移行抗体がなくなる生後6ヵ月〜3歳ごろまでの乳幼児で、単純ヘルペスウイルスⅠ型の初感染時（90％以上は不顕性感染）に発症する。潜伏期間は2〜7日で、ヘルペスウイルスをもつ人との接触感染（直近で回帰発症した人との接点がある場合が多い）のほか、飛沫感染もある。発熱に続き、歯肉の著しい発赤・腫脹と易出血性があり、とくに歯磨き時の異常出血で受診することが多い。全身状態の回復に伴って改善するが、急性脳炎への移行も心配されるため、小児科受診を勧める。

 周期性好中球減少症に関する歯周疾患（図2）

　約21日周期で好中球が減少する遺伝性疾患で、好中球減少時に発熱と付着歯肉全域にわたる歯肉の発赤が出現する。好中球の増加に伴い改善するので、発見が遅れる場合もある。周期的に症状を訴える場合は、本疾患を念頭におく必要がある。血液検査と遺伝子検査で診断を確定できる。慢性歯肉炎は歯周炎へと進行し、早期の歯の喪失へと繋がるため、より厳重な口腔内管理が求められる（本章04参照）。

 表皮水疱症に関する歯周疾患（図3）

　表皮と真皮の接着を担う接着構造分子が生まれつき少ないか、あるいは完全に消失していることにより、日常生活程度の外力で表皮が真皮から剥がれ、水疱や潰瘍を生じる疾患で、重度の場合には命にかかわることもある。ケラチン遺伝子異常の優勢単純型は、軽症の場合、経過とともに軽快することが多い。重度の場合は全身管理がなされているが、軽微な場合は歯科医院を受診することもある。歯肉は易出血性で、水疱性変化、びらんを呈する。種々の程度のエナメル質形成不全を伴うことがあり、かつ口腔清掃時に痛みを伴うため、口腔清掃が不十分となって全顎的にう蝕を発症しやすくなる。

 再生不良性貧血に関する歯周疾患

　骨髄中の造血幹細胞が何らかの原因で傷害され、血液中の赤血球・白血球・血小板のすべてが減少する疾患である。そのため、貧血および免疫系の異常状態となる。また、血小板も減少するため易出血性で、歯肉からも出血がみられる。

 白血病に関する歯周疾患（図4）

　血液のがんともいわれ、がん化した白血病細胞が骨髄中で増殖・占拠することによって正常な血液細胞が減少し、貧血および免疫系の異常状態、さらには出血傾向などの症状が現れる。

 血友病に関する歯周疾患

　血液を固めるための血液凝固因子が生まれつき不足または欠乏している遺伝子疾患である。ほとんどが男性で、女性は患者全体の1％以下である。凝固因子が不足しているため、易出血性である。出血を伴う処置を行う場合は、医科との連携を図りながら行うことも多い。また、乳児期の転倒や外傷に伴う歯肉からの異常出血による受診を契機に、病気が発見されることもある。止血は困難を極めるため、異常を感じたらただちに専門機関への紹介が望ましい。

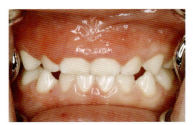
図❶　ヘルペス性歯肉口内炎

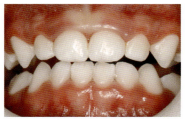
図❷　周期性好中球減少症

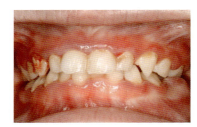
図❸　表皮水疱症

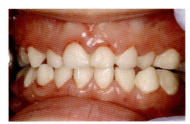
図❹　白血病

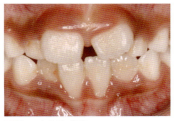
図❺　咬合性外傷

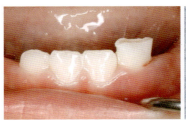
a：初診時

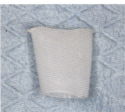
b：摘出物

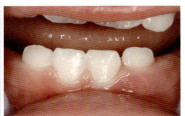
c：摘出後

図❻　パイプ枕のプラスチック迷入

歯肉線維腫症

遺伝性と特発性があり、歯肉に非炎症性の過度な増殖が生じ、慢性的に歯肉が肥大化する疾患である。治療は歯肉切除術によって肥大化した歯肉を切除するが、再発しやすく、また歯の萌出時に発症したり、口腔衛生状態が不良な場合に増悪したりするので、口腔内管理は重要となる。

薬物性歯肉増殖症

薬の副作用により、歯肉の線維組織の増殖と肥厚が促されて引き起こされる疾患である。抗てんかん薬のフェニトインや免疫抑制薬のシクロスポリン、血圧降下薬のカルシウム拮抗薬ニフェジピンなどが代表的な薬物である。薬物性歯肉増殖症は、上記の薬物を長期間服用し、口腔内が不衛生な部位に起こりやすい。症状によっては、歯肉切除術が必要となる場合もあるが、徹底した口腔内管理が重要となる。

咬合性外傷（図５）

前歯部の反対咬合や交叉咬合などの咬合異常において、過度な咬合力が負荷されることによって生じる傷害で、歯肉の退縮を生じる。小児期は下顎前歯部に好発する。咬合治療によって改善を図る。

異物の迷入（図６）

小児は時として予想しない事故を起こす。低年齢児において、誤飲は気をつけたい事案であるが、異物が口腔内に留まり、気づかずに長期間放置されることがある。ときどき遭遇するのが、パイプ枕のポリエチレンチューブやストローの歯周組織への迷入である。色が歯冠色を呈する場合、受診したにもかかわらず、形態異常歯や形成不全との診断を受け、経過観察の場合もある。小児ではときどきこのような事案が起こることを念頭においていただきたい。

遺伝子異常に関する歯周疾患

代謝や炎症免疫に関連する遺伝子異常に関連して発症する。ダウン症候群、パピヨン・ルフェーブル症候群、チェディアック・ヒガシ症候群、低ホスファターゼ症（16章参照）などは、歯周炎の重症度が高くなるため、注意を要する。

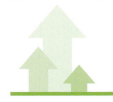

Level Up & H!nt
4章 小児の歯周疾患への対応と予防

[04] 侵襲性歯周炎

岡山大学大学院医歯薬学総合研究科　小児歯科学　**仲野道代**

　健常な小児では歯周炎罹患率は低いが、発症した際には、歯周組織の破壊と病変の進行が急速であるのが特徴である。歯周炎を発症する小児は免疫異常など全身疾患を伴うことが多いため、発症している小児が来院した場合に見逃さないように注意が必要である。小児期の歯周炎の診断は、臨床症状、現病歴、家族歴、白血球の機能異常、歯周病原細菌の検出などに基づいて行われる。疑いのある症例に遭遇した際には、まず全身疾患に関連するかの鑑別診断のため、医科領域と連携することも重要である。

 特徴

　急速な付着歯肉の減少と骨吸収を認めるものであり、下顎前歯部に限局性に生じることが多い（**図1**）。デンタルプラークの蓄積量は少なく、歯石の沈着もほとんどないのが特徴である。通常は、炎症症状はほとんどみられず、歯の動揺が生じて気づくことが多い。また、急性炎症による激しい疼痛によって気づくこともある。

 対応

　患児自身や保護者が歯の動揺に気づいてから歯科医院を受診する場合が多いため、その時点ではすでに歯槽骨の破壊吸収は進行しており、治療が困難であることが多い。
　対症療法として、化学的および機械的プラークコントロールが主となるが、薬物療法も併用されることがある。薬剤は、ミノサイクリンの局所投与とマクロライド系の全身投与が挙げられる[1]。これらのことを定期的に行うことにより、病態の進行をできるだけ抑えることをまず選択する。しかしながら、早期に歯周病原細菌を除去して病変が拡大しないようにすることが重要であるため、永久歯萌出前に罹患した乳歯の抜歯が推奨されることもある[2]。また、家族性である可能性も報告されており[3]、家族への口腔衛生指導も考慮する必要がある。全身疾患に関連する場合は、それぞれの原疾患に対する治療が必要なため、当該医科領域への紹介が必要である。

 診断：ポイント1

　侵襲性歯周炎との鑑別が必要な疾患は、全身疾患関連歯周炎および歯周炎を随伴する染色体異常や遺伝疾患で、関連する全身疾患として、血液疾患（好中球減少症、白血病など）、Down症候群、Papillon-Lefèvre症候群、Chédiak-Higashi症候群、Ehlers-Danlos症候群、低ホスファターゼ症などが挙げられる[4]。
　治療は侵襲性歯周炎の場合、ミノサイクリンの局所投与とマクロライド系の全身投与が挙げられ、好中球減少症の患者においてはクリンダマイシンの使用が有効であることが報告されている[5]。一方で、Papillon-Lefèvre症候群においては、アモキシシリンとメトロニダゾールの併用療法が推奨されているが、Chédiak-Higashi症候群においては抗菌薬に対する感受性が悪いことが報告されている[5]。それぞれの歯周炎における有効な抗菌薬の違いは、病態と原因菌の違いに起因しているため、鑑別診断が重要である。

1. 好中球減少症

　好中球減少に伴い、宿主抵抗性が低下することに

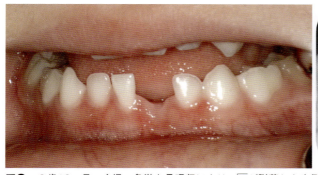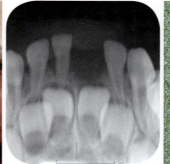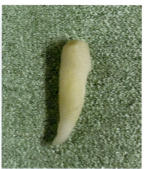

図❶　2歳10ヵ月、女児。急激な骨吸収により、A｜が脱落した症例

よって細菌感染が起こり、急激な歯周組織破壊が生じる。症状は侵襲性歯周炎と類似しており、治療法も同様である。

2．糖尿病

近年、歯周病と糖尿病の関係については、多くの論文により報告されている[6,7]。

3．Down 症候群

乳歯列期から広範に罹患し、進行が速く、また永久歯列期まで長期にわたる歯周組織破壊がみられることが多い。

4．低ホスファターゼ症

血液中や組織中のアルカリホスファターゼの活性が低下する遺伝性疾患で、組織非特異型アルカリホスファターゼをコードする遺伝子の変異により起こる。乳歯の早期脱落が生じることがあり、侵襲性歯周炎との鑑別が重要である。この鑑別診断については、血液中のアルカリホスファターゼの活性を測定し、低値であれば低ホスファターゼ症となる（16章01参照）。

▶ 診断：ポイント2

乳歯から永久歯への生え変わりは、6歳ごろに下顎前歯から始まる。また、生え変わりに際し、乳歯根は吸収されることによって脱落し、続いて永久歯が萌出する。本項で述べた乳歯の早期脱落とは2歳ごろから起こり、乳歯根がほとんど吸収されていないことが特徴である。そのため、このような時期に歯の動揺が認められた場合は専門的な歯科への受診を促し、X線診査で歯根の状態を確認してもらい、乳歯の動揺の原因を調べる必要がある。時に、保護者の気づかないところで外傷を受け、当該歯が動揺していることがある。このようなケースでは、急激な骨の破壊吸収は起こっていない。もし、急激な骨の破壊吸収が起こっている場合は、侵襲性歯周炎と低ホスファターゼ症との鑑別を行う。

　　　　　　　　　●

小児期の歯周病は、全身疾患を含めさまざまな原因により生じ、病態が類似していてもその治療法は異なる。そのため、適切な診査による鑑別診断が重要である。

【参考文献】

1) Slots J: Position paper. Systemic antibiotics in periodontics. J Periodontol, 75(11): 1553-1565, 2004.
2) Ullbro C, Brown A, Twetman S: Preventive periodontal regimen in Papillon-Lefèvre syndrome. Pediatr Dent, 27(3): 226-232, 2005.
3) Tinoco EM, Sivakumar M, Preus HR: The distribution and transmission of Actinobacillus actinomycetemcomitans in families with localized juvenile periodontitis. J Clin Periodontol, 25(2): 99-105, 1998.
4) Armitage GC: Development of a classification system for periodontal diseases and conditions. Ann Periodontol, 4(1): 1-6, 1999.
5) Nualart Grollmus ZC, Morales Chávez MC, Silvestre Donat FJ: Periodontal disease associated to systemic genetic disorders. Med Oral Patol Oral Cir Bucal, 12(3): E211-215, 2007.
6) Sgolastra F, Severino M, Pietropaoli D, et al: Effectiveness of periodontal treatment to improve metabolic control in patients with chronic periodontitis and type 2 diabetes: a meta-analysis of randomized clinical trials. J Periodontol, 84(7): 958-973, 2013.
7) Teeuw WJ, Gerdes VE, Loos BG: Effect of periodontal treatment on glycemic control of diabetic patients: a systematic review and meta-analysis. Diabetes Care, 33(2): 421-427, 2010.

column
[02]

"ながら歯磨き"を可能にする便利グッズ

　小児用の歯ブラシは、まず安全性が第一に優先され、次に機能や形態、そして子どもが興味をもつキャラクターやカラフルであることも大切であろう。

　図は、歯ブラシではない。岐阜県の土田 治先生が開発したハミガキパートナーという便利グッズである。この容器は、水回りから離れた環境でもブラッシング中の排唾が可能となり、かつ鏡も装着されており、丁寧に時間をかけてブラッシングができることを目的として開発されたものである。

　土田先生は、下半身不随でベッドでの生活を余儀なくされている患者のために開発したようであるが、学校集団指導の場や小児の"ながら磨き"などにおいても使用できるすぐれものである。興味のある方は、ぜひ一度試していただきたい。　　　　　［田中晃伸］

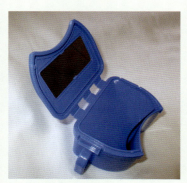
▲ハミガキパートナー

http://www.tutida-dental.com/hamigakpartner

Level Up & H!nt

5章 小児の医療管理

[01] 開口器・抑制具の使用 ………………… 50

[02] 小児患者への麻酔 ……………………… 52

[03] 笑気吸入鎮静法の応用 ………………… 54

[04] 治療時の偶発症を予防する …………… 56

[05] 偶発事故への対応
　　　──アナフィラキシーショック ………… 58

[06] 偶発事故への対応
　　　──救命処置 ………………………… 60

[07] 病診連携と診診連携 …………………… 62

[08] 患児紹介時の注意点 …………………… 64

[09] 感染性心内膜炎の予防 ………………… 66

Level Up & H!nt

5章　小児の医療管理

[01] 開口器・抑制具の使用

奥羽大学歯学部　成長発育歯学講座　小児歯科学分野　**島村和宏**

　小児はさまざまな刺激、とくに歯科治療に対して不安や恐怖心を抱きやすく、拒否反応から協力が得られないことがある。そうした小児への対応法の一つとして、身体抑制法（以下、抑制法）がある。しかし、リスクも考慮し、安易な抑制具使用は控えなければならない。

▶ 抑制法の適応と注意点

　抑制法の適応はおおむね**表1**のとおりである。
　急性症状があると痛みも伴い、適応力は低下する。とくに低年齢児や発達障害児では顕著である。Tell Show Do（TSD）法などの一般的対応法で協力性が向上しなければ、方針変更を検討する。トレーニング回数に正解はないが、重度う蝕罹患者の場合は3〜4回のトレーニングでも変化がなければ、保護者と抑制法の選択を相談する。脳性麻痺患者の不随意運動や筋ジストロフィー患者の姿勢維持困難などでは、抑制というよりも保持・固定という意識で適応する。つねに患児の発達を考慮し、抑制解除への道を探る。抑制の際は、注意すべき事項がある（**表2**）。
　保護者への説明と同意は必須で、診療録への記載と文書での承諾が望ましい。抑制時は毎回その必要性を確認して実施する。患児への声かけでは、決して懲罰的なものではないことを強調する。また、効率的治療のために、治療計画を再評価しながら実施する。
　さらに、不測の事態を避けるために、患児の体調や治療中の呼吸・循環の確認が必要である。抑制される患児は興奮状態で酸素消費量が多い一方、胸腹部の圧迫で呼吸しにくい状態になる。そのため、低酸素状態に陥る可能性があることから、動脈血酸素飽和度（SpO_2）の測定が推奨される。手指よりも若干低値になったり、反応が遅れたりすることもあるが、足の指に機器を装着しておくとよい。また、嘔吐や緊急事態に対応できるよう、近隣消防署主催の講習会や日本救急医学会、アメリカ心臓協会（American Heart Association：AHA）などが主催する一次救命処置（Basic Life Support：BLS）の受講をお勧めしたい。スタッフ全員の理解が、診療室全体の安心に繋がる。
　身体抑制時に徒手で肘や膝関節を軽く抑えるだけで十分な場合も多いが、ユニット面と膝下に隙間ができると膝関節への圧迫で負荷がかかるため、タオルなどをクッションとして使用するとよい（**図1**）。
　徒手抑制は手軽なものの、力が入りすぎたり逆に緩んだりして不安定なことがある。肩から膝くらい

表❶　抑制法の適応

1．急性症状（外傷・う蝕からの炎症や疼痛）があり、早期に処置が必要な場合
2．一般的な行動変容法の効果がなく、他に適用が困難な場合
3．障害による不随意運動・異常反射による体動や姿勢保持困難がある場合

表❷　身体抑制の注意事項

1．保護者への説明と同意
2．抑制の意義・目的の理解と確認
3．患児の心理的影響の考慮
4．治療中の状況確認と事後の治療計画などの再評価
5．無痛的、効率的で確実な治療
6．治療中の呼吸・循環の確認と緊急時への対応準備

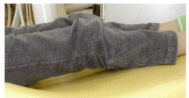
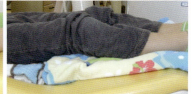

図❶ 膝下へクッションを挿入する

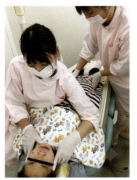
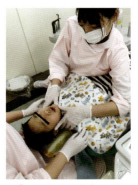
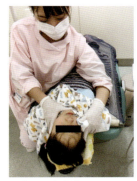
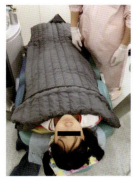

図❷ 2人での抑制　　図❸ 1人での抑制　　図❹ 抑制帯使用時　　図❺ チェーンブランケット。重りの入った掛けもの

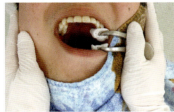
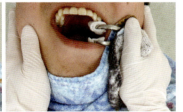

図❻ 開口器の保持

図❼ ガーゼと開口器

までバスタオルでくるみ、一人が肘と腰を支え持ち、もう一人が膝を押さえる方法もある（**図2**）。一人で抑制する際も、患児を腋で挟むようにし、腹部を圧迫しないように注意する（**図3**）。

体が大きく拒否が著しい患児では、より確実な抑制のため、抑制帯を使用する。バスタオルでくるんだ上からネットをかけ、介助者が頭部を支えて持つ。自閉症スペクトラム児は不安定な徒手抑制では興奮することがあり、機械的抑制のほうが身体の安定が図られて慣れていくことがある（**図4**）。抑制の際は、①説明と同意、②治療内容確認、③確実な抑制と時間短縮、④声かけの励行、などが大切である。その他、重りの金属チェーンを入れた掛物が市販されている。重さがかかり、身体を抱かれている感覚で落ちつく場合がある。拒否が著しいと適応できないが、抑制の前に試せる方法である（**図5**）。

▶ **開口器の使用**

開口拒否あるいは開口維持が困難な場合は、開口器を用いることがある（**図6**）。使用時は、歯の脱臼や破折、動揺歯の脱落と誤飲・誤嚥、また口唇・舌・歯肉などの軟組織の損傷、顎関節の損傷に注意する。乾燥した口唇には、ワセリンを塗布しておくとよい。装着時は口唇や舌の巻き込みに注意する。開口器のネジ部分で頬に傷や圧痕がつかないよう、ガーゼやタオルで保護する（**図6**）。開口器のゴム部分が破損したら、ガーゼを巻く（**図7**）ことで刺激を軽減できるが、市販品を改造して使用しているという意識は必要である。

【参考文献】
1) 金子 譲：循環器系疾患患者の歯科処置における偶発症の予防. 歯科ジャーナル, 29(6)：825-832, 1989.
2) 小谷順一郎（編）：スタンダード全身管理・歯科麻酔学 第3版. 学建書院, 東京, 2014：207-248, 287-313.
3) 福島和昭, 他（編）：歯科麻酔学 第7版. 医歯薬出版, 東京, 2012：183-192.
4) 新谷誠康, 他（編）：小児歯科学ベーシックテキスト. 永末書店, 京都, 2016：261-278.
5) 井上美津子, 他：小児に対する歯科用局所麻酔剤の安全性に関する臨床的研究. 小児歯誌, 43(5)：561-570, 2005.
6) 島村和宏：小児の局所麻酔時のリスクマネジメント. デンタルダイヤモンド, 42(16)：35-40, 2017.

Level Up & H!nt

5章 小児の医療管理

[02] 小児患者への麻酔

奥羽大学歯学部　成長発育歯学講座　小児歯科学分野　**島村和宏**

小児患者（患児）にとって、最大の不安要因は痛みである。「これから痛みを与えられるのでは」という不安が、実際の局所麻酔時の痛みで恐怖に変わると、以後の協力度は上がらない。だからこそ、痛みを与えない局所麻酔を心がける必要がある。

局所麻酔時のチェックポイント

局所麻酔時のトラブルは、実施前に要因がある。既往や当日の体調確認などは、処置にかかわらず必要であり、より安全性を高めるために考慮・準備することは多い（図1）。

局所麻酔実施前の確認・準備事項

保護者自身も、わが子への局所麻酔に不安があることに留意して説明する必要がある。患児への声かけや安全管理態勢を確認すると、保護者も安心できる。麻酔効果消失後の刺入点の痛みや咬傷の可能性も、事前に行えば説明だが、事後では言い訳ととられかねないので注意したい。また、局所麻酔の対象歯や歯周組織の状態把握は重要で、X線画像から歯根長や後継永久歯胚の位置、歯槽骨の状況を把握し、刺入点や麻酔範囲を判断する（図2、3）。刺入点の増加は術後疼痛や口内炎に繋がるので留意する。

刺入は歯肉頬移行部からが一般的である。X線画像と歯列の曲線も考慮し、刺入点は奏効させたい部位のわずかに近心からとする。注射針を滑らせながら針先を進め、広範囲な麻酔が必要な場合は、薬液貯留部分から再度刺入する。歯列に垂直的な方向からでは骨面に当たりやすく、痛みに繋がるので注意する。介助者が患児の顔を優しく支え、声をかけながら刺入する。状況に応じて開咬器や抑制帯（レストレーナー®）の使用も検討する。

局所麻酔の手技

1. 表面麻酔

表面麻酔は刺入時痛軽減のため、必須である。作用時間が長いほど効果的である。ただし、注射薬より濃度が高く、粘膜面からの薬剤吸収は比較的すみやかなため、アレルギー反応発現に注意する。アミノ安息香酸エチル配合製品の使用後に、メトヘモグロビン血症（酸素結合・運搬能力が失われチアノーゼを起こす）が誘発されたという報告があり、2歳未満児への使用は注意する。薬剤を漏出すると効果は低減し、不快感で協力性が低

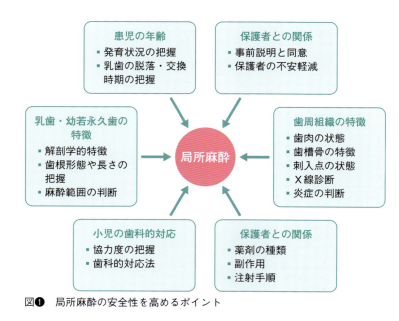

図❶　局所麻酔の安全性を高めるポイント

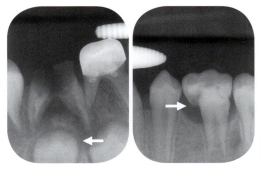
図❷ X線写真で麻酔部分を想定

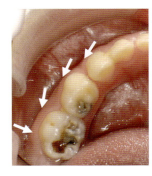
図❸ 歯列の曲線を考慮して、刺入部位を考慮する。効かせたい部位のやや近心から刺入する

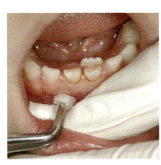
図❹ 表面麻酔の術式
①刺入部位を清掃し、唾液をガーゼや綿球で拭き取る
②小さくたたんだガーゼや綿球、ポール綿を作用部位の遠心部や歯根側方向に置き、薬剤の漏出を防止してエアーで乾燥する
③小綿球または綿棒に表面麻酔薬をつけ、粘膜に塗布する（麻酔薬を奏効させたい部位と刺入部との立体的な位置関係の把握が重要）
④1分以上作用させる（2〜5分）。作用中の唾液排除に留意する

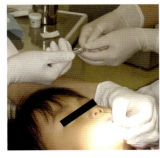
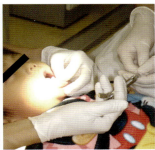
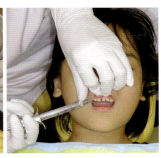
図❺ 注射筒の手渡しと患児の視界を遮る手の位置

下する。図4に術式を示す。

2．局所麻酔

　小児顎骨は皮質骨が薄く、多孔質で麻酔薬の浸透性が高いため、麻酔使用量は必要最小限となるように注意する。刺入時は粘膜を緊張させてすばやく上皮を貫き、注入時は組織内圧力が上昇して痛みに繋がるため、優しく（Gentry）、ゆっくり（Slowry）と弱い圧力（Light pressure）で行う（GSL）。注入量を一定に保つと疼痛が軽減される。電動式あるいはコンピュータ制御式の注射器もある。注射針は31Gや33Gなど極細針の使用で、刺入時痛が軽減できる。麻酔時は注射筒が患児の視界に入らないように、受け渡しも注意する（図5）。

　薬液を少量注入して粘膜下に溜め、徐々に骨膜上まで針を進める（図6）。口唇の動脈を触れていると、緊張を推し量る手助けになる。口唇や顔色、手足の動きを見つつ緊張や痛みを推測し、声かけをする。麻酔薬注入後は、3〜5分程度待ってから処置を開

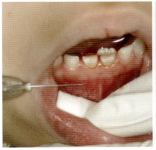
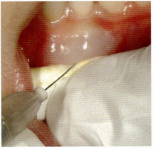
図❻ 薬液の注入

始する。正常組織のpHは約7.4だが、炎症組織のpHは約6と酸性に傾いているため、効果が減弱しやすい。また、患児が口唇や頬粘膜を吸う・咬むなどで傷つけないように、麻酔前後に保護者も含めて注意する。曲げた針は破折しやすいので、曲げずに患児の顔あるいは術者が刺入の方向を変えることで対応する。

【参考文献】
1）新谷誠康，他（編）：小児歯科学ベーシックテキスト．永末書店，京都，2016：261-278．
2）井上美津子，他：小児に対する歯科用局所麻酔剤の安全性に関する臨床的研究．小児歯誌，43(5)：561-570，2005．
3）島村和宏：小児の局所麻酔時のリスクマネジメント．デンタルダイヤモンド，42(16)：35-40，2017．

Level Up & H!nt
5章 小児の医療管理

[03] 笑気吸入鎮静法の応用

日本大学松戸歯学部　歯科麻酔学講座　山口秀紀

　笑気吸入鎮静法は、30％以下の低濃度亜酸化窒素（笑気）と70％以上の高濃度酸素の混合ガスを鼻マスクから吸入させることにより、歯科治療や局所麻酔に対する不安感や恐怖心を軽減し、さらに和痛効果（痛みを和らげる）も期待できることから、小児歯科診療における患者管理法として導入している歯科医院も多い。笑気はバイタルサインに及ぼす影響が少なく、笑気吸入による鎮静効果の発現と消失は極めてすみやかであることから、歯科外来での応用が可能である（図1）。

　笑気吸入鎮静法は、術者と患児とのラポールが成立していて、会話によるコミュニケーションが可能で、鼻マスクの装着や笑気吸入に協力的であることが前提となる。コミュニケーションがとれない低年齢児や泣き叫ぶ患児に無理やり笑気を吸入させると、効果が得られないばかりでなく、逆に診療が困難となることも少なくない。仮に患児がおとなしくなったとしても、それは適切な鎮静効果が得られたのではなく、いわゆるDrug Lock（薬物による抑制）の状態と理解すべきである。一般に、適応となる年齢は学童期くらいからと思われるが、低年齢児であっても会話が可能で協力が得られるケースでは応用は可能である。

　笑気のもつ和痛効果により、局所麻酔時などでの疼痛軽減にも効果を期待できるが、完全な除痛は得られない。そのため、痛みを伴う処置では、局所麻酔の確実な奏効が必須である。除痛を得ようとして吸入笑気濃度を上昇させると、悪心や興奮、嘔吐などの不都合が生じる原因となるため、注意が必要である。さらに、笑気吸入鎮静法は嘔吐反射（異常絞扼反射）を有する患児に対し、口腔内操作や印象採得時の嘔吐反射抑制にも有効である。しかし、笑気濃度が高すぎるとかえって嘔吐や異常絞扼反射を誘発させることがある。よって、至適鎮静状態を見極めることが大切である（表1）。

笑気吸入鎮静法の実際

①患児と保護者に対し、笑気吸入鎮静法についてわかりやすく説明する。
②鼻マスクは患児の顔にフィットする大きさのものを選択する。小児では、通常SサイズかMサイズを用いる（図2）。ヘッドバンドタイプを用いる場合は、締めつけすぎないよう固定に配慮する。鼻マスクに工夫を加え、患児の警戒心を抑えるための試みもなされている（図3）。
③患児に鼻マスクを装着し、低濃度笑気から吸入を開始する（図4）。鼻マスク装着時のゴム臭を嫌がる小児には、バニラエッセンスなどをマスクに

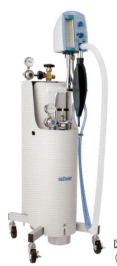
図❶　笑気吸入鎮静器
（写真提供：セキムラ）

表❶　笑気吸入鎮静法の鎮静度

至適鎮静度	吸入笑気濃度が不適切な場合
▪ リラックスして落ち着いている ▪ バイタルサインが安定している ▪ 応答がやや鈍（遅）くなる ▪ 術者の指示に従うことができる ▪ 異常絞扼反射が抑制される	▪ 体動が多くなる ▪ 鼻マスクを拒否する ▪ 術者の指示に従わない ▪ 悪心・興奮状態となる ▪ 嘔吐や異常絞扼反射が生じる

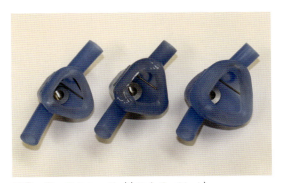

図❷　鼻マスクヘッド（左からS、M、L）

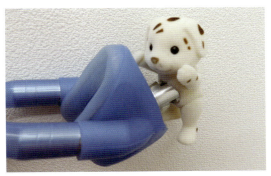

図❸　鼻マスクの工夫（東京都・K DENTAL CLINIC 権暁成先生のご厚意による）

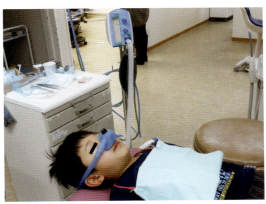

図❹　鼻マスクの装着

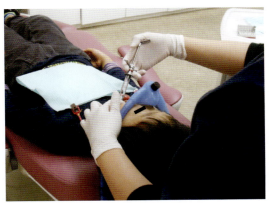

図❺　鼻マスクによる視野のコントロール

塗布する方法を応用してみるのもよい。吸入濃度が高すぎると、突然体動を示したり、指示に従わず拒否を示したりすることがあるため、低濃度から開始する。

呼吸状態の観察は、胸の動きやリザーバーバッグの膨らみ、鼻マスクの呼気弁の動きなどから知ることができる。

④至適鎮静が得られたら治療を開始する。治療中は笑気濃度の低下を避けるために口呼吸や会話を避け、優しく鼻呼吸を促す。痛みを伴う処置では、局所麻酔の併用が必要である。鼻マスクの使用は、注射器や器具を患児の視野からブロックするためにも有効である（**図5**）。

なお、笑気の職業的曝露を抑えた適切な診療環境を保つために、診療室内の十分な換気と余剰ガス排泄装置の併用が望ましい。

治療が終了したら、笑気吸入を中止し、100％酸素で数分様子を観察する。患児が鎮静状態から回復したら、患児に終了したことをはっきりと伝える。また、患児が治療を受け入れられたことをおおいに褒めることが大切である。

笑気吸入鎮静法を成功させるためには、単に鼻マスクを装着して笑気を吸入させるだけではなく、優しく心地よい声かけによる暗示効果を応用することで、笑気吸入による鎮静効果がよりいっそう期待できる。

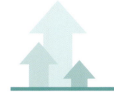

5章 小児の医療管理

[04] 治療時の偶発症を予防する

奥羽大学歯学部　成長発育歯学講座　小児歯科学分野　**島村和宏**

局所麻酔時の偶発症予防

局所麻酔に関連するトラブルの原因および内容を**表1**に示す。

処置部位の解剖学的特徴や現状の観察不足は、麻酔の適応範囲が狭かったり広すぎたりして、麻酔薬の過不足に繋がりやすい。処置開始後の痛みは患児の体動や診療拒否を招き、患児と保護者両方からの信頼が失われるため、効果発揮までの時間確保と表面麻酔使用は必須である。薬剤の選択は、既往や全身状態、アレルギーなどの情報を考慮する。通常使用されているリドカイン製剤による重篤な副作用事例は非常に少ないが、たとえば自閉症スペクトラム児に使用されることがある抗精神薬のリスペリドンは、アドレナリン併用禁忌とされていることから、内服中の患児へはメピバカインの使用が推奨される。

小児への局所麻酔後で最も注意するのは咬傷で（**図1、2**）、保護者と患児ともに説明する。ガーゼを口腔前庭に入れて口唇や頬粘膜を歯列から遠ざけたり、ガーゼを咬ませて予防に配慮する。頬部へのシール貼付は、糊の成分で痒みを訴えたり、シールを気にして頬を引っ掻く小児もいるので注意する。

血管収縮薬の影響で一過性の虚血状態になり、刺入点付近で処置後に口内炎（**図3**）となることがある。局所麻酔が嫌になる要因の一つである。処置予定部位に口内炎があれば、治療計画の変更を検討する。

抜去時の偶発症予防

乳歯抜去に際しては、抜去前準備と抜去時、抜去後それぞれで注意が必要である。

脱落間近な乳歯でも、歯根の一部が残存していることもあるため、X線画像で確認する。鉗子で把持したときに歯冠が破折することもあるので、歯頸部う蝕などの状態も確認する。さらに、歯周靱帯は比較的しっかり付着しているので、探針やメスで確実に断裂させる。その際、誤って辺縁歯肉を傷つけないように気を配る（**図4**）。鉗子で歯を把持する際は、辺縁歯肉を挟み込まないように注意する。歯根残存例では、丁寧な脱臼操作後、ゆっくり歯を揺さぶりながら抜去する。必ず抜去歯の後方にガーゼを配置し、抜去後はガーゼとともに口腔外に取り出す。鉗子の内腔は抜去歯の大きさより大きく余裕があるので、口腔内で鉗子から外れる（**図5**）と咽頭方向に落ち込み、窒息の原因ともなるので、慎重な手技が

表❶　トラブルとチェックポイント

内　容	要　因	チェックポイント
麻酔薬の過不足、炎症の拡散、疼痛の原因	・適応判断ミス ・刺入部位ミス	・乳歯・幼若永久歯の特徴 ・歯周組織の特徴
患児の不安・拒否、体動による麻酔針での刺傷・裂傷	・対応法選択ミス ・発育判断ミス	・歯科的対応 ・患児の年齢
保護者の不安、説明不足・対応などへのクレーム	・保護者の観察不足 ・内容説明不足	・保護者との関係
使用薬剤選択ミス、副作用	・患児全身状態・既往・アレルギーなどの確認ミス	・局所麻酔薬の特徴

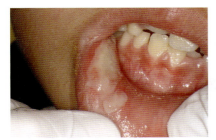
図❶　口唇の咬傷

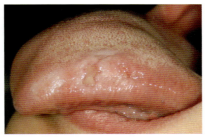
図❷　舌の咬傷

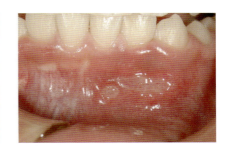
図❸　口内炎

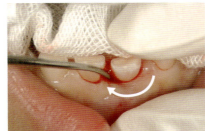
図❹　探針による線維の断裂方向に注意する。抜去時にもガーゼを置く

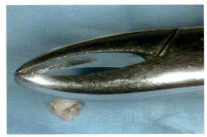
図❺　抜歯鉗子から脱落した抜去歯

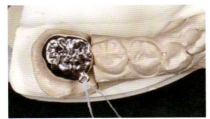
図❻　鋳造冠に付与したリング状リムーバブルノブ

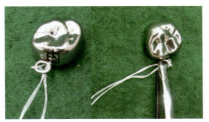
図❼　キッズクラウン with リング（モリタ）。デンタルフロスを通して試適・合着後、プライヤーでリングを折り取る

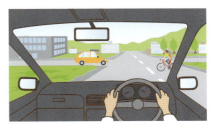
図❽　自動車運転中の前景

求められる。簡単にみえる抜歯はあっても、簡単な抜歯はないという意識が必要である。

乳歯冠装着時の注意点

　歯冠修復時にも注意すべき点がある。乳歯既製金属冠は、多歯面う蝕や歯髄処置後の乳歯に用いられる。支台歯形成時はラバーダムを装着していても、冠の試適時や合着時には口腔内に落下し、窒息を引き起こす可能性がある。そこで、試適時にはグローブについた唾液や水をよく拭き取り、冠も手指も乾燥させた状態にする。抜歯時と同様に、口腔内後方にガーゼを置くことも落下防止の一法である。鋳造冠の場合にもWax upの段階からリング状のリムーバブルノブを付与しておくことで、試適時の落下防止に役立つ（図❻）。既製乳歯冠でも、最近発売されたキッズクラウン®は、頰側面にリングが付与されており、デンタルフロスを通して結んでおくことで、口腔内への落下時にも対応しやすい（図❼）。

　「小児の歯科治療における安全性確保」は、「自動車運転中の安全性確保」に似ている。運転中に進行方向だけを見ていたら、事故になるだろう（図❽）。後方確認は、バックミラーやサイドミラー、時には首を横に向けて斜め後ろも見ている。歯科診療でも歯に注目しつつ、軟組織にも目を向ける。患児の顔や手足を確認しながら声をかけ、突然の変化にも対応するために、「予測」しながらの診療が安全確保に繋がる。「ひょっとしたら……」という意識での自動車運転と共通していないだろうか。もちろん、運転する前に自動車自体の様子も確認しておく必要がある。歯科診療全般においても同様である。

【参考文献】
1）金子 譲：循環器系疾患患者の歯科処置における偶発症の予防．歯科ジャーナル，29(6)：825-832，1989．
2）小谷順一郎（編）：スタンダード全身管理・歯科麻酔学 第3版．学建書院，東京，2014：207-248，287-313．
3）福島和昭，他（編）：歯科麻酔学 第7版．医歯薬出版，東京，2012：183-192．
4）新谷誠康，他（編）：小児歯科学ベーシックテキスト．永末書店，京都，2016：261-278．
5）井上美津子，他：小児に対する歯科用局所麻酔剤の安全性に関する臨床的研究．小児歯誌，43(5)：561-570，2005．
6）島村和宏：小児の局所麻酔時のリスクマネジメント．デンタルダイヤモンド，42(16)：35-40，2017．

Level Up & H!nt
5章　小児の医療管理

[05] 偶発事故への対応
──アナフィラキシーショック

日本大学松戸歯学部　歯科麻酔学講座　山口秀紀

　アナフィラキシーは、「アレルゲンなどの侵入により、複数臓器に全身性にアレルギー症状が惹起され、生命に危機を与え得る過敏反応」と定義され、「アナフィラキシーに血圧低下や意識障害を伴う場合」をアナフィラキシーショックという[1]。また、アナフィラキシーと同様の反応を起こす病態として"アナフィラキシー様反応"がある。これは発生メカニズムがアナフィラキシーとは異なる。しかし、実際の臨床で両者の厳密な区別は困難であるため、両者を併せて広義のアナフィラキシーとして扱う。

　わが国におけるアナフィラキシーの既往を有する児童・生徒の割合は、小学生が0.6％、中学生が0.4％、高校生が0.3％とされている[2]。アナフィラキシーのおもな発生メカニズムは、IgEが関与する免疫学的機序、IgEが関与しない免疫学的機序、非免疫学的機序など、さまざまである（表1）[3]。

 アナフィラキシーの症状

　医薬品の投与後数分から通常は30分以内に、蕁麻疹や搔痒感、紅斑、皮膚の発赤などの全身的な皮膚症状がみられることが多い。しかし、内服薬の場合は症状発現がこれより遅れることがあり、また一部のケースでは、皮膚症状が認められず、重症化することがある。

　皮膚症状のほか、消化器症状や眼症状、呼吸器症状、咽喉頭の搔痒感、胸部絞扼感などが比較的早期からみられることがあり、進展すると呼吸困難、喘鳴、チアノーゼなどが生じる。さらに、不整脈などの循環器症状、めまいや意識混濁などの神経関連症状がみられることもある。気道の狭窄による呼吸困難や血圧低下など循環器症状が生じた場合は、すみやかに適切な対応をとらなければならない（図1）[4]。

 歯科診療で注意したい薬剤・材料

　歯科治療時に用いられる局所麻酔薬や抗菌薬、鎮痛薬、ラテックスなどによるアナフィラキシー発現が報告されている（表2）[5,6]。医薬品や食物にアレルギーがある患児には、アナフィラキシーを起こ

表❶　アナフィラキシーの発生機序（参考文献[3]より引用改変）

IgEが関与する免疫学的機序	医薬品	βラクタム系抗菌薬、NSAIDs、生物学的製剤、造影剤、ニューキノロン系抗菌薬など
	食物	牛乳、大豆、ナッツ類、果物など
	その他	天然ゴムラテックス、食物＋運動、環境アレルゲン、職業性アレルゲンなど
IgEが関与しない免疫学的機序	医薬品	NSAIDs、造影剤、生物学的製剤、デキストランなど
非免疫学的機序（例：マスト細胞を直接活性化する場合）	医薬品	オピオイドなど
	身体的要因	運動、低温、高温、日光など
	アルコール	
特発性アナフィラキシー	マスト（肥満）細胞症	クローン性マスト細胞以上の可能性
	これまで認識されていないアレルゲンの可能性	

皮膚症状（90％）	呼吸器症状（40〜60％）	消化器症状	その他
早期に認識できる最も重要な症状。口蓋垂の水疱形成がみられることもある ・蕁麻疹・血管性浮腫（85〜90％） ・顔面紅潮（45〜55％） ・発疹のない痒み（2〜5％） ・掻痒感、口唇浮腫など	歯科治療中、口腔内の異常は早期に発見可能。舌・口唇の腫脹などは皮膚症状に先行するケースもある。高度な気道狭窄が起こると重篤な呼吸困難に陥り、低酸素血症を来す ・呼吸困難・喘鳴（45〜50％） ・喉頭浮腫（50〜60％） ・鼻炎（12〜20％）	皮膚症状に続く症状として出現する ・嘔気 ・嘔吐 ・腹痛・下痢（25〜30％） など	血圧が低下し、アナフィラキシーショックに陥ると生命の危機となる ・めまい、失神、血圧低下（30〜35％） ・頭痛（5〜8％） ・胸痛（4〜6％） ・痙攣（1〜2％） など

図❶　アナフィラキシーのおもな症状（％は症状発現頻度）（参考文献4)より引用改変）

表❷　アナフィラキシー反応を起こす可能性のある歯科用薬剤・歯科材料（参考文献5,6)より引用改変）

解熱鎮痛薬		ジクロフェナックナトリウム、ロキソプロフェンナトリウム水和物など
抗菌薬	セフェム系	セファクロル、セフカペンピボキシル塩酸塩水和物など
	ペニシリン系	レナンピシリン塩酸塩など
	ニューキノロン系	メシル酸ガレノキサシン水和物、レボフロキサシンなど
歯科用局所麻酔薬		局所麻酔薬、防腐剤（メチルパラベン）、酸化防止剤
ラテックス		ラバーダム、グローブ、印象材、ガッタパーチャ、研磨用ラバーカップ、バイトブロックなど
ヨード類		ポビドンヨード：イソジン®
パラホルムアルデヒド製剤		ペリオドン®、ハイパーバンド®、パルパックV、FC®
CPP-ACP（リカルデント）		ジーシーMIペースト®

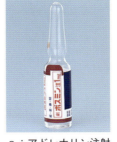

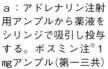

a：アドレナリン注射用アンプルから薬液をシリンジで吸引し投与する。ボスミン注®1mgアンプル（第一三共）

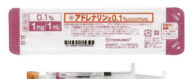

b：シリンジ内に薬液が入っているアドレナリンプレフィルドシリンジを用いる。アドレナリン0.1％シリンジ「テルモ」®（テルモ）

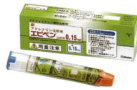

c：注射針一体型アドレナリン自己注射薬を用いる。エピペン®注射液0.15mg（マイラン製薬）。体重15〜30kgの患児に対して1回の注射で0.15mgが投与され、過剰投与の心配がない

図❷a〜c　アドレナリン注射薬の種類

す可能性を考慮し、十分な医慮面接が必要である。

 歯科医院で常備すべき救急薬と器具・機材

歯科治療中におけるアナフィラキシー反応の発生はごく稀であるが、一度発生してしまうとショック状態となり、生命に危険が及ぶこともある。薬物投与後に、皮膚の発赤や顔面浮腫などアナフィラキシーが疑われる初期症状がみられた場合は、ただちに歯科治療を中止し、バイタルサインを確認するとともに、緊急時の連絡ルートに沿って応援要請を行う。

アナフィラキシー反応が進行し、呼吸困難や喘鳴、血圧低下などアナフィラキシーショックの症状がみられたら、すみやかにアドレナリン（図2）を投与し、症状の進行を防ぐ。普段シリンジを用いた注射法に慣れていない歯科医師は、注射針一体型アドレナリン自己注射薬エピペン®の使用が有用であろう。

また、アナフィラキシーショックに限らず、歯科治療時における全身的偶発症に対してバイタルサイン測定は必須の処置となるため、血圧計やパルスオキシメータは歯科医院に常備しておくべきである。酸素吸入は緊急時の初期対応として有効となることから、酸素ボンベやフェイスマスクを常備し、その取り扱いに熟知しておくとともに、定期的な酸素残量の確認を行っておく必要がある。

【参考文献】

1) 日本アレルギー学会（監）、Anaphylaxis対策特別委員会（編）：アナフィラキシーガイドライン．日本アレルギー学会，東京，2014．
2) 日本学校保健会：学校生活における健康管理に関する調査．https://www.gakkohoken.jp/book/ebook/ebook_H260030/H260030.pdf
3) Simons FE, et al: World Allergy Organization Guidelines for the Assessment and Management of Anaphylaxis. World Allergy Organ J, 4(2): 13-37, 2011.
4) Lieberman P, et al: The diagnosis and management of anaphylaxis: an updated practice parameter. J Allergy Clin Immunol, 115(3 Suppl 2): S483-S523, 2005.
5) 見崎徹，横田哲也：歯科における救急薬剤としてのエピネフリン製剤（エピペン®）の有用性―9月9日・救急の日に寄せて―．歯界展望，106(3)：591-595，2015．
6) 須藤チエ，他：医薬品副作用自発報告からみる重篤副作用4種の最近の動向．国立医薬品食品衛生研究所報告，129：111-117，2011．

Level Up & H!nt

5章 小児の医療管理

[06] 偶発事故への対応——救命処置

日本大学松戸歯学部　歯科麻酔学講座　山口秀紀

小児の一次救命処置

　小児の一次救命処置は、基本的には成人に対する一次救命処置と同様、①意識・呼吸の確認、②呼吸がなければ、胸骨圧迫と人工呼吸の実施（CPR）、③AEDによる評価と除細動、④高次医療機関への引き継ぎの流れとなる。小児を対象とした歯科臨床にかかわる歯科医師は、小児一次救命処置（pediatric basic life support：PBLS）の習得が望まれる。

　図1に、医療従事者および日常的に小児に接する市民における、PBLSアルゴリズムを示す[1]。
① まず、肩を叩く、大声で呼びかける、足底を刺激するなどにより、反応を調べる。反応がない場合、ただちに気道を確保し、CPRの手順を開始すると同時に、周囲のスタッフに応援要請とAEDなどの必要機材の手配を指示する。緊急時のスタッフ連携をスムーズに進めるために、日ごろから応援要請の手順や院内スタッフの役割分担を決めておくことが重要である。
② 頭部後屈あご先挙上法で気道を確保し、胸と腹部の動きを観察する。呼吸がない場合は心停止と判断し、すみやかにCPRを開始する。成人のBLSでは、30回の胸骨圧迫が完了するのを待ってから2回の人工呼吸を行うが、小児・乳児の心停止の原因の多くは呼吸原性であるため、できるだけ早く人工呼吸を行うことがPBLSの特徴となる。したがって、歯科医院では小児・乳児の全身急変に対して、すぐに酸素投与と感染防護具を用いた人工呼吸を開始できるように、準備を整えておくべきであろう。
③ 人工呼吸をただちに行えない場合は、胸骨圧迫のみを継続する。小児の胸骨圧迫では、十分な圧迫が得られるように、胸の真ん中を両手または片手で圧迫する。圧迫の深さは胸の1/3とし、1分間に100～120回の速さで30回圧迫を行う（図2）。
④ 胸骨圧迫と人工呼吸を組み合わせて行う際、その回数比は全年齢層で30：2とする。人工呼吸は頭部後屈あご先挙上法にて気道を確保し、1回約1秒かけて、胸が上がる程度に2回吹き込みを行う（図3）。
⑤ AEDが到着した場合は、CPRを続けながら使用準備を行う。使用手順は成人と同様であるが、未就学児では小児用モード（図4）や小児用パッド（図5）を用いる。小児用パッド・モードがない場合は、成人用を用いる。
- 小児用パッドがある場合：貼付位置はパッドに描かれているイラストのとおりとする。
- 小児用モードがある場合：成人用パッドを用いるが、小児用パッドよりも大きいので、パッドが触れ合わないように配慮する。

　AEDの電極パッド貼付の間も、CPRは可能なかぎり継続し、胸骨圧迫の中断から電気ショックが行われるまでの時間を最小にすることが重要である。
⑥ CPRは救急隊やPALSを行うことができるチームに引き継ぐか、患児に十分な循環が回復するまで続ける。

【参考文献】
1) 日本救急医療財団心肺蘇生法委員会（監）：改訂4版 救急蘇生法の指針2010（医療従事者用）．へるす出版，東京，2012．

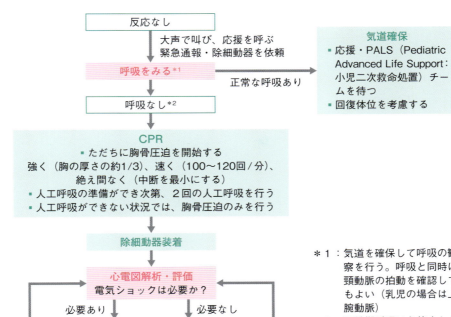

図❶ PBLSアルゴリズム。医療従事者、日常的に小児に接する市民が行う一次救命処置（参考文献[1]より引用改変）

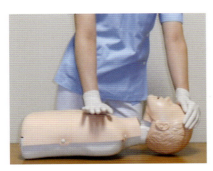
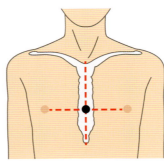

図❷ 胸骨圧迫のポイント
- 胸の真ん中
- 胸の厚さの1/3沈み込む強さ
- 100〜120回/分の速さ
- 30回
- 絶え間なく圧迫する
- 1回圧迫したら、胸が完全に元の位置に戻るように圧迫を解除する

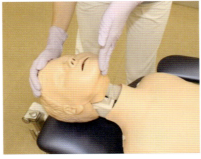

図❸ 口対口人工呼吸
- 片手を額にあて、頭を反らす
- あご先を指先で持ち上げる
- 鼻をつまむ
- 胸が上がる程度
- 1回1秒
- 2回吹き込む

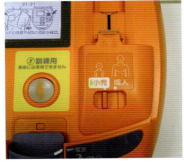

図❹ AEDの小児用モード

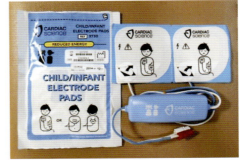

図❺ AEDの小児用パッド

Level Up & H!nt

5章 小児の医療管理

[07] 病診連携と診診連携

東京都立小児総合医療センター 小方清和

歯科医師は比較的若いうちから自分の診療所をもち、地域で歯科医療を開始する傾向がいまでも強い。そのため、さまざまな症例に接する機会が少なく、他の医療機関との接点も乏しい。苦手意識はなくても、歯科医師は連携をとるシステムに慣れていないのが現状である。歯科医療連携を上手に行うには、紹介先の状況やシステムをよく理解していることが前提となる。高次医療機関なら何でもできると思わずに、得意とする分野とともに不得意な部分もあることを知る必要がある。本項では、高次医療機関との病診連携と、その中間を埋める診診連携について説明する。

▶ 高次医療機関の特徴——病診連携（図1）

患児が最初に受診する歯科は、地域の歯科診療所である。自宅から近く、夜遅くまで開院している歯科診療所も多いなか、急な症状が出た場合にも対応してくれる頼もしい存在である。ただし、多動で治療ができなかったり、技術的に困難が伴うような症例の場合は、高次医療機関に診療を依頼することになる。患児は健常児ばかりではなく、有病児や精神発達障害児、身体障害児など、多様な子どもたちが来院する（図2）。現在、障害児の歯科治療のニーズが増え、歯科医師会として口腔保健センターを開設し、歯科医師会会員による障害児歯科診療が頻繁に行われるようになった。これは地域の歯科診療所としては連携がとりやすいシステムであり、おおいに活用したい。

1. 歯科大学附属病院小児歯科の特徴

近郊に歯科大学病院がある地域では、その小児歯科に紹介できる。大学病院は口腔外科や矯正歯科などがあるため、一口腔単位での治療が可能である。また、ユニット数や歯科医師の人数も比較的多く、すばやい対応が期待できる。非協力児や有病児の歯科治療、麻酔科と連携した全身麻酔下での集中治療が可能である。

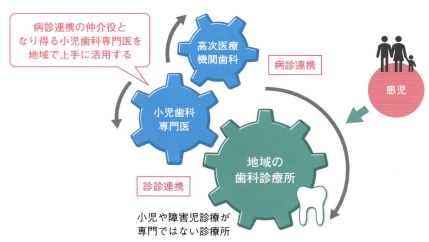

図❶ 患児への地域医療連携

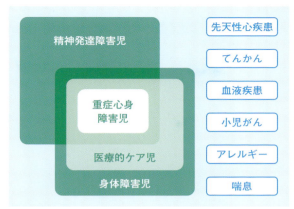

図❷ 歯科以外の疾患を抱える有病児のカテゴリー

　ただし、近くに歯科大学病院がある地域は限られており、遠くにある歯科大学病院を受診するには、通院の便やアポイントのとりやすさからみても、ハードルが高い。

2. 近郊の総合病院歯科の特徴

　総合病院は比較的数が多く、どの地域においても通院は困難ではない。ただし、総合病院歯科の多くが口腔外科主体で、小児の歯科治療には適していない。ただし、歯性感染症が原因の蜂窩織炎や歯の外傷など、緊急を要する症例では、小児でも受け入れてくれることが多い。緊急時のためにも、事前に問い合わせて受診方法などを確認するとよい。

3. 小児専門病院歯科の特徴

　全身的な管理が必要な有病児の場合、小児専門の総合病院が紹介先としてはより適している。とくに重度の全身疾患をもつ患児の歯科治療は、医科と連携し、外来における歯科治療や全身麻酔下での歯科治療を可能とする。全国に小児専門病院は36施設あるが、残念なことに、歯科がある病院はそのうちわずか15施設である。ユニット3台以下、歯科医師2～3名と、診療科としての規模は小さい。にもかかわらず、患者が集中するため、初診までの待機日数が多いなど、欠点もある。

　小児専門病院の歯科では、治療が終了した患児を地域の歯科診療所に返す必要がある。それは、継続する患者数を減らすことで、できるだけ多くの患児を早く診察するためである。そして、地域の歯科診療所はかかりつけ歯科医として、地域の子どもたちの窓口となる。これが病診連携のかたちである。

▶ 小児歯科専門医の特徴——診診連携

　前述したように、高次医療機関の小児歯科では、すぐに診察を受けられない場合も多い。そのようなとき、小児歯科専門医が在籍する診療所がその仲介役となるとよい。場合によっては、仲介ではなく、その診療所で完結するケースもある。筆者が勤務する小児専門病院がある東京都多摩地区では、約40名の小児歯科専門医が在籍する[1]。かかりつけ医がない場合、治療が終了した患児の紹介先として専門医リストを活用している。また、地域の歯科診療所が患児のかかりつけ医になることが重要である。かかりつけ医は、定期的なフォローアップを通じて、子どもの成長発達に応じた対応を加えていくという極めて重要な役割がある。まだまだ、小児歯科専門医が在籍する診療所は少なく、地域によっては数名ということもある。小児歯科診療に興味をおもちの読者には、ぜひとも日本小児歯科学会に参加し、地域医療連携の活動に役立ててほしい。

　以上に述べたように、高次医療機関や小児歯科専門医の特徴を理解し、上手に病診連携や診診連携を行っていただきたい。今後、病院歯科と地域の歯科診療所との連携をいっそう強固にし、小児の歯科治療を安心して受け入れることができるシステム作りを構築してもらえればと思う。

【参考文献】
1) 日本小児歯科学会：専門医・認定医がいる施設検索．http://www.jspd.or.jp/contents/main/doctors_list/index.html

Level Up & H!nt

5章　小児の医療管理

[08] 患児紹介時の注意点

東京都立小児総合医療センター　小方清和

 いつ紹介するのか

　患児にとって、近郊で診てもらえる歯科医院があることが最もよい条件である。地域の一般診療所に来院したとき、緊急性がない場合は患児やその家族と話し合い、紹介時期を検討することもよい。ただし、症状が悪化しないように注意深く経過観察を行い、紹介するタイミングを見極める（図1）。自院でどこまで治療できるかを理解し、対応が困難なケースではすみやかに紹介できる歯科医師が良医である。

 どこに紹介するのか

　患児やその家族にとって、大きな病院や遠くの病院へ行くことは負担が大きい。いきなり高次医療機関に紹介するのではなく、症状に応じてまず近郊の小児歯科専門医を紹介することを検討すべきである（本章07 図1参照）。一般的に、高次医療機関は患者が殺到し、診察までの待機日数が多い。予約をとったはよいが、受診までの間に症状が進行してしまうことも考えられる。いつも同じ病院を紹介するのではなく、症状に応じて、どの病院を紹介するかを選択する必要がある。患児の紹介先リストをぜひとも作っていただきたい。

1．う蝕の場合

　子どものう蝕は進行が早い。コンタクトカリエスから歯髄炎に移行し、さらに、歯髄炎が根尖性歯周炎に進行して蜂窩織炎を発症したのでは意味がない。まずは地域の小児歯科専門医と連携をとることをお勧めする。近郊であれば患児やその家族にとっても負担が少なく、通院も容易になる。ただし、多数歯にわたるう蝕で、治療に長い期間を要することが予想される場合は、全身麻酔下によるう蝕治療も考慮し、全身麻酔下管理が可能な施設への紹介も検討すべきである。また、少数歯のう蝕でも、自閉症スペクトラムやADHD（注意欠陥・多動性障害）などの発達障害のある患児では、その疾患程度によっては全身麻酔が適応となる。

2．外科的治療が必要な場合

　簡単な小手術であっても、小児の外科手術は困難である。そして、患児の年齢や精神発達障害の程度により、その困難さは増していく。小児の外科手術を得意とする歯科医師が近郊にいるケースは多くないだろう。緊急性がない場合には、通常どおり高次医療機関の病院歯科を紹介する。歯性感染症や外傷など、緊急度が高いと判断した場合、紹介元の歯科医師が必ずその緊急性を紹介先に連絡し、早期の受診を依頼すべきである。外傷などの場合、救急診療

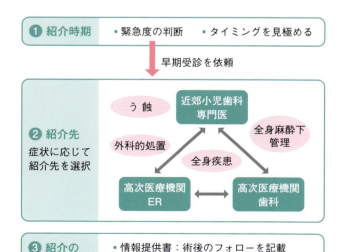

図❶　小児患者紹介時のフロー

図❷ 情報提供書の記載例
①主訴
②初診日を必ず記載
③口腔内の状態を簡単に
④緊急度や協力度を記載
⑤医療面接の情報
⑥治療終了後の患児のフォロー

科で対応可能な病院もあるため、地域で救急時対応のフローチャートを準備するとよい。

3．全身疾患を有する場合

来院する患児のなかには全身疾患を抱えている者も少なからずいる。それを知らずに歯科治療を行い、治療部位がなかなか治らなかったり、血が止まりにくかったり、全身状態が悪化したりすることがないよう、初診時に全身状態を含めた医療面接が必要となる。ただし、開業医に全身状態が重症な患児が来院することはない。一般的に、全身状態が悪いときには入院加療をしており、全身状態の改善に努めている。原因疾患の治療が終わり、退院後は全身管理がされており、全身状態も良好である。このような患児であれば、一般歯科診療所でぜひ治療を行ってもらいたい。歯を打撲した、乳歯がぐらぐらするなどの症状が出たとき、近くに診てもらえる歯科医師がいれば、患児やその家族に安心感を与える。それがかかりつけ医としての役割と考える。

紹介するときに必要なこと

1．情報提供書を書く

情報提供書の記載例を示す（**図2**）。

2．資料を添付する

X線撮影を行ったら、必ず添付する。無用な照射を防ぐばかりではなく、診療をスムーズに進めるためにも必要である。たとえば、上顎埋伏過剰歯の場合、X線撮影で埋伏歯を確認したにもかかわらず、X線写真が添付されていないことが多い。どの部位に過剰歯があるかは必ず単純撮影での確認が必要であり、それなしにはCT撮影はできない。

3．処置後のフォロー

紹介先の治療後、患児のフォローアップの有無を情報提供書に記載する。近くで診てもらえる歯科医院があることが、患児にとって最もよい条件である。一般歯科診療所が主治医となり、患児の歯と口の健康を維持していくことが望まれる。

Level Up & H!nt
5章　小児の医療管理

[09] 感染性心内膜炎の予防

大阪大学大学院歯学研究科　小児歯科学教室　仲野和彦

　感染性心内膜炎は、心臓の弁膜や心内膜に血小板やフィブリンとともに細菌塊が形成されることで、感染症状・心臓症状・血管塞栓症状など、多彩な症状を呈する全身性敗血症性疾患である。いったん発症すると、長期に及ぶ抗菌薬による治療や心臓弁置換のような処置が必要となるため、その予防が重要であるとされている。

　感染性心内膜炎は、黄色ブドウ球菌などが原因となって急性の経過を辿るタイプのものが知られている。歯科領域で配慮すべきは、口腔レンサ球菌が原因となって亜急性の経過を辿るタイプである。感染性心内膜炎は、基礎となる心疾患によって血流が不規則になることで生じた血管内皮の露出部に生じる疾患と考えられている。新生児100人に1人は先天性心疾患を有するとされていることから、日々の臨床でも心疾患を有する患児に遭遇することが多いのではないかと思われる。

　わが国では、日本循環器学会が2003年に「感染性心内膜炎の予防と治療に関するガイドライン」を公表して以来、2008年に改定が行われ、2018年に再改定版が公開された。本項では、その再改訂版における歯科領域の記述に関する重要なポイントを概説していきたい。

口腔細菌と菌血症

1．口腔細菌

　歯科における二大疾患であるう蝕と歯周病は、それぞれを引き起こす菌種が特定されている。主要なう蝕原性細菌としてはミュータンスレンサ球菌が知られており、歯周病の起炎菌としては数種の菌種が特定されている。前者は口腔レンサ球菌に分類されるため、感染性心内膜炎の起炎菌になり得る。一方で、後者の多くは偏性嫌気性菌であり、酸素分圧の高い血液中で生存することができないため、ごく一部の菌種しか起炎菌にはなり得ない。口腔細菌が引き起こす感染性心内膜炎で主要な菌種は、*Streptococcus sanguinis* などのミティスグループのレンサ球菌種である。

2．菌血症

　表1に各種歯科処置における菌血症発生のリスクを示す。抜歯などの出血を伴ったり、根尖を越えるような侵襲的な歯科処置によって菌血症が生じることが知られており、出血を伴わない処置や非感染部位の処置に関しては、菌血症が生じにくいと考えられている。

　一方で、日常生活におけるブラッシングなどで生じる出血においても、菌血症が生じることが知られている。さらに、歯髄腔に達したう蝕病変部や重度の歯周病によってポケット内皮に潰瘍が生じている病変部からも、持続的に菌血症が誘発されるとされている。

抗菌薬による予防法

　抗菌薬による予防法について、経口投与に関するものの概要を表2に示す。感染性心内膜炎の起炎菌となる口腔レンサ球菌を標的にするには、感受性の点からペニシリン系を選択するのがよいとされている。抗菌薬の投与の目的は、術中の菌血症を防ぐことに加えて、弁膜に付着してしまった細菌の増殖を抑制することである。そのためには、術後9時間ほ

表❶ 菌血症の発生リスクと各種歯科処置（参考文献[1]より引用改変）

リスク	各種歯科処置
あり	抜歯、出血を伴う口腔外科処置、インプラント治療、歯石除去、感染根管治療
なし	非感染部位からの局所麻酔、充填修復、抜髄、Ｘ線撮影、矯正処置、口唇や口腔粘膜の外傷処置

表❷ 歯科治療前の抗菌薬の標準的予防投与法（経口投与）［参考文献[2]より引用改変］

βラクタム系抗菌薬アレルギー	抗菌薬	投与量		投与回数・タイミング
		成人	小児	
なし	アモキシシリン	2g	50mg/kg*	単回（処置1時間前）
あり	クリンダマイシン	600mg	20mg/kg*	単回（処置1時間前）
	アジスロマイシン	500mg	15mg/kg*	単回（処置1時間前）
	クラリスロマイシン	400mg	15mg/kg*	単回（処置1時間前）

＊成人量が最大

どは血中濃度の維持が必要であり、成人には2gを、小児には体重1kgあたり50mg（最大量は2g）という多量の抗菌薬を処置1時間前に服用と推奨されている。

一方で、2gは多量であるため、服用が困難であるという意見もあり、今回のガイドラインでは「または体重1kgあたり30mg、初回投与5〜6時間後に500mgの追加投与を考慮する」という表記もつけ加えた。ただ、術前に1回服用させる場合と違い、術後の服用は歯科医師側で確認ができないため、患者自身に忘れないように十分な注意喚起をする必要がある。

セフェム系に関しては、口腔レンサ球菌への感受性や血中濃度の持続時間に問題があることから推奨はされていない。βラクタム系の抗菌薬にアレルギーがある場合は、クリンダマイシン、アジスロマイシン、クラリスロマイシンを選択することになる（表2）。

◉

感染性心内膜炎を実際に発症した場合には医科関連の機関を受診するため、歯科領域においては発症した際の状況に関してあまり情報がないように思わ

れる。これまでに行ってきた感染性心内膜炎予防に関するアンケート調査において、自由記載の欄に以下のようなエピソードの記述があった。

▪ 過去に感染性心内膜炎の既往があった患者への問診が不十分であったため、抗菌薬の術前投与なしに抜歯をして入院に至ってしまった。

▪ 根尖病巣を認める患者で発熱があったため、医科領域へ紹介したところ、すでに感染性心内膜炎が発症していた。

▪ 抜歯後に発熱が生じて医科受診したところ、感染性心内膜炎と診断され、それが契機となり先天性心疾患を有していることがわかった。

感染性心内膜炎の予防に関して、ガイドラインの記述を十分理解し遵守するとともに、心疾患を専門とする医科領域の主治医と緊密に連携し、安心・安全のもとで一人でも多くの心疾患を有する小児の歯科治療を行っていただきたい。

【参考文献】
1）日本循環器学会，他：感染性心内膜炎の予防と治療に関するガイドライン（2017年改訂版）．http://www.j-circ.or.jp/guideline/pdf/JCS2017_nakatani_h.pdf，52.
2）日本循環器学会，他：感染性心内膜炎の予防と治療に関するガイドライン（2017年改訂版）．http://www.j-circ.or.jp/guideline/pdf/JCS2017_nakatani_h.pdf，55, 66.

6章 小児のう蝕治療

Level Up & H!nt

[01] 乳前歯光コンポジットレジン冠作製の
ポイント ……………………………………… 70

[02] 脱落しない乳臼歯隣接面窩洞形成 ………… 72

[03] 乳歯冠作製のポイント …………………………… 74

Level Up & H!nt

6章 小児のう蝕治療

[01] 乳前歯光コンポジットレジン冠作製のポイント

岩手医科大学歯学部　口腔保健育成学講座　小児歯科学・障害者歯科学分野　齊藤桂子　森川和政

 コンポジットレジン冠

多歯面に及ぶう蝕や歯冠崩壊の著しい乳前歯に対し、コンポジットレジン（CR）と既製のクラウンフォームを用いて直接法で修復する方法である。この修復方法は1回の来院で処置が完了し、切削量が少なく、形態回復が容易に行えて審美的であることが知られている。

また、実質欠損の範囲にもよるが、支台歯にアンダーカットが存在しても利用しやすいのが利点である。欠点としては、操作時間が長いことやある程度の技術が必要なことが挙げられる（図1）。

 臨床における使用方法

支台歯形成では、可能なかぎり歯質を保存する。FGダイヤモンドポイントにて切縁部を削除して鋭縁部を整え、近遠心面唇舌面をナイフエッジに歯肉縁下0～1.0mmの範囲で形成する。過剰切削の防止のため、ガイドグルーブを形成してもよい。舌側面は、対合歯とのクリアランスを0.5～1.0mmになるように削除する。このとき、時間短縮をしたければ、バッド（つぼみ）型のバーを使用するのも有効である。

有髄歯に用いる場合には、歯髄保護を念頭に、形成はエナメル質の範囲内にとどめる。支台歯形成が終了したら、隅角部は丸みを帯びた形態となるように修正を行う（図2a）。

支台歯形成終了後は、適切なサイズのクラウンフォーム（図2b）を選択し、金冠鋏を用いて歯頸部のトリミングを行い、試適を繰り返す（図2c）。

適合に問題がなければ、クラウンフォーム内部に気泡を封入させないためにエアーベントを付与する（図3a）。

準備が整ったら、クラウンフォームにCR充填器を用いてCRを塡入する（図3b）。このとき、ペーストタイプのCRを使用すると、操作が容易である。塡入時は気泡が混入しないように注意し、圧接するまではCRの重合を防ぐために遮光をする。

通法に則って歯面処理を行った後、歯面にCRを一層塗布し、CRが塡入されたクラウンフォームを圧接させて手指で固定する。このとき、切縁の位置や歯頸部の調整を必ず行い、歯頸部から溢出した余剰なレジンペーストを探針や充填器で除去する。ただし、エアーベントから溢出したCRは除去しないように注意する（図4）。

光照射器にて硬化後、探針を用いて歯頸部よりクラウンフォームを除去する。クラウンフォームの調整時に、唇側面に切れ込みを入れておくと容易に除去ができる。

除去後は、スーパーファインダイヤモンドポイントなどで形態修正・研磨を行う（図5）。

【参考文献】
1）前田隆秀, 福田 理, 白川哲夫, 牧 憲司（編）：小児歯科学基礎・臨床実習 第2版. 医歯薬出版, 東京, 2014.
2）朝田芳信, 大須賀直人, 尾崎正雄, 清水武彦, 田中光郎（編）：小児の口腔科学 第4版. 学建書院, 東京, 2017.
3）新谷誠康, 有田憲司, 木本茂成, 齊藤正人, 島村和宏, 関本恒夫（編）：小児歯科学ベーシックテキスト. 永末書店, 京都, 2016.
4）白川哲夫, 飯沼光生, 福本 敏（編）：小児歯科学 第5版. 医歯薬出版, 東京, 2017.

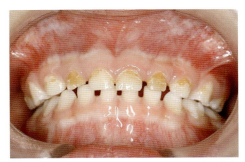
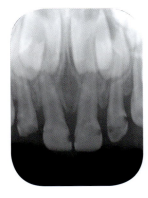

図❶a 4歳、男児。全顎的なう蝕の治療を希望して来院した

図❶b 初診時のデンタルX線写真。隣接面・唇側面にう蝕を認める

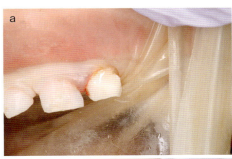
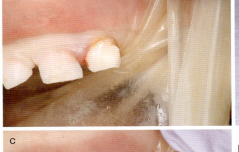
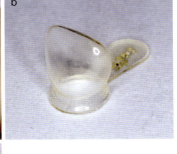

図❷a〜c │Aの根管充填後のCR冠修復時の支台歯形成。a：支台歯の隅角部はやや丸みを帯びた形態とし、辺縁はナイフエッジに形成する。アンダーカットが存在しても脱離防止に繋がるため、不都合はない。b：持ち手がついている側が唇側面となる。c：クラウンフォームのトリミングを行い、支台歯に試適して適合を確認する

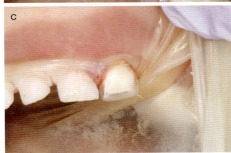

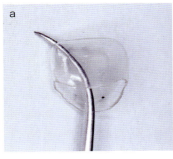
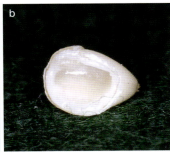

図❸a、b クラウンフォームへのベント付与とCRの塡入。a：クラウンフォームの試適を行い、適合状態に問題がなければ、切縁部隅角にエアーベントを付与する。b：CRの塡入は充塡器を用いて行い、支台歯に接する部分はやや空間を設けると、圧接時の操作が容易になる

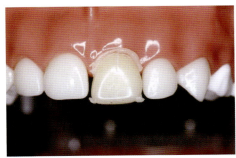
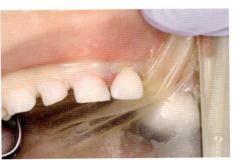

図❹ 支台歯へのクラウンフォームの圧接（模型）。切縁の位置が隣在歯の位置に対して適切か確認し、歯頸部の余剰なCRは探針や充塡器にて除去する。ただし、エアーベント部分のCRは除去しない

図❺ CR冠修復処置の完了。ラバーダム除去後、咬合紙で咬合の確認を行い、過高部の研磨を行う

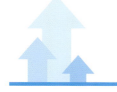

6章 小児のう蝕治療

[02] 脱落しない乳臼歯隣接面窩洞形成

岩手医科大学歯学部　口腔保健育成学講座　小児歯科学・障害者歯科学分野　齊藤桂子　森川和政

　乳歯の歯冠修復

　乳歯の歯冠修復の目的は、う蝕から歯を保護し、歯の実質欠損を人工的材料によって形態的・機能的・審美的に回復させることである。歯冠修復による形態的回復は、咀嚼機能や発音機能の回復にも繋がる。さらに、後継永久歯萌出スペースの確保などにも寄与している（図1）。

　乳歯の歯冠修復の方法と材料はさまざまなものがあり、おもに成形修復（コンポジットレジン、グラスアイオノマーセメント）や鋳造修復（インレー）、冠による修復（全部被覆冠、乳歯用既製金属冠、全部鋳造冠）が挙げられる。どの材料を使用するかは、術者が患児や乳歯の形態的・機能的役割を考慮し、各材料の特性を踏まえて選択するとよい。

　窩洞形成時の注意事項

①乳歯の解剖的形態を十分に認識・把握する
②接着技法を用いない場合、Blackの窩洞の原則に則って形成する
③保持形態・抵抗形態の確保に留意する
④深い窩洞では、歯髄保護（覆髄）を行う
⑤窩洞の深さは、象牙質内0.5mmを意識する

　コンポジットレジン修復

　コンポジットレジンは、現在、臨床で最も使用頻度の高い歯冠修復材料の一つである。レジンとフィラーが含有された複合材料であり、近年は歯質への接着性・耐摩耗性・色調などが改善され、乳前歯や乳臼歯、幼若永久歯の咬合面う蝕、隣接面う蝕にも適応範囲が広がっている。

　臨床における使用方法としては、除痛を行った後、ラバーダム防湿を行うのが一般的である。ラバーダム防湿により、唾液や湿気に触れることのない乾燥した術野が得られ、コンポジットレジン修復の操作が容易になる。

　乳歯は、永久歯と異なり歯質が薄い。窩洞形成では、保持力の向上のためにボックスフォームを基本とする。また、接着性の向上を目的に窩縁斜面（ラウンドベベル）を付与する（図2）。歯髄保護が必要な場合には、グラスアイオノマーセメントなどで裏層するとよい。

　金属製マトリックスとウェッジを用いて、隔壁を装着する（図3）。その際、隣在歯と正しく接触させ、やや高くなるようにする。隔壁装着後、歯面処理を通法に則って行い、コンポジットレジン充填を行う（図4）。充填時、気泡の混入を防ぐために1回で挿入・圧接する。ただし、3mm以上の場合は積層充填を行う。可能なかぎり歯冠形態を回復させた後、光照射器にて硬化させる。

　硬化後、装着した隔壁を除去し、再度光照射する。硬化の完了後、ホワイトポイントなどを用いて研磨を行う。研磨にあたり、フィラーが含有されているため、隅角部や窩縁の仕上げは必要最小限にとどめるようにする（図5）。

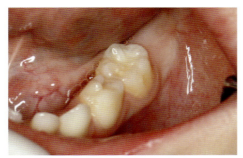
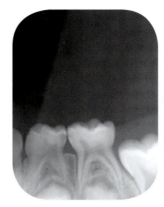

図❶a　4歳、女児。乳臼歯部のう蝕を主訴に来院。デンタルフロスによる引っかかりはないが、視診にて隣接面部に白濁を認めた

図❶b　デンタルX線写真から乳臼歯隣接面に象牙質に達するう蝕を認めたため、コンポジットレジン充填を行うこととした

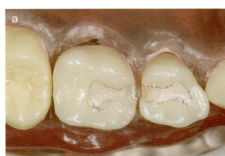
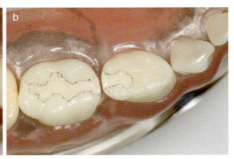
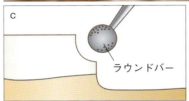

図❷a～c　隣接面う蝕の窩洞形成。a：上顎乳臼歯の窩洞形成。斜走隆線が健全な場合は、咬合面のすべての裂溝を連絡させる必要はない。b：下顎の窩洞形成。c：ラウンドベベルの模式図。接着性の向上、辺縁破折の防止のために付与するとよい

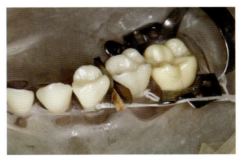

図❸　隔壁の装着（模型）。石塚式イージーマトリックスの場合は、幅の広い面が歯頸部側に来るようにし、ウェッジで固定する

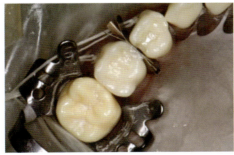
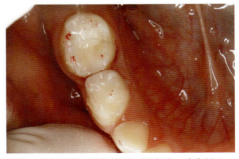

図❹　充填時（模型）。気泡の混入を防ぐために1回で挿入・圧接し、可能なかぎり歯冠形態を回復させた後、光照射器にて硬化させる

図❺　咬合調整・形態修正・研磨時。咬合紙やホワイトポイントなどを用いて、咬合調整・研磨を行う

【参考文献】
1）前田隆秀, 福田 理, 白川哲夫, 牧 憲司（編）：小児歯科学基礎・臨床実習 第2版. 医歯薬出版, 東京, 2014.
2）朝田芳信, 大須賀直人, 尾崎正雄, 清水武彦, 田中光郎（編）：小児の口腔科学 第4版. 学建書院, 東京, 2017.
3）新谷誠康, 有田憲司, 木本茂成, 齊藤正人, 島村和宏, 関本恒夫（編）：小児歯科学ベーシックテキスト. 永末書店, 京都, 2016.
4）白川哲夫, 飯沼光生, 福本 敏（編）：小児歯科学 第5版. 医歯薬出版, 東京, 2017.

Level Up & H!nt
6章 小児のう蝕治療

[03] 乳歯冠作製のポイント

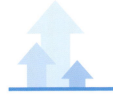

岩手医科大学歯学部　口腔保健育成学講座　小児歯科学・障害者歯科学分野　齊藤桂子　森川和政

 既製乳歯用金属冠修復

　乳臼歯における全部被覆冠修復は、既製乳歯用金属冠と全部鋳造冠がある。適応症は、歯冠崩壊の著しい症例や歯髄処置を行った症例、形成不全歯、う蝕感受性の高い乳臼歯などである（図1）。

　乳歯冠の利点は、処置が1回で終了し、歯質削除量が少なく、歯肉縁下のアンダーカットを利用するため、維持力が比較的強いことである。欠点としては、審美性に欠け、咬耗により穿孔し、咬合面・接触点・咬合関係の回復が困難であり、歯頸部の適合の悪さが挙げられる。

　乳歯冠には円筒型とプレクリンプ型があり、種類や大きさが最も合うものを選択し、使用する（図2）。

 臨床における使用方法

　小児は咬合状態が不安定なので、咬合面を削除する前に咬頭嵌合位を確認しておくとよい。

　支台歯形成では、対合歯とのクリアランスを得るために咬合面全体を約1mm均一に削除し、逆屋根状または平坦にする。次に、隣接面はFGダイヤモンドポイントなどを用いてスライスカット様に削除し、マージンはナイフエッジにして歯肉縁下0.5〜1mmの範囲で形成する。

　隣接面の形成の際には、隣在歯を傷つけないようにするために、接触点部を一層残して切削するとよい。隣接面の形成が終了した後、頬側・口蓋側面を同じバーを用いて舌側面はほぼ垂直、頬側面は二面形成になることを意識し、隣接面と同様に形成を行

う。歯頸部に豊隆のある場合には除去しておく。

　仕上げとして、隣接面と頬舌側面の移行部を丸めて鋭い線角をなくし、全体的に丸みを帯びた形態にする（図3）。

　支台歯に合ったサイズの乳歯冠を選択し、冠縁が歯肉縁下0.5mmになるように金冠鋏やカーボランダムポイントを用いてトリミングする。歯肉縁下に入りすぎると貧血帯が生じるので、目安にするとよい（図4）。

　トリミング終了後はGordonのプライヤーで内曲げを行い、冠縁を締めつけてスナップ維持を付与する（図5）。

　必要に応じ、Mershonのプライヤーなどで歯頸部の豊隆や接触点付与を行う。咬合面の早期接触部は咬合面調整鉗子を使用する。乳歯冠は薄いため、決して削合してはならない。

　冠縁は、カーボランダムポイントやシリコーンポイントなどでナイフエッジ状に仕上げ研磨を行う。乳歯冠内に気泡が入らないようにグラスアイオノマーセメントで満たし、合着する。咬合を確認した後、余剰セメントを除去し、硬化させて最終確認を行う（図6）。

【参考文献】
1）前田隆秀, 福田 理, 白川哲夫, 牧 憲司（編）：小児歯科学基礎・臨床実習 第2版. 医歯薬出版, 東京, 2014.
2）朝田芳信, 大須賀直人, 尾崎正雄, 清水武彦, 田中光郎（編）：小児の口腔科学 第4版. 学建書院, 東京, 2017.
3）新谷誠康, 有田憲司, 木本茂成, 齊藤正人, 島村和宏, 関本恒夫（編）：小児歯科学ベーシックテキスト. 永末書店, 京都, 2016.
4）白川哲夫, 飯沼光生, 福本 敏（編）：小児歯科学 第5版. 医歯薬出版, 東京, 2017.

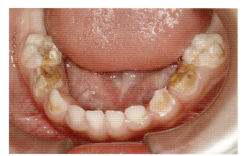
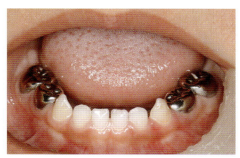

図❶a 3歳、男児。全顎的なう蝕治療を希望して来院。各乳臼歯部のう蝕は、歯髄に達している状態であった

図❶b 各乳臼歯部の歯髄処置後、乳歯冠にて修復処置を行い、咬合状態の回復を図った

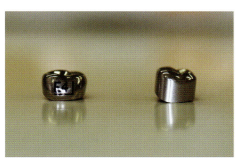
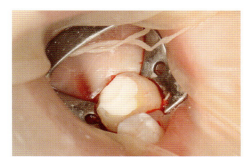

図❷ 既製乳歯用金属冠の種類。左：プレクリンプ型、右：円筒型。近年は、プレクリンプ型が用いられることが多い

図❸ 対合歯とのクリアランスは1mmとし、逆屋根状または平坦にする。隣接面・頬舌側面のマージン形態はナイフエッジにし、歯肉縁下0.5mmの範囲にとどめる。頬側面は二面形成、舌側面は垂直になるように形成する

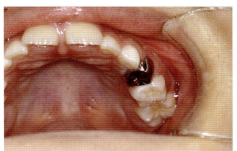

図❹ 乳歯冠の調整時は、貧血帯などを目安に調整するとマージン部の調整が容易になる

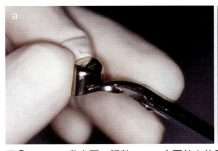
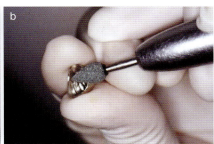
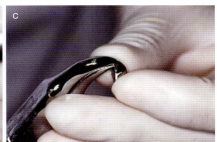

図❺a〜c 乳歯冠の調整。a：金冠鋏を使用してトリミングを行う。b：カーボランダムポイントは金冠鋏によるトリミング後に使用し、冠縁が歯肉縁下0.5mmになるように調整する。c：Gordonのプライヤーによる冠縁の内曲げを行い、スナップ維持を付与する

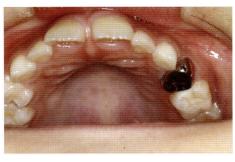

図❻ 調整終了後に試適を行い、咬合状態の確認する。その後、最終研磨を行って合着する

column [03]

妊産婦教室での口腔衛生指導

　当院は、30数年前に"陸の孤島"といわれる地域で開業した。もっとも、いまだにその面影は残っているが……。当時、小児の診療をメインにして積極的に受け入れる歯科診療所は少なかったようで、ありがたいことに多くの小児患者が来院した。しかし、その口腔内状況は想像以上に重度であり、哺乳瓶う蝕などの食生活に起因すると思われる低年齢児の多数歯にわたるう蝕治療に毎日追われていた。

　ご多聞に漏れず、歯科衛生士の確保はこの僻地では期待できず、予防に関しては後手に回っていた。さすがに自分の行っている医療に疑問をもち、まずは"原因の元を断つ"ために、保護者の予防意識を高めることにした。

　そこで、「妊産婦教室」を行っている行政（保健センター）にアプローチし、歯科に関する講話の枠を増やしていただけないかとお願いした。当初はやや困惑気味な行政も、それなりの継続と実績を積むと、たいへん歓迎されるようになり、いまに至っている。

　とくに初産婦の反応がよく、出産後にお子さんと一緒に来院し、以降、定期健診として継続される保護者が増え続けた。さらには、その当時の子どもが成人して結婚・出産され、三世代単位で来院されているご家族もおり、たいへんありがたいことである。苦肉の策で始めたことではあるが、結果的に意識の高い患者が増えることになった。

　予防は単に診療室でのみ完結するものではなく、行政や学校歯科の場などにおいても、積極的なアプローチをすることも開業医としての責務であり、また患者からの信頼を得るための一つの機会ではないだろうか。

［田中晃伸］

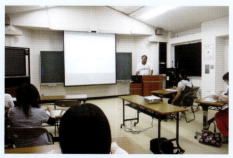

▲妊産婦教室での口腔衛生指導の様子

7章 小児の歯内療法

Level Up & H!nt

[01] 乳歯の生活歯髄切断のポイント ………… 78

[02] 乳歯の感染根管治療のポイント ………… 80

[03] 幼若永久歯の歯内療法 ……………………… 82

Level Up & H!nt
7章 小児の歯内療法

[01] 乳歯の生活歯髄切断のポイント

東京歯科大学 小児歯科学講座 荒井 亮

　乳歯は歯質が菲薄であり、髄角が突出しているため、う蝕から歯髄炎に早期に移行する。しかし、乳歯は疼痛などの自覚症状が乏しく、臨床症状から炎症の波及程度を判断するのは困難である。よって、乳歯の歯内療法を行う際には、X線検査を含む十分な術前および術中診査が重要である。

 乳歯歯髄炎の処置

　乳歯歯髄炎の治療法は、その炎症の波及程度によって異なる。冠部歯髄に限局する場合は生活歯髄切断、根部歯髄に波及している場合は抜髄を行う。最終的に生活歯髄切断か抜髄を行うかは、術中に歯髄の状態を判定したうえで判断する。また、乳歯の歯内療法を行う際の最低条件は除痛とラバーダム防湿であり、この2つが行われずして治療の成功はない。

 術前診査

　乳歯歯髄炎は臨床症状が少ないため、視診・触診とX線検査が重要である。視診・触診では、「自発痛の有無」、「誘発痛の程度」、「軟化象牙質の範囲」が挙げられる。X線検査では、「う窩と歯髄腔との距離」、「髄角の突出度」、「歯髄腔の狭窄」を診査する。乳歯の場合、X線画像上の透過像よりも軟化象牙質の範囲が大きいことが多い。また、X線画像上でう窩の近くに修復象牙質ができていることが確認できれば、歯髄の生活反応を推測できる（**図1**）。

 術中診査

1．浸潤麻酔
　歯髄処置において疼痛の除去は重要かつ必須であ

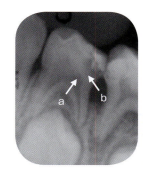

図❶
術前診査（X線検査）。
a：丸みを帯びた髄角、
b：修復象牙質

る。浸潤麻酔の奏効が悪く、髄腔内麻酔が必要となると、麻酔針による歯髄損傷によって生活歯髄切断（水酸化カルシウム製剤法）が困難となる。

2．ラバーダム防湿
　処置中に唾液による感染が予期される環境では、ラバーダム防湿が必須である。

3．う窩の開拡と軟化象牙質の除去
　軟化象牙質除去後の歯髄の状態を術中診査する（**図2**）。この時点で軟化象牙質を完全に除去する。

4．天蓋の除去と冠部歯髄の状態
　天蓋除去後に冠部歯髄の術中診査を行う（**図3**）。

5．冠部歯髄の除去（図4a）
　後述する5〜8の操作は、滅菌した器具（ラウンドバー・綿球など）を用いる。
　冠部歯髄は、スプーンエキスカベーターやラウンドバーにて除去する。冠部歯髄除去後の出血程度を視診し、炎症の波及程度を確認する。
　ここまでで歯髄の炎症範囲を判断し、生活歯髄切断か抜髄かを決定する。

6．歯髄切断（物理的切断：図4b）
　根管口部直下で根管口よりやや大きめのラウンドバーを用いて、高速回転で切断する。

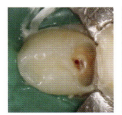

	歯冠部に限局した歯髄炎	根部に炎症が波及している可能性
露髄部の軟化象牙質の有無	(−)	(+)
露髄部の出血程度	少ない	多い

図❷ 術中診査（露髄時）：露髄部の出血は少ない

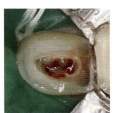

■ 天蓋除去後の冠部歯髄の歯髄実質

歯髄の形態が明瞭 ⇒ **冠部歯髄の充血程度**で再評価 ⇒ （−）：冠部歯髄に炎症が限局している／（+）：冠部歯髄から根部歯髄まで炎症が波及している可能性

歯髄の形態が不明瞭 ⇒ 根部歯髄に炎症が波及 ⇒ 抜髄へ

＊歯髄の色調を参考に判断する

図❸ 術中診査（天蓋除去後）

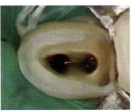 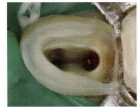 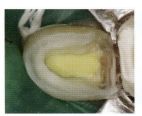 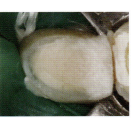

a：冠部歯髄除去後　　b：歯髄切断後　　c：切断糊剤の包摂　　d：裏層

図❹ a〜d　生活歯髄切断の術式

7．化学的切断、切断部の止血

次亜塩素酸ナトリウム水溶液と過酸化水素水で交互洗浄し、滅菌生理的食塩水にて洗浄を行った後、滅菌綿球にて乾燥および切断面の止血を行う。切断後の歯髄の色調や止血具合が悪い場合は、抜髄へ移行する。

8．切断糊剤の包摂（図4 c）

乳臼歯の髄床底には副根管があり、切断糊剤は切断面と髄床底を覆う。切断糊剤は水酸化カルシウム製剤（Calvital®）、ホルムクレゾール（FC）含有酸化亜鉛ユージノールセメントがある。FCに含まれるホルムアルデヒドは、発がん性や毒性、化学過敏症の原因となる問題があり、さらに根部歯髄は固定され、生活状態を維持できない。つまり、現在は水酸化カルシウム製剤が一般的である。

9．裏層（図4 d）

グラスアイオノマーセメントにて裏層する。歯髄処置後は歯質破折防止のため、乳臼歯は乳歯既製金属冠、乳前歯はコンポジットレジン冠で修復する。

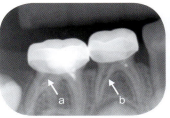 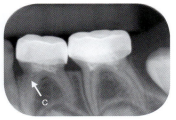

■ 経過不良の所見が認められた場合、デンチンブリッジの有無を視診・触診で確認し、歯内療法を行う

■ 経過良好の場合は、切断糊剤の造影性が維持され、歯髄腔の狭窄が認められる

図❺ 生活歯髄切断の予後。a：造影性の低下、b：内部吸収、c：歯髄腔の狭窄

生活歯髄切断の予後と経過観察

乳歯の歯内療法後には定期的に経過観察を行う。乳歯は根尖性歯周炎においても自覚症状が乏しく、臨床症状がないまま歯根吸収や根分岐部病変が生じることが多いため、定期的なX線検査による経過観察が必要になる。経過良好の場合は、根部歯髄腔の狭窄やデンチンブリッジの所見が認められ、経過不良の場合は、内部吸収や切断糊剤の造影性低下、根尖性歯周炎のX線所見が認められる（図5）。

【参考文献】
1) 新谷誠康，他（編）：小児歯科学 ベーシックテキスト．永末書店，京都，2016．
2) 八若保孝：乳歯の歯髄炎．吉田昊哲，嘉ノ海龍三，山﨑要一（編），デンタルダイヤモンド増刊号 小児歯科は成育医療へ ―今を知れば未来がわかる．36(6)：139，2011．

Level Up & H!nt

7章 小児の歯内療法

[02] 乳歯の感染根管治療のポイント

東京歯科大学 小児歯科学講座 荒井 亮

 乳歯の根尖性歯周炎の特徴

　乳歯う蝕は進行が早く、歯髄炎に移行しやすい。また、自覚症状が少ないため、臨床症状がないまま根尖性歯周炎に移行することも多い。よって、X線検査が重要となる。

　乳歯の根尖性歯周炎の特徴として、①生理的歯根吸収と病的歯根吸収が並行して起きる、②根分岐部病変に移行しやすい、③歯髄の生活反応が残っている場合がある、などが挙げられる。乳歯には生理的歯根吸収が起こるが、根尖性歯周炎による病的歯根吸収も同時に起きるため、判断が難しくなる。また、乳臼歯の髄床底には副根管が多く存在するため、冠部歯髄の炎症が髄床底を経由して根分岐部病変が生じる。さらに、乳歯歯髄炎の進行は早く、乳臼歯の1根に病的歯根吸収を伴う根尖性歯周炎が認められ、根分岐部病変によって歯肉膿瘍を形成していても、他の根には歯髄の生活反応が認められることもある。

 乳歯の感染根管治療の適応

　教科書的には、歯根吸収が約1/3を超える場合、歯槽骨吸収が大きい場合、乳臼歯の根分岐部まで炎症が波及している場合は抜歯の適応とされる（図1）。つまり、歯根吸収が約1/3以内の乳歯が感染根管治療の適応症であり、範囲は狭い。適応範囲を超えた場合は抜歯となり、早期に抜歯した場合は保隙が必要となる。天然の保隙装置といわれる乳歯は、可能な場合には保存を優先すべきであるが、その適応症を誤らないようにしたい。永久歯への適切な交換を図ることを念頭におき、判断しなければならない。

 乳歯の感染根管治療の実際

　本章01で記載したが、乳歯の歯内療法を行う際の最低条件は除痛とラバーダム防湿であり、この2つが行われないかぎり乳歯の歯内療法の成功はない。また、術前診査としてX線検査が重要であり、歯根吸収の程度や根分岐部病変の程度を事前に把握することが必須である。また、歯髄の生活反応が残っている場合もあるため、必要に応じて浸潤麻酔を行う必要がある。

 乳歯の感染根管治療における根管貼薬剤

　感染根管治療に用いられる根管貼薬剤は、ホルムアルデヒド系が多く用いられてきたが、現在ではあ

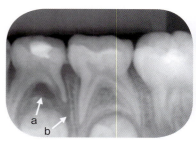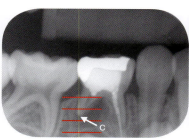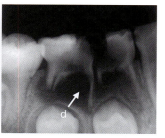

図❶　乳歯抜歯の適応。a：根分岐部まで炎症が波及、b：後継永久歯への影響、c：約1/3以上の歯根吸収、d：歯槽骨の吸収が著しい

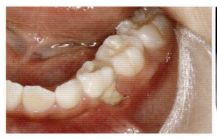
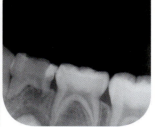
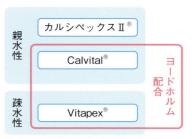

図❷ 5歳、女児。左：|D頬側部歯肉の白色、右：|D遠心根に約1/3以上の吸収と歯槽骨の吸収（参考文献1）より転載）

図❸ 水酸化カルシウム製剤の種類

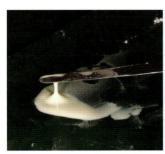
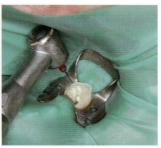

図❹ レンツロを使用した場合のCalvital®

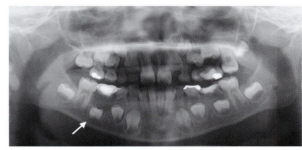

図❺ 反対側と比較して、根尖性歯周炎によって歯胚の位置が変わっている（矢印）

まり使われなくなってきている。また、乳歯は歯根吸収を起こしていることが多いため、根尖から貼薬剤が漏出する危険性も考慮しなければならない。現在は、おもに水酸化カルシウム製剤が使用されている。本剤は乳歯根管充填材としても使用される。

図2は5歳の女児で、近医で|Dの根管治療後に歯肉の変色を認めた症例である。紹介状によると、高濃度ホルマリン系根管消毒剤（ペリオドン®）を貼薬したとのことであった。おそらく、近心根に歯髄の生活反応があったか、遠心根が病的歯根吸収していたためにファイル操作時に患児が疼痛を訴え、生活歯髄が残存していると判断してホルマリン系根管消毒剤を貼薬したと推測できる。当該歯は抜去したが、薬剤の影響による腐骨の形成を認めた。

水酸化カルシウム製剤の殺菌作用の主体は、強アルカリ性（pH12.4）によるものだと考えられている。現在、使用されているおもな水酸化カルシウム製剤は、カルシペックスⅡ®、Vitapex®、Calvital®である。これらの薬剤は配合成分により特徴がある（図3）。親水性の水酸化カルシウム製剤は、貼薬後に象牙質のpHが上昇し、歯根表面に近い部分が約2週間でpH9程度まで上昇するとされている。つまり、局所のpHが上昇することで、歯根外表面への水酸化イオン

が拡散し、象牙細管内や未処置領域などへの作用も発揮されていると考えられる。乳歯には側枝や副根管が多く存在するため、根尖性歯周炎の貼薬剤として親水性の水酸化カルシウム製剤は有効と考えられる。また、アルカリ性環境下でも生存する菌種の報告があるため、ヨードホルム配合剤の使用も有効である。Calvital®は混液比によって粘稠度を変えることが可能であり、レンツロで貼薬する際は図4のような粘稠度に調整する。水酸化カルシウム製剤は貼薬後2週間以上経過をみる必要があるため、仮封はグラスアイオノマーセメントが望ましい。

予後と経過観察

乳歯は天然の保隙装置であるが、適応範囲を超えた乳歯を無理に残すことにより、後継永久歯の位置異常やTurner歯を引き起こす場合がある（図5）。それゆえ、感染根管治療終了後も定期的なX線検査を行うことで異変の早期発見を行い、経過不良あるいは後継永久歯への影響が認められれば抜歯して保隙を行う。

【参考文献】
1）荒井 亮, 新谷誠康：乳歯感染根管治療法について～各種"水酸化カルシウム製剤"の特性を活かす～. 小児歯科臨床, 22(2)：74-78, 2017.

Level Up & H!nt

7章 小児の歯内療法

[03] 幼若永久歯の歯内療法

東京歯科大学　小児歯科学講座　**櫻井敦朗**

 幼若永久歯の歯内療法の考え方

　幼若永久歯は一般に、「萌出しているが、歯根の形成が未完成な永久歯」を指すが、根管壁が菲薄なことにも留意すべきである。歯髄のすべてを除去する必要がある症例の多くは、Hertwig 上皮鞘と歯髄の上皮間葉相互作用が生じないため、その後の歯根の成長が期待できない。また、部分的に歯髄を除去する場合でも、除去した部分の根管壁は第二象牙質が添加されず、菲薄なままとなる。いずれの場合でも歯冠・歯根破折のリスクが増大し、その歯の寿命に大きく影響し得る。したがって、幼若永久歯の歯内療法を選択する際には、歯髄をできるかぎり残存させて活性を維持することを目標とし、幼若永久歯を成人の永久歯の歯根形態、根管壁の厚さに近づけることが重要である。

 処置法の選択基準

　幼若永久歯の深在性う蝕および破折性損傷（中心結節の破折なども含む）に対する処置法の選択基準は、おおむね以下のとおりである。

①う蝕範囲または破折部が歯髄に近接している場合には間接覆髄を行うこともあるが、コンポジットレジン修復の際の接着面積が減少するなどの理由から、近年では効果が疑問視されている。

②う蝕範囲をすべて除去した際に露髄が疑われる場合は、暫間的間接覆髄（IPC 法、歯髄温存療法）を行う。

③細菌感染が露髄面付近のわずかな範囲に限られると考えられる場合には、部分的生活歯髄切断を行う（図1）。外傷による歯冠破折で露髄を伴う場合にとくに有用であるが、切断部位をやや深部に設定すれば、う蝕治療時の露髄に用いることも可能である。歯根の正常な成長の継続（アペキソゲネーシス）が期待できる。

④細菌感染が冠部歯髄に限られると考えられる場合には、歯頸部生活歯髄切断を行う（図2）。アペキソゲネーシスが期待できる。

⑤炎症が根部歯髄まで波及している、または根尖性歯周炎を起こしていると考えられる場合は、抜髄または感染根管処置を選択する。根尖部のセメント質様硬組織による閉鎖（アペキシフィケーション）が期待できる。ただし、抜髄が必要と考えられる症状でも幼若永久歯の歯髄は活性が高いため、一部の根部歯髄を保存できる可能性があることに留意する。

　幼若永久歯の歯髄はできるだけ保存することが重要と前述したが、幼若永久歯の歯内療法で直接覆髄が選択されることはほとんどない。露髄を伴う歯冠破折において直接覆髄が行われたときの成功率は、部分的生活歯髄切断が行われたときの成功率よりも低いことがその理由の一つである。

　また、成人の永久歯に対して生活歯髄切断が行われることは通常ないが、歯根が完成する年齢（中切歯で9〜10歳）を2〜3年すぎた小児であっても、部分的生活歯髄切断の予後がよいことも報告されている。少なくともその年齢までは、一部の歯髄を除去しても歯髄細胞が十分な活性度を維持していると考えられる。

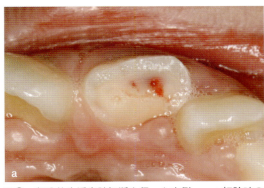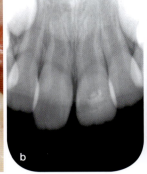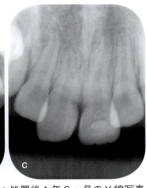

図❶ 部分的生活歯髄切断を行った症例。a：初診時の口腔内写真。b：処置後。c：処置後1年6ヵ月のX線写真。デンチンブリッジの形成が観察でき、歯根の成長も続いている

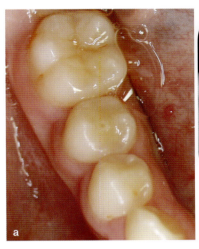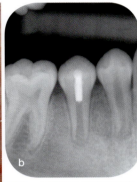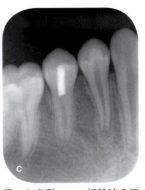

図❷ 歯頸部生活歯髄切断を行った症例。a：初診時の口腔内写真、中心結節の破折が認められる。b：処置後。c：処置後1年のX線写真。デンチンブリッジの形成が観察でき、根管壁も厚くなっている

おもな歯内療法の留意点

歯内療法の術式で、成人の永久歯と異なる点について術式および留意点を述べる。

1．暫間的間接覆髄

1回目の処置で除去すると露髄し得ると思われる部分を除き、軟化象牙質を除去する。覆髄材の貼付を行う前に、次亜塩素酸ナトリウムと過酸化水素水で交互洗浄を行うのがよい。水酸化カルシウム製剤を貼付後、グラスアイオノマーセメントを暫間充填する。3ヵ月以上経過後に2回目の処置を行う。残存させた軟化象牙質を除去し、最終修復する。

2．部分的または歯頸部生活歯髄切断

局所麻酔、ラバーダム防湿後、露髄部から約2mmの深さまで歯髄をダイヤモンドポイントにて切断する。窩洞を次亜塩素酸ナトリウムと過酸化水素水、または生理的食塩水で洗浄する。軽く湿らせた綿球で止血を行ったあと、切断面に水酸化カルシウム製剤を貼付し、グラスアイオノマーセメントで裏装する。デンチンブリッジの形成には数ヵ月を要するので、X線検査で観察する。

歯髄切断後に新鮮血の出血および良好な止血が得られない場合、やや深い部位で再切断を行うとよい。さらに止血が不十分な場合は、歯頸部生活歯髄切断に移行する。

3．抜髄および感染根管処置

成人の永久歯の術式と異なるのは、①電気的根管長測定では正確な測定ができないことが多いので、歯根長はX線検査を参考に行う、②根管壁が薄いので、機械的拡大は極力避ける、③リーミングは行わない、④根管充填は水酸化カルシウム製剤を用いる、などが挙げられる。術後は根尖部の閉鎖をX線検査で観察し、良好な閉鎖が得られた場合はガッタパーチャポイントで再根管充填を行う。

Level Up & H!nt

[01] MIH（Molar Incisor Hypomineralization） 86

[02] 中心結節 88

[03] 癒合歯への対処と保護者への説明 90

8章 硬組織異常への対応

Level Up & H!nt

8章　硬組織異常への対応

[01] MIH (Molar Incisor Hypomineralization)

東京歯科大学　小児歯科学講座　**新谷誠康**

近年、Molar Incisor Hypomineralization（MIH）と称されるエナメル質形成不全の存在があきらかになっている。実は、わが国でMIHの罹患患者は予想以上に多いにもかかわらず、その認知度は低いようである。

MIHとは

MIHは第1大臼歯と切歯に限局して発症するエナメル質形成不全である（図1）[1,2]。変色や実質欠損以外に、人によっては知覚過敏が認められる。しかし、ただの変色歯と思われた歯が歯冠破折を起こし、実質欠損に至ることがある。MIHは症状の重症度は左右非対称であることから、既知の遺伝性エナメル質形成不全症やエナメル質形成不全とは異なるものである。MIHの発症に関しては、いまでもさまざまな要因との関連が疑われているが、どれも確証は得られていない。

諸外国の調査ではMIHの罹患率は2.8～40.3％と報告されている。わが国での調査は、われわれが2012年に千葉県の小学生1,753名を対象に行った疫学調査が最初である[3]。その結果、MIH罹患者率は11.9％であり、およそ9人に1人はMIHに罹患していることがわかった。その後に日本小児歯科学会が行った4,496人を対象とした調査によると、罹患者率は19.8％とさらに高かった[4]。

MIHの診察[5,6]

MIHの発見と診断のポイントを以下に列挙する。
①第1大臼歯と切歯に限局して発症する（図1）
第1大臼歯あるいは切歯に異常を発見したら、他の切歯と第1大臼歯を調べる必要がある。
②歯の色調が異常である（図1）
歯冠に白色、黄色、褐色の変色が認められる。
③歯面が粗造である
エナメル質形成不全部の歯の表面が光沢を失い、粗造感があり、時として外来色素の沈着を起こしていることがある。
④歯質が欠損している
実質欠損の位置と範囲はさまざまである。萌出から一定期間経過後に、変色部が破折するものもある。
⑤う蝕に罹患しにくい部分に変色や実質欠損がある（図1）
通常ではう蝕が発生しない歯の部位に変色や実質欠損が認められる。
⑥う蝕探知液に濃染しない
う蝕とは異なり、エナメル質形成不全の実質欠損は、う蝕探知液に濃染しない。すでにう蝕に罹患している場合やプラークが堆積している場合は濃染するので、注意が必要である。
⑦第1大臼歯だけに大きな修復物がある（図1）
他の歯はう蝕が少ないにもかかわらず、第1大臼歯に咬頭に至る大きな歯冠修復が認められる場合は、修復の原因がエナメル質形成不全であったと推測できる。

MIHへの対応[5,6]

成長発達過程にある小児の幼若永久歯への歯冠修復は、「歯列周長や咬合高径、咬合位の回復および安定に努め、これを維持する」ことが原則であり、将来の成長完了後に補綴処置を行うまで繋ぎに当た

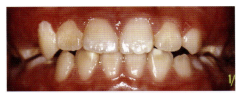
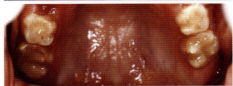
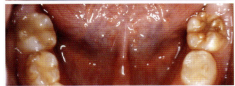

図❶　10歳、女児。すべての第1大臼歯と上顎中切歯・側切歯、下顎中切歯にエナメル質形成不全が認められる（参考文献[2]より転載）

る暫間治療を行う。この原則はMIHを含めたエナメル質形成不全の治療にも当てはまる。

そのために、実質欠損部が小さい場合にはグラスアイオノマーセメントで充塡する。ただし、すでにう蝕に罹患している場合は、軟化象牙質除去が必要となることがある。また、実質欠損部がある程度大きくなると、臼歯部の治療は永久歯であっても、既製金属冠による暫間的な全部被覆が望ましい。前歯部には審美性を考慮して、透明なクラウンフォームを用いたコンポジットレジン冠修復を行う。実質欠損のない変色部に知覚過敏があるときは、低粘度コンポジットレジンで変色部のコーティングを行ってもよい。

1．患者に知っておいてほしいこと

患者と保護者には診療に際して以下の事項を確実に伝達し、十分に理解を得ておく必要がある。
①歯科的管理のために長期の通院が必要になる：暫間処置と対症療法を成長に応じて継続的に行うため、長期の来院が必要になる。
②う蝕に罹患しやすい：粗造な歯面や実質欠損部は清掃が難しく、プラークが形成されやすい。
③う蝕の進行が速い：歯質の石灰化が不十分なためにう蝕の進行が速い。
④家庭でのケアが大切である：う蝕の予防は、家庭でのプラークコントロールにかかっている。
⑤咬耗や歯の破折はいつでも起こり得る：歯の変色部はつねに破折や咬耗の危険にさらされている。
⑥定期検診を怠ってはならない：う蝕や破折、修復物の不具合への早期対応、成長に合わせた指導と暫間治療を行うために定期検診が重要となる。
⑦長期にわたる暫間治療の目的は、歯列周長や咬合高径の保持である：最終的な補綴に移行するときに、正しい歯列咬合関係が得られているようにすることが大切である。

2．定期検診に関する注意

①フッ化物の応用：フッ化物の局所応用を積極的に行う。
②定期検診期間の設定：2ヵ月ごとに行うのがよい。全部被覆による暫間補綴されている場合はもっと長めでも構わない。
③歯ブラシの選択とブラッシング指導：ヘッドの小さな歯ブラシを用意し、実質欠損がある形態の複雑な歯では1本磨きを指導する。
④歯磨剤：罹患歯には研磨剤を含まないフッ化物配合の歯磨剤を用いるとよい。

「う蝕」と診断する前にMIHを考慮する

MIHが最近になって登場した疾患とは考えにくい。小児のう蝕罹患が減少した現在はエナメル質形成不全を見つけやすい状況にあり、そのおかげでMIHの存在もあきらかになったと考えられる。しかし、MIHに罹患した歯に不適切なう蝕治療が行われているのを目にすることがいまでも少なくない。MIHには歯科医師の知識と診断力を十分に発揮していただき、長期管理を念頭に治療を行ってもらいたいと思う。

【参考文献】
1) Weerheijm KL, Jälevik B, Alaluusua S: Molar-incisor hypomineralisation. Caries Res, 35(5): 390-391, 2001.
2) 新谷誠康：歯の発育と異常．新谷誠康（編），小児歯科学ベーシックテキスト，永末書店，京都，2019：68-96.
3) 桜井敦朗，新谷誠康：エナメル質形成不全（MIH）—わが国におけるMIH発症に関する大規模調査から．ヘルスケア歯科誌，1：6-12，2014.
4) Saitoh M, Nakamura Y, Hanasaki M, Saitoh I, Murai Y, Kurashige Y, Fukumoto S, Asaka Y, Yamada M, Sekine M, Hayasaki H, Kimoto S: Prevalence of molar incisor hypomineralization and regional differences throughout Japan. Environ Health Prev Med, 23(1): 55, 2018.
5) 新谷誠康：知らずに日常臨床で遭遇している"MIH"を知る．ザ・クインテッセンス，33(1)：150-155，2014.
6) 新谷誠康：GPがおさえておくべき小児期の幼若永久歯への対応と視点〜生涯，歯を守るための知識〜．歯界展望，126(4)：682-687，2015.

Level Up & H!nt
8章 硬組織異常への対応

[02] 中心結節

東京歯科大学　小児歯科学講座　**本間宏実**

　小児歯科臨床の現場において、萌出途中の小臼歯咬合面に円錐状もしくは円柱状の形態を示す異常結節に遭遇することがある。この異常結節は中心結節と呼ばれており、臼歯の咬合面中央部に生じる突起状の結節である。発生学的には、内エナメル上皮が異常増殖することにより、近接する歯乳頭とともに星状網内部へ陥入したために生じた構造と考えられている。

歯種別の発生頻度・発現パターン

　中心結節は小臼歯部に認められることが多い（**図1**）。とくに下顎第2小臼歯に多く認められ、発生頻度は約4％であり、次いで下顎第1小臼歯に多く、発生頻度は約1％である。また、同顎左右同名歯に中心結節を有することが多く、複数歯に中心結節が認められた場合は、約80％の頻度で同顎左右同名歯に結節がみられる。

中心結節の発見時期

　小臼歯の平均的な萌出時期は、第1小臼歯が9～10歳、第2小臼歯は10～11歳であることから（**表1**）、同時期に口腔内診査で初めて中心結節が指摘されることが多い。また、小臼歯の萌出前であっても、X線写真から発見されることもある。小臼歯の歯冠完成時期は、第1小臼歯が5～6歳、第2小臼歯は6～7歳なので（**表1**）、それ以降であれば、X線写真から比較的簡単に中心結節の存在を予測できる（**図2**）。小臼歯が萌出する前にX線写真から中心結節を発見できれば、破折する前に適切な対応をとることが容易となる。

中心結節の基本的な対応

　突起状の内部には歯髄組織の髄角が鋭く突出していることが多く、中心結節を認めた小臼歯の約60％が結節内部に歯髄組織を有していたという報告もある。また、中心結節の破折に続いて露髄することで歯髄感染を来し、歯髄炎あるいは根尖性歯周炎を引き起こす可能性がある。とくに、萌出途中に対合歯と接触して咬合し始めると、破折や咬耗することが多いため、注意が必要である。さらに、結節と歯面の境界部は溝になっていて刷掃しにくいため、う蝕に罹患しやすい。したがって、破折の可能性が高そうな形態をしている結節は、その基底部をグラスアイオノマーセメントやコンポジットレジンを用いて

表❶ 小臼歯の発育時期と平均的な萌出時期

		歯種	歯冠完成	萌出時期 男児	萌出時期 女児	歯根完成
永久歯	上顎	4	5～6歳	10歳0ヵ月	9歳4ヵ月	12～13歳
	下顎			10歳2ヵ月	9歳7ヵ月	
	上顎	5	6～7歳	11歳1ヵ月	10歳7ヵ月	12～14歳
	下顎			11歳4ヵ月	10歳9ヵ月	

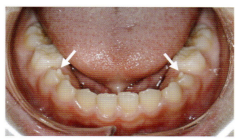
図❶ 10歳1ヵ月、女児。4|4に認められた中心結節（白矢印）

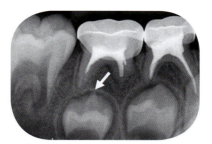
図❷ 6歳0ヵ月、男児のX線写真。5|に認められた中心結節（白矢印）

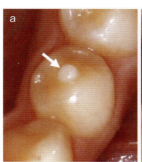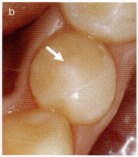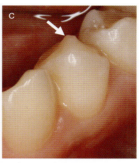
図❸ 11歳0ヵ月、男児。|4に認められた中心結節（白矢印）の基底部をグラスアイオノマーセメントで補強した。a：補強前の咬合面観、b：補強後の咬合面観、c：同、頰側面観

補強するとよい（図3）。そして、萌出過程において低速のカーボランダムポイントを用いて削合し、徐々に咬合調整を行っていく。ただし、露髄のおそれがあるため、X線写真を参考にしながら、過度の削合にならないように十分に注意を払う必要がある。一度削合したら、内部の歯髄に第3象牙質が形成されるだけの十分な時間を経た後に、次の削合を行うようにする。

臨床上の留意点

1．破折していない中心結節

①小臼歯の歯冠完成期（6歳前後）から小臼歯萌出前に、X線写真によって早期に予測可能である。中心結節がX線写真で発見された場合、患児と保護者に中心結節の存在を指摘し、フォローアップの必要性を理解してもらうことが重要である。今後生じ得る咬合異常ならびに中心結節の破折や咬耗によって歯髄感染が引き起こされる可能性を説明し、定期的に通院するように勧める。

②萌出直後からは、まずは基底部の補強を行う。

③中心結節の段階的な削合処置を行う場合は、露髄の可能性もあるため、過度の削合とならないように留意する。咬合時に早期接触や咬合異常を認めない場合は、自然な咬耗に任せる方法もある。また、削合部や咬耗部にフッ化物塗布を併用するのもよい。

④過度の削合や不顕性露髄により、歯髄炎や根尖性歯周炎を惹起させていないかを十分に注意する必要がある。その確認のためにも定期的にフォローアップをして、X線写真で根尖が順調に形成されているかを確認する。

2．破折している中心結節

①露髄があきらかではない場合、定期的にX線写真で根尖部の状態を注意深く観察する必要がある。違和感や痛みなどの症状を自覚するようなら、すぐに来院するよう勧める。破折後、相当の時間が経過してから歯髄炎や根尖性歯周炎を生じる場合があるため、根尖が完成する時期までは注意が必要である。破折部の象牙質が露出していれば、一層グラスアイオノマーセメントでカバーする。

②露髄があきらかな場合は、歯髄処置が必要になる。幼若永久歯で歯内療法を行う際には、生活歯髄切断の場合はアペキソゲネーシスを、抜髄や感染根管処置の場合はアペキシフィケーションを目指す。その後、定期的にX線写真にて根尖の治癒機転を確認する。

Level Up & H!nt
8章 硬組織異常への対応

[03] 癒合歯への対処と保護者への説明

東京歯科大学 小児歯科学講座　辻野啓一郎

　癒合歯は2歯以上の歯が結合しているもので、融合歯、双生歯、癒着歯に分類される。小児歯科臨床で出合うことが多いのは融合歯で、一般に「癒合歯」というときは融合歯を指すことが多い。本項では癒合歯=融合歯として記載する。また、永久歯癒合歯の頻度は、乳歯に比較して1/10以下と稀である。以降、小児歯科臨床で問題となることが多い乳歯癒合歯について述べていく。

癒合歯の発生頻度

　癒合歯の発生頻度には人種差があり、日本人では諸外国に比較して高頻度でみられ、3〜5%といわれている。また、日本人の癒合歯の発生頻度を調べた報告を年代順にみると、近年の調査で頻度が高くなっている。調査対象や方法、判定基準の違いなどの要因があるので、これだけで癒合歯は近年増加していると結論づけることはできないが、そのような傾向がみられるのは確かである。

癒合歯の発生部位（表1）

　乳歯癒合歯は、下顎AB癒合歯、下顎BC癒合歯、上顎AB癒合歯の3種類であり、他部位ではまったく認められないわけではないが、非常に稀である。性差があり、下顎AB、上顎ABでは男児に多く、下顎BCでは女児に多くみられる。

癒合歯のう蝕管理

　癒合歯はその形態から完全癒合歯と不完全癒合歯に分類される。完全癒合歯は癒合した2歯の境界がないもので、正常な乳歯よりも幅径が大きいことで先天欠如と区別する。不完全癒合歯は癒合部が明瞭なものであり、癒合部は裂溝状となっているため、癒合部が不潔域となる。癒合部からのう蝕発生が考えられるため、癒合部の刷掃に配慮が必要なことを保護者に説明し、とくにう蝕リスクの高い患児では、癒合部に予防填塞を行う。

後継永久歯の欠如（表2）

　よく知られているように乳歯の癒合歯が存在した場合には、後継永久歯のうち1歯が欠如することがある。さらに筆者らの調査により、癒合歯の歯種によって後継永久歯が欠如する頻度に大きな差がある

表❶　性別による乳歯癒合歯の歯種と発生率の違い（参考文献[1]より引用改変）

癒合歯の部位および歯種		男児 (N)	男児 (%)	女児 (N)	女児 (%)
下顎	AB	65	66.3%	33	33.7%
下顎	BC	31	30.1%	72	69.9%
下顎	計	96	47.8%	105	52.2%
上顎	AB	28	60.9%	18	39.1%
合計		124	50.2%	123	49.8%

表❷　乳歯癒合歯と後継永久歯との関係（参考文献[1]より引用改変）

癒合歯の部位および歯種		後継永久歯の1歯が先天性欠如 (N)	(%)	後継永久歯の先天性欠如なし (N)	(%)	後継永久歯が癒合歯 (N)	(%)
下顎	AB	16	16.3%	81	82.7%	1	1.0%
下顎	BC	76	73.8%	25	24.3%	2	1.9%
下顎	計	92	45.8%	106	52.7%	3	1.5%
上顎	AB	30	65.2%	16*	34.8%	0	0.0%
合計		122	49.4%	122	49.4%	3	1.2%

＊：14名（30.4%）に矮小化や歯胚発育不全が認められた

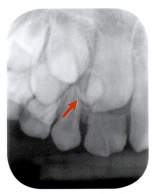

図❶ 上顎AB癒合歯。歯胚の発育不全が認められる（赤矢印）

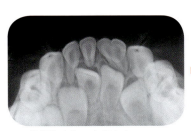

a：後継永久歯の欠如なし

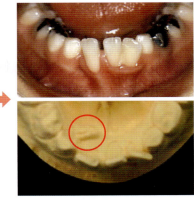

b：3年後。側切歯のスペース不足による舌側転位（赤丸）

図❷ 下顎AB癒合歯。永久歯交換後に叢生となった（参考文献[2]）より引用改変）

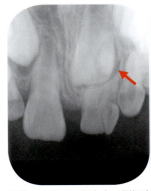

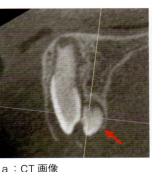

a：CT画像

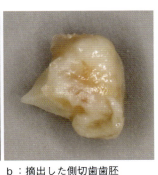

b：摘出した側切歯歯胚

図❸ 上顎AB癒合歯。側切歯歯胚（赤矢印）が中切歯埋伏の原因になっている

ことがあきらかになっている。後継永久歯の欠如は下顎ABでは16.3％なのに対し、下顎BCでは73.8％と大きな違いがある。上顎ABでも側切歯が65.2％欠如するが、存在していた場合でも側切歯歯胚の発育不全・発育遅延や矮小歯となることがほとんどで（図1）、隣接永久歯の萌出障害の原因となり、大きな問題となる。

歯列への影響

癒合歯の近遠心幅径は、乳歯2歯を合計した大きさより小さくなる。そのため、歯列弓の長径、幅径ともに小さくなる。また、下顎では後継永久歯の矮小化はほとんどみられない。これらから、後継永久歯が2歯存在した場合には狭小化した歯列に萌出余地が不足し、叢生となる可能性が高い（図2）。後継永久歯が欠如する場合には3切歯となり、正中線の不一致や上顎歯列との不調和が問題となる。つまり、後継永久歯の有無にかかわらず、乳歯の癒合歯は永久歯列への影響があり、いずれ矯正治療が必要となることが多い。

上顎ABでは側切歯が欠如した場合、審美的な問題は下顎よりも大きい。さらに、側切歯歯胚の発育不全があった場合は、審美的な問題だけではなく隣接歯の萌出を阻害することがあり、適切な時期に歯胚を摘出する必要がある（図3）。

保護者への説明

まず、比較的多くみられる形態異常であることと、先天欠如と同様に歯数が減少するという退化傾向の表れであることを伝える。そして、癒合歯の種類によって異なる影響を個々の症例に合わせて説明し、長期的な管理が必要となることを理解させる。とくに上顎AB癒合歯の場合は、側切歯が発育不全となり隣接する永久歯の萌出を阻害することがあるため、定期検診と適切な時期の対応が重要であることを、しっかりと認識してもらう必要がある。

【参考文献】
1) Tsujino K, Yonezu T, Shintani S: Effects of Different Conbinations of Fused Primary Teeth on Eruption of the Permanent Successors. Pediatr Dent, 35(2): E64-67, 2013.
2) 辻野啓一郎, 新谷誠康：小児の歯数異常・萌出異常への対応 2. 乳歯癒合歯. 歯科学報, 114(2)：319-321, 2014.

column
[04]

学校歯科医の職務

　学校歯科医のほとんどは、地域の一般開業医のなかから非常勤職員として行政によって任命されている。

　学校歯科医を歴史的にみると、大正時代には学校内に診療環境が整えられ、治療を行っていたときもあり、古くから教育機関では歯科の重要性が認識されていた。

　現在の学校歯科医の職務は、定期的健康診断は当然のことながら、その結果を分析して保健指導や保健学習に反映させ、さらに学校保健委員会活動へ参画することである。

　さて、学校歯科検診では集団的な指導だけではなく、個人に関しても非常に重要な情報を得ることができる。歯科医院で定期的な健診を受けていない小児らの場合、唯一、学校歯科検診が成長過程における各歯牙別の定点観察となり、口腔内の異常の発見と勧告ができる機会となる。

　たとえば、あきらかな萌出遅延、萌出の非対称性、中心結節異常、さらには咬合や軟組織異常など、小児歯科分野における治療にかかわる検診であることは間違いない。予防を含め、学校歯科医が的確な助言や指導を行うためには、小児歯科領域の知識が絶対的に必要となる。

[田中晃伸]

9章 交換期における抜歯基準

Level Up & H!nt

[01] 前歯・臼歯交換期における抜歯基準 ········ 94

Level Up & H!nt

9章 交換期における抜歯基準

[01] 前歯・臼歯交換期における抜歯基準

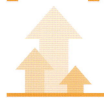

東京歯科大学　小児歯科学講座　**今井裕樹**

　乳歯の交換期においては、自然脱落を期待するか、積極的に抜歯するか、自然脱落を待つならその期間はどれくらいなのかなど、意外と迷うものである。

　本項はそれらの悩みを解決する一助となるべく、私見も交えて述べたいと思う。なお、ここで扱うのは、あくまでも乳歯の交換期における抜歯についてであり、病的歯根吸収や保存不可能な感染根管乳歯など、その他の乳歯抜歯が適応となる症例についてはこのかぎりではないので、ご注意いただきたい。

▶ 前歯交換期における抜歯基準

　表1に永久前歯の平均萌出時期を示す。それぞれの歯の先行乳歯との交換期は、この萌出時期の少し前になると考えられる。平均的に最初に交換する下顎中切歯は、6歳ごろに萌出してくる。すなわち、この前後で乳歯の抜歯が適応となることがある。これまでにう蝕治療などで浸潤麻酔や抜歯の経験があれば、抜歯に対する抵抗はやや少ないであろうと想像できるが、そのような経験がない6歳の子どもに

とって「歯を抜く」ということに対し、少なからずストレスを感じるであろうことは想像に難くない。自然脱落してくれたほうが、患児も術者も安心である。

　しかしながら、下顎切歯では図1に示すように乳歯歯根の形態と後継永久歯との位置関係から、よく遭遇するいわゆるエスカレーター式萌出（図2、3）のように、先行乳歯が自然脱落する前に、その後継永久歯が萌出してしまうことがある（図4）。このようなとき、どのように対応したらよいのだろうか。

1．抜歯する場合

①永久歯の萌出に気づいてから1～2ヵ月程度経過していて、乳歯に動揺がみられない場合

　乳歯の唇側の歯根がかなりしっかり残ってしまっていることが想像でき、ほぼ自然脱落は期待できないため、積極的に抜歯する。

②永久歯の萌出時期にかかわらず、動揺などによる摂食時痛や咬合時痛が認められる場合

　それらの不快症状を改善するためには、抜歯が必

表❶　永久前歯の平均萌出時期（参考文献[1]より引用改変）

	歯種	男児 平均年月	男児 標準偏差	女児 平均年月	女児 標準偏差
上顎	1	7.03	0.08	7.00	0.07
上顎	2	8.05	0.08	8.00	0.08
上顎	3	10.10	1.01	10.02	0.11
下顎	1	6.03	0.07	6.01	0.06
下顎	2	7.03	0.08	7.00	0.09
下顎	3	10.02	0.11	9.03	0.09

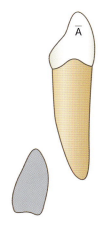

図❶　乳歯歯根形態と永久歯胚との位置関係（下顎）。永久歯胚が骨内萌出しても、乳歯歯根の唇側が吸収されにくく、脱落しにくい

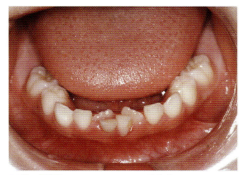
図❷ 1|1のエスカレーター式萌出

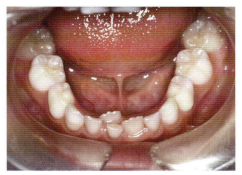
図❸ 1|のエスカレーター式萌出

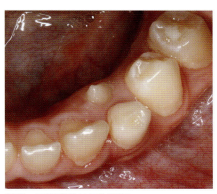
図❹ |C脱落前に|3が萌出

要となる（後継永久歯が未萌出でも、交換期で前述のような症状があれば、先行乳歯を抜歯する）。
③保護者（時には患児）が抜歯を強く望んだ場合
　患児自身が望むことはそれほど多くないが、保護者が抜歯を強く望み、患児もある程度理解して納得した場合は抜歯を行う。
■注意点
　抜歯する際は、一部吸収が進行して唇舌的に菲薄になった歯根が破折しやすいので、乳歯を鉗子で把持したら唇舌的には決して動かさず、歯軸を回転軸とした回転運動を加えて抜歯する。もしも破折してしまった場合（抜歯中に「パキッ」とか「ペキッ」とか聞こえたら可能性が高い）、摘出するのが原則だが、それほど大きな破折片でなければ、後継の永久歯を損傷させないことを優先して無理はせず、自然に吸収されるか排除されて出てくるのを待つ。

2．経過観察する場合
①永久歯の萌出に気づいて数日あるいは1～2週間程度しか経過していない場合
　さらに動揺が認められて、とくに不快症状がなければ、かなりの確率で自然脱落を期待できる。
②乳歯の動揺が著しい場合
　①の場合で、1～2ヵ月経過観察したあとでもこの状態であれば、自然脱落を期待できる（ただし、ある程度続くと、保護者や患児が抜歯を希望することが多い）。疼痛がある場合は1の②に当てはまるので抜歯する。
③保護者が抜歯に同意しない場合
　何らかの理由で保護者が抜歯に同意しない場合は、経過観察となる。
■注意点
　保護者からは、いわゆるエスカレーター式萌出を認めた場合は、「可及的に早く乳歯を抜歯しないと、下顎前歯が叢生になる」と、歯科医師から説明を受けたと聞くことがある。しかしながら、筆者の経験では、前述のようにいわゆるエスカレーター式萌出を認め、1～2ヵ月経過観察しても何ら問題はない。その間に自然脱落、またはその後抜歯しても、永久歯の萌出余地が十分ならば、舌の力などで自然に唇側移動してくる。叢生の原因は、乳歯を抜歯する時

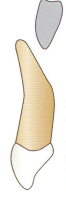

図❺ 乳歯歯根形態と永久歯胚との位置関係（上顎）。永久歯胚が骨内萌出すると、乳歯の歯根全体が吸収されやすく、自然脱落が起こりやすい

表❷　小臼歯の平均萌出時期（参考文献1）より引用改変）

	歯種	男児 平均年月	男児 標準偏差	女児 平均年月	女児 標準偏差
上顎	4	10.00	1.01	9.04	1.00
上顎	5	11.01	1.04	10.07	1.03
下顎	4	10.02	1.01	9.07	0.11
下顎	5	11.04	1.03	10.09	1.04

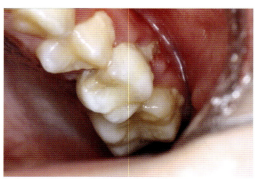

図❻　先行乳歯脱落前に後継永久歯が萌出している

期が早いか遅いかよりも、萌出余地があるかないかが重要である。

　一方、上顎では先行乳歯の歯根の形態（中央付近からやや唇側に彎曲している）と後継永久歯胚との位置関係（唇側に彎曲した乳歯歯根の舌側で歯冠のほぼ真上に存在する）によって（図5）、いわゆるエスカレーター式萌出のように先行乳歯脱落前に後継永久歯が萌出してしまうことは少ない。先行乳歯に外傷や感染根管治療など何らかの既往や形態異常などの問題がある場合にそのような状況に陥ることがあるが、その際には、先行乳歯が自然脱落することはあまり期待できない。平均的な時期に永久歯の萌出が認められ、かつ、その先行乳歯が脱落していなければ「交換期の抜歯」といえなくはないが、先行乳歯の病的な既往などによって正常な「交換」が妨げられた結果、晩期残存した乳歯を抜歯するのであって、真の「交換期の抜歯」とは異なると考える。

▶ 臼歯交換期における抜歯基準

　表2に小臼歯の平均萌出時期を示す。小臼歯は平均的に10歳くらいで萌出してくるので、この前後で先行乳歯を抜歯することになったとしても、前歯に比べれば患児の抵抗は少ないと考えられる。ほとんどの場合、経過観察で自然脱落を期待するより、抜歯を行うことが多くなる。

1．抜歯する場合

①先行乳歯脱落前に後継永久歯が萌出している場合（図6）

　動揺や歯冠破折などによる疼痛や咬合時痛、咀嚼時痛などの症状があればすぐに適応となる。

②生理的歯根吸収によって動揺や歯冠破折を認め、疼痛などの症状がある場合

　症状改善のためには、抜歯が必要となる（図7）。

③生理的歯根吸収による動揺がなく、自然脱落が見込めない場合（図8）

　多根歯のため、どれか1根でも吸収されなければほとんど動揺を認めない。違和感や咬合時痛、あるいは咀嚼時痛を訴えることはある。

④保護者や患児が希望した場合

　疼痛などがなく、自然脱落が期待できそうな場合

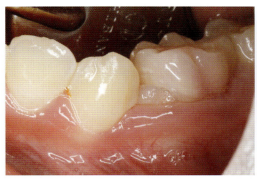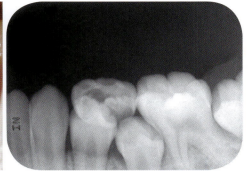

図❼　生理的歯根吸収によって動揺を認め、疼痛などの症状がある場合、症状改善のためには抜歯が必要となる

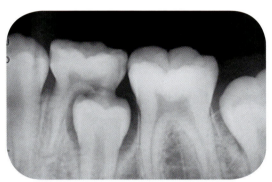

図❽　生理的歯根吸収による動揺がなく、自然脱落が見込めない

でも、保護者や本人が抜歯を希望すれば行う。

■注意点

　図8のような症例の抜歯には、歯根破折に注意が必要である。前歯において歯根破折の小さな破折片は無理に摘出しない場合もあると述べたが、この症例のような場合、歯根破折が起こると歯根がほぼそのまま残存することになり、吸収は期待できない。後継永久歯の萌出障害となる可能性が高いので、確実に摘出する。

2．経過観察する場合

①生理的歯根吸収による動揺が著しく、自然脱落が期待できる場合

　疼痛などを認める場合は抜歯となる。

②保護者や患児が希望しない場合

　抜歯の同意が得られない場合は、その後の歯冠破折などによる疼痛発現や、後継永久歯の萌出方向の異常が起きる可能性などを説明する。

　以上、前歯および臼歯交換期における抜歯基準について述べた。たとえ簡単な抜歯でも、患児にとっては外科処置であることに変わりはないので、薬剤やテクニックを用いて、なるべく疼痛を与えないようにするのは当然である。しかし、「大人になるための試練の一つである」のような言葉でその気にさせるのも、疼痛閾値の上昇に少なからず関与するのではないかと筆者は考える。

【参考文献】
1）日本小児歯科学会：日本人小児における乳歯・永久歯の萌出時期に関する調査研究．小児歯誌，26（1）：1-18．1988．

Level Up & H!nt

10章 保隙装置

[01] 保隙の重要性 ……………………………… 100

[02] クラウン（バンド）ループ保隙装置 ……… 102

[03] 床型保隙装置 ……………………………… 104

Level Up & H!nt

10章　保隙装置

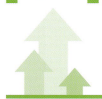

[01] 保隙の重要性

岩手医科大学歯学部　口腔保健育成学講座　小児歯科学・障害者歯科学分野　**森川和政**

▶ 保隙とは？

乳歯あるいは永久歯が早期喪失すると、その喪失部分に向かって隣在歯の移動・傾斜や対合歯の挺出が生じるおそれがある。そこで、喪失された部位の近遠心的ならびに垂直的空隙を保持することを保隙という（図1）。

この目的のために装着する装置を保隙装置といい、喪失歯数、部位および装着時の歯齢によって、さまざまな装置が用いられる。

▶ 保隙装置の種類

1．固定保隙装置

患児の口腔内にセメントなどによって合着される装置で、クラウンループやバンドループ、クラウンディスタルシュー、リンガルアーチ、ナンスのホールディングアーチがある（図2a〜e）。

1）固定保隙装置の利点

合着されているため、患児が装置を自由に外してしまうことがなく、空隙の保持が確実である。

2）固定保隙装置の欠点

清掃を十分に行わないと不潔になり、う蝕や歯肉炎になりやすい。変形や破損に対して、歯科医師が十分に観察・説明する必要がある。

2．可撤保隙装置

患児の口腔内に合着されることなく、保護者や患児が自由に着脱できる装置。小児義歯や義歯型保隙装置、床型保隙装置と呼ばれることもある（図3）。

1）可撤保隙装置の利点

取り外しが可能であるため、清掃を容易に行うことができる。また、乳歯の喪失や永久歯の萌出、顎の成長発育に伴う調整・修理が容易である。

2）可撤保隙装置の欠点

患児による着脱が可能なため、装着しない場合は

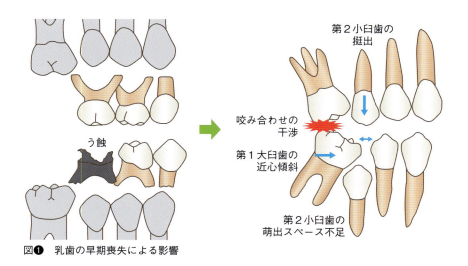

図❶　乳歯の早期喪失による影響

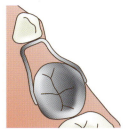
a：クラウンループ

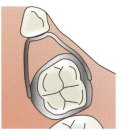
b：バンドループ

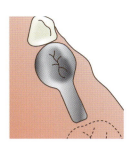
c：クラウンディスタルシュー

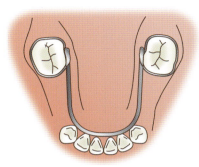
d：リンガルアーチ

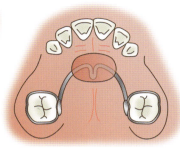
e：ナンスのホールディングアーチ

図❷ a〜e　固定保隙装置

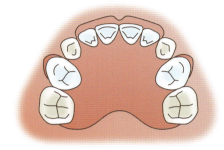
図❸　可撤保隙装置

装置の目的を達成できない。

保隙の適応症

- 乳歯の早期喪失により、後継永久歯の萌出スペースが隣在歯の傾斜・移動によって狭くなるおそれがある症例
- 乳歯の早期喪失により、対合歯の挺出のおそれがある症例
- 乳歯の早期喪失により、咀嚼や発音などの機能障害のおそれがある症例
- 永久歯の早期喪失により、欠損部へ隣在歯が移動し、永久歯咬合に異常が予想される症例

保隙装置の必要条件

- 後継永久歯の萌出に十分な空隙を維持する
- 歯、歯列および顎の成長発育を妨げない
- 調整や修理が可能で、製作が容易である
- 丈夫で経済的である
- 口腔清掃が容易で、う蝕の原因にならない
- 歯列不正の原因とならない
- 咀嚼や発音の発育・機能を阻害しない
- 装置の使用が心理的障害を与えない

保隙装置装着時の注意点

患児と保護者に、改めて保隙の必要性や装置の構造を説明し、理解を得る。装置を装着すると口腔内が不潔になり、う蝕や歯肉炎を発症する可能性があるため、装置および口腔内の清掃の方法についても十分に指導する。装置の脱落や変形を防止するため、粘着性の強い食品の摂取をできるかぎり避けるように伝える。

定期検診時の保隙装置の確認項目

装着した保隙装置が保隙の目的を達成しているかを診察する。装置に隣接する歯の清掃状態やう蝕の有無および装置の変形・破損を確認する。X線検査で後継永久歯の発育状態を観察し、装置継続の必要性を検討する。

【参考文献】
1）朝田芳信，大須賀直人，尾崎正雄，清水武彦，仲野和彦，早﨑治明，福田 理，星野倫範，牧 憲司，森川和政（編）：小児の口腔科学 第5版．学建書院，東京，2019．
2）新谷誠康，有田憲司，木本茂成，齊藤正人，島村和宏，関本恒夫（編）：小児歯科学 ベーシックテキスト．永末書店，京都，2016．
3）白川哲夫，飯沼光生，福本 敏（編）：小児歯科学 第5版．医歯薬出版，東京，2017．
4）全国歯科技工士教育協議会（編）：最新歯科技工士教本 小児歯科技工学．医歯薬出版，東京，2017．

Level Up & H!nt
10章 保隙装置

[02] クラウン（バンド）ループ保隙装置

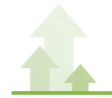

岩手医科大学歯学部　口腔保健育成学講座　小児歯科学・障害者歯科学分野　**森川和政**

クラウン（バンド）ループ保隙装置（図1）は、片側性乳臼歯1歯の早期喪失による空隙の保持を目的に使用する。

 適応症

- 乳歯列期における第1乳臼歯の1歯欠損症例
- 混合歯列期における第1乳臼歯の1歯欠損症例
- 混合歯列期における第2乳臼歯の1歯欠損症例

 装置の構成（図2）

乳歯用既製金属冠（バンド）、ループ（直径0.8〜0.9mm矯正用線）から成る。乳臼歯欠損部には矯正用線でループを製作し、支台装置の乳歯用既製金属冠（バンド）と鑞付けする。

 装着時の注意点

ループの先端が最大豊隆部直下に接触しているか、ループが粘膜面とは接触していないかを確認する。

 装着後の定期検診時の確認項目

ループの位置・方向が正しく、ループ下の歯肉や周囲の軟組織に炎症がないかを確認する。後継永久歯の萌出時期が近づいたら、ループの切断時期（クラウンループ）や装置の撤去時期（バンドループ）を検討する。

 装置の変更、撤去

保隙している部分の後継永久歯の咬頭が口腔内に萌出した時点で、クラウンループの場合はループ部分を切断・研磨し、支台歯は乳歯用既製金属冠としてそのまま使用する。バンドループの場合はすべて除去する。

また、側方歯群交換期に保隙している部分の後継永久歯の萌出よりも先に支台歯やループの接している維持歯が脱落してしまった場合、さらに保隙を継続する必要がある際には、上顎にはナンスのホールディングアーチ、下顎にはリンガルアーチを装着する。

 保険適用と算定要件

これまで「小児保隙装置（クラウンループまたはバンドループ）」は、保険外診療の対象であったが、

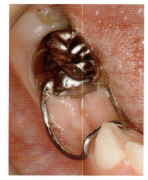

図❶ クラウンループ保隙装置

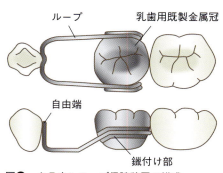

図❷ クラウンループ保隙装置の構成

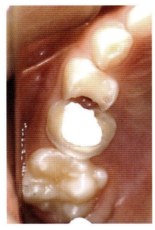
図❸a 初診時の口腔内写真

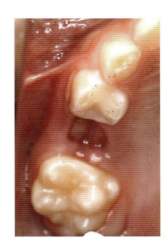
図❸b バンドループ装着前（D|遠心はコンポジットレジン修復、E|は抜歯）

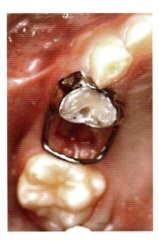
図❸c バンドループ装着時（バンドループを試適・調整後、セメント合着）

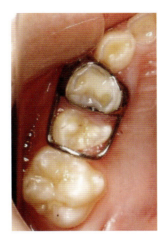
図❸d バンドループ装着後1年6ヵ月（後継永久歯の萌出を認めたため、バンドループを撤去）

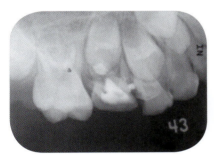
図❹a 初診時のX線写真（E|は抜歯の適応である。D|遠心にう蝕を認める）

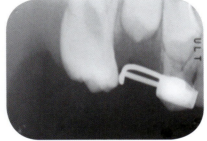
図❹b バンドループ装着時のX線写真

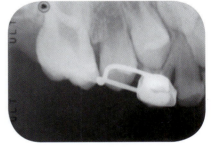
図❹c バンドループ装着後1年6ヵ月のX線写真

平成26年4月の歯科診療報酬改定において保険適用となった。算定要件は以下となっている。

- 小児保隙装置は、う蝕によって乳臼歯1歯が早期に喪失した症例に対して乳臼歯に装着されるループが付与されたクラウン（またはバンド状の装置）を装着した場合に算定する
- 保険医療材料料は所定点数に含まれる
- 当該装置の装置の算定は、ヘルマンの咬合発育段階の歯齢ⅡAからⅢA期までに行う（乳歯列完成から第1大臼歯萌出完了まで）

 バンドループ装着例

バンドループ装着例を図3、4に示す。

【参考文献】
1）朝田芳信，大須賀直人，尾崎正雄，清水武彦，仲野和彦，早﨑治明，福田 理，星野倫範，牧 憲司，森川和政（編）：小児の口腔科学 第5版．学建書院，東京，2019．
2）新谷誠康，有田憲司，木本茂成，齊藤正人，島村和宏，関本恒夫（編）：小児歯科学 ベーシックテキスト．永末書店，京都，2016．
3）白川哲夫，飯沼光生，福本 敏（編）：小児歯科学 第5版．医歯薬出版，東京，2017．
4）全国歯科技工士教育協議会（編）：最新歯科技工士教本 小児歯科技工学．医歯薬出版，東京，2017．
5）厚生労働省：平成26年度診療報酬改定の概要．https://www.mhlw.go.jp/file/06-Seisakujouhou-12400000-Hokenkyoku/0000039891.pdf

Level Up & H!nt
10章 保隙装置

[03] 床型保隙装置

岩手医科大学歯学部　口腔保健育成学講座　小児歯科学・障害者歯科学分野　森川和政

　床型保隙装置は可撤保隙装置や小児義歯、義歯型保隙装置と呼ばれることもある。多数の乳歯早期喪失症例における近遠心的・垂直的空隙の保持および咀嚼機能の回復・審美性の回復を目的に使用する。

▶ 適応症

- 両側性の乳臼歯の早期喪失症例
- 片側性の2歯以上の乳臼歯の早期喪失症例
- 乳前歯の早期喪失症例
- 永久歯の早期喪失・先天欠損症例で、将来の補綴処置のために保隙が必要である症例

▶ 装置の構成（図1）

　レジン床、人工歯、維持装置から成る。人工歯と維持装置は、用いられない場合もある。

▶ 装着時の注意点と装着後の定期検診時の確認項目

　可撤式であるため、装置の着脱・保管・清掃方法を指導する。装着しないと装置の目的を達成できないため、患児と保護者に装置の役割を理解させる。
　装置の使用状況を患児と保護者に確認し、顎の成長や歯列変化、後継永久歯の萌出によって適宜、床の調整・削除を行う。長期に使用している場合は顎の成長により再製作を行う。維持装置は成長発育を抑制するおそれがあるため、装置安定後は撤去する。

▶ 装置の変更、撤去

　第1大臼歯および後継永久歯の萌出に合わせて床縁の調整を行う。後継永久歯の萌出に伴う歯肉の膨隆によって装置が不安定になった場合は、その部分

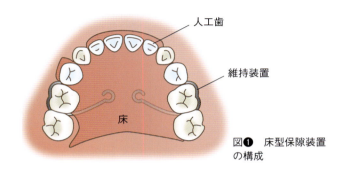

図❶　床型保隙装置の構成

の床縁を後継永久歯の大きさよりも少し広めに削除し、調整する。また、側方歯群交換期に後継永久歯の萌出に伴う歯肉の膨隆によって装置の安定が得られず撤去した場合、さらに保隙を継続する必要がある際には、上顎にはナンスのホールディングアーチ、下顎にはリンガルアーチを装着する。

▶ 保険適用と算定要件

　これまで「外傷による乳歯の欠損に対する小児義歯」は、保険外診療の対象であったが、平成26年4月の歯科診療報酬改定において保険適用となった。算定要件は以下となっている。

- 小児義歯は原則として認められないが、後継永久歯がなく著しい言語障害および咀嚼障害を伴う先天性無歯症、象牙質形成不全症、象牙質異形成症またはエナメル質形成不全症であって脆弱な乳歯の早期崩壊または後継永久歯の先天欠損を伴う場合、外胚葉性異形成症、低ホスファターゼ症、パピヨン・ルフェーブル症候群および先天性好中球機能不全症、その他の先天性疾患により後継永久歯がない場合、外傷により歯が喪失した場合、もしくはこれに準ずる状態であって、小児義歯以外

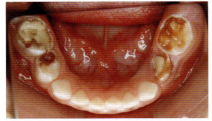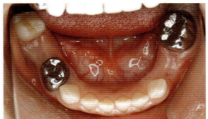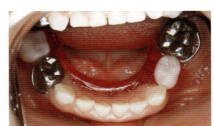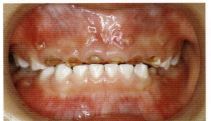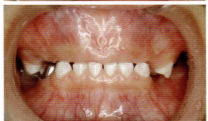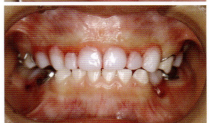

a：初診時（全顎に多数のう蝕を認める）　　b：う蝕治療後　　c：床型保隙装置装着の口腔内

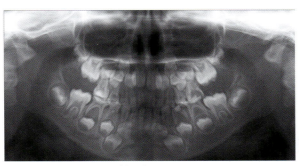

d：初診時のパノラマＸ線写真

図❷ a〜d　多数のう蝕症例における床型保隙装置装着例

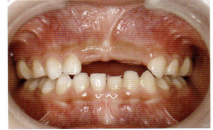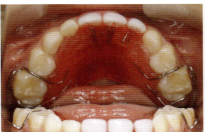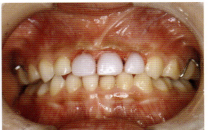

a：初診時（外傷による上顎前歯部の早期喪失）　　b：床型保隙装置装着時の口腔内

図❸ a、b　外傷による上顎前歯部少数歯欠損症例における床型保隙装置装着例

には咀嚼機能の改善・回復が困難な小児に対する小児義歯にかぎり、有床義歯により算定する。

- 小児義歯にかかわる費用を算定する場合は、カルテに義歯の装着年月日、装着部位および小児義歯が必要になった疾患名を記載する。
- 先天性疾患以外の疾患により後継永久歯がない場合に準ずる状態であって、小児義歯以外には咀嚼機能の改善・回復が困難な小児に対して小児義歯を適用する場合は、あらかじめ理由書、模型およびＸ線フィルムまたはその複製を地方厚生（支）局長に提出し、保険適用の判断を求める。なお、模型の製作の費用は基本診療料に含まれて算定できないが、Ｘ線フィルムまたはその複製は、レセプトの「摘要」欄に理由を記載して算定する。

●床型保隙装置装着例

多数歯う蝕症例における床型保隙装置装着例を図２a〜dに、外傷による上顎前歯部少数歯欠損症例における床型保隙装置装着例を図３a、bに示す。

【参考文献】
1）朝田芳信, 他（編）：小児の口腔科学 第5版. 学建書院, 東京, 2019.
2）新谷誠康, 他（編）：小児歯科学 ベーシックテキスト. 永末書店, 京都, 2016.
3）白川哲夫, 他（編）：小児歯科学 第5版. 医歯薬出版, 東京, 2017.
4）全国歯科技工士教育協議会（編）：最新歯科技工士教本 小児歯科技工学. 医歯薬出版, 東京, 2017.
5）厚生労働省：平成26年度診療報酬改定の概要. https://www.mhlw.go.jp/file/06-Seisakujouhou-12400000-Hokenkyoku/0000039891.pdf

column
[05]

イクラちゃん？　タラちゃん？　しんちゃん？

　新人スタッフから、「初診の小児患者を担当するうえで、年齢ごとにどう対応すればよいかがわからない」という相談を受けることがよくある。教科書的に、何語話せるか、情動の変化はどうかなどを考慮することも大切であるが、単純に年齢から担当する小児をイメージするのも重要である。

　そこで、筆者が当院スタッフに伝えていることを紹介する。

　まず、1歳児はサザエさんに登場する「イクラちゃん」である。イクラちゃんを知っていれば、あえて複雑な会話や説明をすることはないと思う。1歳児の特徴としては、自我の芽生えと自分の好きなこと、嫌なことがわかるようになる。

　3歳児は「タラちゃん」である。3歳になると、ある程度の社会性を備え、第一次反抗期が訪れるため、個人の主張を尊重して対応することが必要である。自宅でのブラッシング指導などでは、保護者への対応が必要となる。自己と他人の違いがわかり、ある程度の我慢ができる年齢である。

　5歳児はクレヨンしんちゃんの「野原しんのすけ」である。この時期は、脳の重量も成人の90％ほどになり、ほぼ成人と同じ感覚で対応すべきである。また、これまでの経験や体験を記憶から想像できるため、成功体験を多く経験させることが大切な時期である。

　もちろん、個々の成長は画一的でも単純なものでもないが、上記を一つの指標として知っておいても損はないと考える。　　　　　　　[権 暁成]

Level Up & H!nt

11章 小児口腔外科

[01] 粘液嚢胞摘出術 …………………………… 108

[02] 生歯困難歯の開窓術 ……………………… 110

[03] 上唇小帯切除 ……………………………… 112

[04] 舌小帯切除 ………………………………… 114

[05] 先天歯・Riga-Fede 病への対応 ………… 116

[06] 上顎正中過剰歯抜歯の基準 ……………… 118

Level Up & H!nt
11章 小児口腔外科

[01] 粘液嚢胞摘出術

九州歯科大学　健康増進学講座　口腔機能発達学分野　西田郁子

粘液嚢胞とは

　口の粘膜を咬む、異物が刺さるなどによって唾液が出てくる管が閉塞して唾液が貯まったり、唾液の出る管が破れたりして唾液が漏れ出し、その周囲を線維性の薄い組織が取り囲むことによって生じる嚢胞である[1]。粘液嚢胞は下唇や口腔底、舌、頬粘膜、口蓋粘膜など、さまざまな口腔粘膜に発生し、口唇に発症したものをムコセル、舌下部に発症したものをBlandin-Nuhn嚢胞、口腔底に発症したものをガマ腫と呼ぶ。粘液嚢胞は下唇での発生頻度が高く、日常臨床でも比較的多く遭遇する。

　病理組織学的な分類では、唾液腺の導管の損傷によって周囲組織に唾液が溢出し、肉芽組織が増生して嚢胞様腔が形成されて上皮裏層がみられない溢出型と、唾液腺導管の狭窄や閉塞によって分泌物が停滞し、管腔が拡張して上皮裏層がみられる貯留型に分類される。ほとんどは溢出型で、貯留型の発生頻度は0.5〜15％との報告がある[2]。

　粘液嚢胞の好発年齢は10〜20歳との報告[3]が多く、歯の萌出や交換時期がほとんどである。発生誘因は咬傷や口腔習癖、歯列不正などが挙げられる。臨床症状は、境界明瞭な腫瘤で色調は白色から赤色であり、弾性軟で波動を触れることが多い。

処置方法

　処置方法は、経過観察、微小開窓法、嚢胞全摘出術が挙げられる。小児期は患児の治療への協力が得られないことから、外科的処置では全身麻酔下での処置が選択される。また、粘液嚢胞は自壊して自然治癒することも多いため、経過観察を行うことも少なくない。外科的処置を選択する場合、口唇や舌下部に発症した粘液嚢胞は摘出術、ガマ腫は開窓術が適応されることが多いが、再発も少なくない。また、顎下型ガマ腫や再発が繰り返されるガマ腫では、舌下腺摘出術が適応されることもある。

1．経過観察

　小児期の粘液嚢胞の発症は、歯の萌出や交換、口腔習癖および歯列不正との関連が多く、口腔習癖への指導や経過観察のみで腫瘤が認められなくなった症例もみられる[4]。乳歯萌出に伴う咬傷が原因の場合、咬合が安定する時期まで経過観察を行うことも治療計画の一つと考えられる。

　まず、口腔習癖や歯列不正への対応を行い、経過観察する。ただし、その場合は粘液嚢胞について保護者に十分に説明し、不安に対応すべきである。

2．微小開窓法

　縫合糸を嚢胞壁に穿通させ、嚢胞壁に微小な開窓孔を形成する方法である[5]。

　利点として、簡単で侵襲が少なく、やり直しや処置方法の変更が可能などが挙げられる。一方、欠点として、病理組織診断や確定診断ができない、感染の可能性を否定できない、治療期間が長期になるなどが挙げられる。

　微小開窓法の術式は、以下のとおりである[4]。
①表面麻酔・浸潤麻酔。表面麻酔は十分に奏効させ、浸潤麻酔を行う。縫合の回数が少ない症例では、表面麻酔のみでも可能である。
②嚢胞をピンセット（左手の指）で把持する。
③縫合針で嚢胞壁部分を穿通させ、縫合する（図1

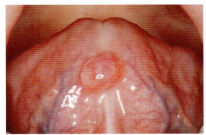
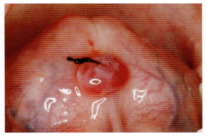

a：術前の口腔内写真　　　　b：術後

図❶　8歳9ヵ月、男児。舌裏正中部に小豆大の境界明瞭な腫瘤を認め、微小開窓法を実施した

図❷　術後2週間。腫瘤は縮小しており、抜糸を行った

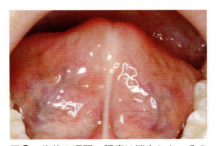
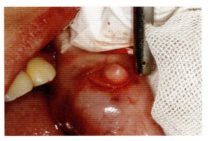
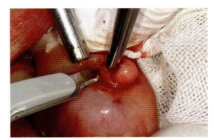

図❸　術後3週間。腫瘤は消失した。その後、再発は認められない

図❹　粘液囊胞摘出術（切開）。囊胞から数mm離し、紡錘形に切開する

図❺　粘液囊胞摘出術（囊胞剝離）。粘液囊胞粘膜を有鉤ピンセットで把持し、周囲組織と剝離する

a、b）。縫合は4-0絹糸や吸収性縫合糸を使用する。後者は抜糸の必要はないが、自然脱落しやすいため、囊胞組織内に穿通させ、緊密すぎる縫合にならないように注意する。囊胞腔内を通過する縫合糸の平均長さは3.6mmという報告[6]もある。

④囊胞の大きさに合わせて、②、③を数回行う。
⑤腫瘤を圧迫して内容物を排出させる。
⑥経過観察し、縫合糸の周囲が不潔にならないように清掃指導を行う。
⑦囊胞の縮小がみられたら抜糸を行う（図2、3）。

3．摘出法

①表面麻酔・浸潤麻酔。粘液囊胞の周囲軟組織に麻酔を行い、囊胞に麻酔液が注入されないように注意する。
②口腔内粘膜切開（口唇粘膜の場合は、補助者が両手で口唇静脈を圧迫して反転させる）。切開線は口唇皺線と平行に囊胞周囲から数mm離し、紡錘形になるように切開する（図4）。
③粘液囊胞粘膜を有鉤ピンセットで把持し、粘液囊胞を周囲組織と剝離する（図5）。
④周囲小唾液腺を除去する。
⑤縫合する。
⑥摘出した腫瘤は病理組織検査を行い、確定診断することが望ましい。

小児期の粘液囊胞は比較的よく遭遇する疾患であるが、患児が低年齢のため、その処置に苦慮する場合も多い。小児期の粘液囊胞は、習癖などへの対応のみで自然治癒することもある。囊胞に変化がみられない場合は、簡単で侵襲の少ない微小開窓法を施行することにより、良好な経過を示すことも多い。ただし、縫合糸の脱落や経過不良を辿ることもあるため、慎重な経過観察が必要である。

小児期の粘液囊胞は、まず保護者に十分な説明を行い、経過観察や微小開窓法を施行し、囊胞の消退がみられない症例に関しては摘出処置および開窓術を検討してもよいと考える。

【参考文献】

1）日本口腔外科学会ホームページ：https://www.jsoms.or.jp
2）二宮史浩、他：1歳児の軟口蓋に発生した粘液貯留囊胞の1例．小児口腔外科学雑誌，18(1)：21-24，2008．
3）石川悟朗（監）：口腔病理学Ⅱ 改訂版．永末書店，京都，1982：429-433．
4）西田郁子，牧 憲司：粘液囊胞、どのようにされていますか？．小児歯科臨床，23(1)：70-74，2018．
5）梯 裕恵，他：粘液囊胞に対する微小開窓法(micro-marsupialization)の臨床的検討．日本口腔外科学雑誌，60(12)：672-676，2014．
6）Ameral MB, de Freitass JB, Mesquite RA: Upgrading of the micro-marsupialisation technique for the management of mucus extravasation or retention phenomena. Int J Oral Maxillofac Surg. 41(12): 1527-1531, 2012.

Level Up & H!nt
11章 小児口腔外科

[02] 生歯困難歯の開窓術

九州歯科大学　健康増進学講座　口腔機能発達学分野　西田郁子

 生歯困難とは

さまざまな原因により、歯の生理的な萌出が障害されている状態である[1]。生歯困難を惹起する原因として、永久歯胚の位置・萌出方向の異常や萌出余地不足、歯肉肥厚、歯牙腫・含歯性囊胞・過剰歯の存在、さらに全身的な原因として、くる病や鎖骨頭蓋異骨症、内分泌異常などが挙げられる。

生歯困難歯に対しては、適切な時期に治療を開始する必要がある。治療開始時期が遅れると歯列不正などの好ましくない経過を示すだけではなく、処置自体が困難となる場合も少なくない。

そのため、萌出時期が平均より著しく遅れている場合や左右で萌出時期が異なる場合、萌出順序が異なる場合、後継永久歯交換期が近いにもかかわらず乳歯の動揺がみられない場合などは、生歯困難を疑い、X線診査を行う。

 対応方法

X線診査を行い、萌出困難を惹起している原因を診査する。歯牙腫や過剰歯の存在などの原因がある場合は、原因除去を行う。その後、歯胚の形成・萌出段階や萌出方向・位置、さらに萌出余地の診査を行い、経過観察や開窓、牽引などの処置方針を決定する。

1. 歯肉まで萌出がみられる生歯困難歯の開窓

とくに上顎前歯部において、乳歯脱落後に長期間後継永久歯が未萌出の状態が継続されると、弄舌癖や舌突出癖、異常嚥下癖などの口腔習癖を誘発する。そのため、後継永久歯の歯根形成が1/2程度みられ、歯肉まで萌出している場合は、積極的に開窓術を施すことが望ましい。

■ 症例1

7歳、男児。1年前にA|脱落後、後継永久歯が生えてこないことを主訴に来院した。口腔内所見は、Hellmanの歯齢ⅢA期で|1の萌出はみられたが、1|は未萌出であり、1|相当部の頰側歯肉に膨隆を認めた（図1a）。X線診査において、1|の歯根形成は1/2程度で歯肉まで萌出しており（図1b）、開窓適応と判断した。

開窓の術式は、①表面麻酔・浸潤麻酔、②電気メスあるいはレーザーを用いて生歯困難歯の切縁部の歯肉組織を切開する。その際、隅角部分を露出させる（図2）。その後、萌出状態を確認する。

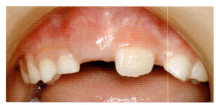

図❶a　7歳、男児。生歯困難歯の口腔内写真。A|脱落後、後継永久歯が生えてこないことを主訴に来院した

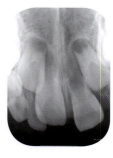

図❶b
同、X線写真。1|の歯根は1/2以上の形成が認められ、歯肉まで萌出している

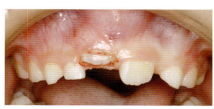

図❷　開窓処置後。生歯困難歯の隅角部分を含めた切縁部分の歯周組織を切開する

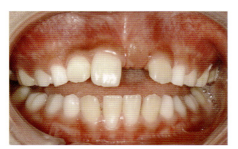
図❸a 8歳、男児。生歯困難歯の口腔内写真。|1 が生えてこないことを主訴に来院した

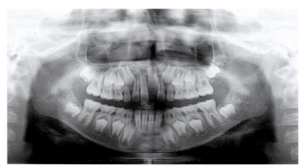
図❸b 同、パノラマX線写真。|1 は 1| と比較して、萌出量および歯根形成量が少ないことが認められる

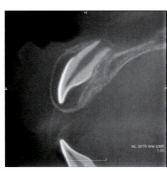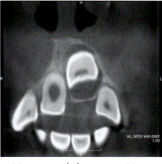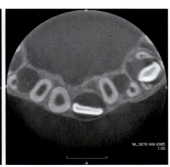
図❸c 同、CBCT画像。左：sagittal images、中央：coronal images、右：axial images

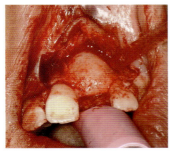
図❹ 粘膜骨膜剥離。No.15のメスを用いて歯頸部を切開後、縦切開を加える。縦切開は歯頸部よりも基部のほうが広くなるように設定する。骨膜剥離子を使用し、縦切開部分より剥離を行う

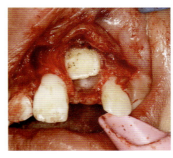
図❺ 歯槽骨除去、生歯困難歯の歯冠部露出。ラウンドバーにて、歯冠周囲歯槽骨を除去し、生歯困難歯の歯冠を露出させる。萌出経路にあたる歯槽骨は除去する

　以上のような開窓術は、犬歯および第1大臼歯の生歯困難歯においても適応される。

2. 顎骨内に埋伏している生歯困難歯の開窓

　顎骨内に埋伏している生歯困難歯の場合、歯根形成がみられない症例では経過観察を、歯根形成1/2程度以降では開窓、歯根完成後は牽引処置を行う。また、顎骨内に埋伏している生歯困難歯では、両隣在歯が萌出している場合が多く、その萌出余地を確保しておくことが大切である。

■ 症例2

　8歳、男児。|1 が生えてこないことを主訴に来院した。口腔内所見は、Hellmanの歯齢ⅢA期、|1 の未萌出がみられた。|1 相当部には、十分な萌出余地を認めた（図3a、b）。CBCT所見において、|1 の歯根の形成は約1/2で歯嚢の拡大を認め、開窓適応と判断した（図3c）。

　開窓の術式は、①表面麻酔・浸潤麻酔、②粘膜切開、③粘膜骨膜弁剥離（図4）、④歯槽骨除去（図5）、⑤縫合を行う。その後、萌出状態を確認する。

　生歯困難歯はさまざまな原因により生じるが、適切な時期に処置することが大切である。そのため、各年齢における平均的な口腔内状態を把握する必要がある。萌出困難が疑われる場合は、X線診査を行う。適切な診査・診断・治療が行われず、萌出困難状態が長期間継続すると、口腔習癖を惹起させたり、歯列および咬合に悪影響を及ぼしたりすることが少なくない。積極的に開窓処置などを行い、萌出を誘導することが大切である。

【参考文献】
1）日本小児歯科学会（編）：小児歯科学専門用語集. 医歯薬出版, 東京, 2008.

Level Up & H!nt
11章 小児口腔外科

[03] 上唇小帯切除

九州歯科大学　健康増進学講座　口腔機能発達学分野　渡辺幸嗣

 ### 上唇小帯高位付着とは

　上唇小帯は、上唇の口腔前庭側の粘膜から歯肉にかけて、正中に存在するヒダである。このヒダが歯槽頂から口蓋側切歯乳頭までの範囲に及んでいる場合（図1）に、上唇小帯高位付着（上唇小帯短縮症、上唇小帯付着異常）と診断する。

　人体の頭の方向を上、足の方向を下と捉えた場合、上唇小帯が過剰に下に伸びているので、「上唇小帯"低位"付着」なのではないかと違和感をもつこともあるかもしれないが、この病名は、上顎歯槽頂を上、上顎歯槽堤基部を下とみなして命名された病名のため、「上唇小帯"高位"付着」となった。

 ### 上唇小帯高位付着の問題

　上唇小帯高位付着は、上口唇の運動制限による哺乳障害、上唇小帯が障害となって刷掃に制限がかかることによる清掃不良、上顎中切歯の正中離開などを惹起することがある。

 ### 上唇小帯高位付着への対応法

1．基本方針

　上顎乳中切歯が後継永久歯と交換する際に、より大きな永久歯を支えるために歯槽骨が成長し、歯槽堤の高さも増加するため、上唇小帯高位付着の状態は改善されることが多い。したがって、上唇小帯高位付着に対しては上顎中切歯の萌出まで経過観察を行うことが多いが、前述のような哺乳障害や清掃不良といった問題が深刻な場合には、交換を待たずに上唇小帯切除術を行うこともある。

　上顎中切歯がある程度萌出してきたにもかかわらず、上唇小帯高位付着が改善せずに正中離開を惹起している場合には、上唇小帯切除術を行う。上唇小帯切除術は、正中離開が確定するこのタイミングで行われることが多い。

2．上唇小帯切除術

　上唇小帯切除術を行うにあたり、唇側、口蓋側ともに浸潤麻酔をしっかり奏効させることが極めて重

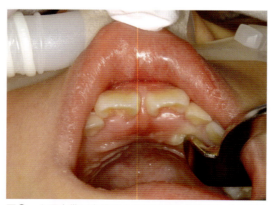

図❶　上唇小帯が歯槽頂から口蓋側切歯乳頭までの範囲に及んでいる

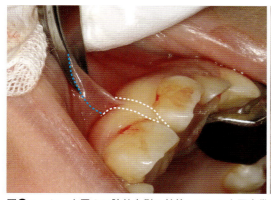
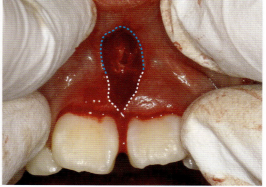

図❷a、b　上唇の口腔前庭側に付着している上唇小帯は、青の破線で示すように、メスまたは歯肉鋏を用いて切除する

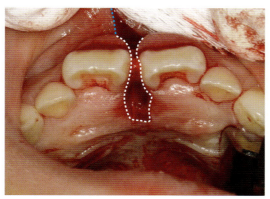

図❸　歯槽堤の唇側・歯槽頂・口蓋側に付着している上唇小帯は、白の破線で示すようにメスで切開を入れ、上唇小帯および当該部歯肉を粘膜骨膜剥離子を用いて骨膜から剥離して除去する

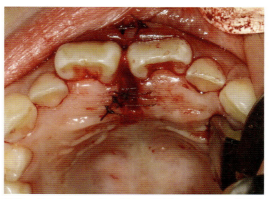

図❹　創の縫合。小児の場合、吸収性の縫合糸を使用すると便利である

要である。また、術後はすみやかに抗菌薬（ペニシリン系）および消炎鎮痛薬（アセトアミノフェン）を処方し、服用してもらう。

1）上唇の口腔前庭側

この部位に付着している上唇小帯は、**図2a、b**の青色の破線で示すように、メスまたは歯肉鋏を用いて切除を行う。

2）歯槽堤の唇側・歯槽頂・口蓋側

この部位に付着している上唇小帯は、骨膜にまで及ぶ根を張っているため、上唇小帯切除術を施すにあたっては、図2a、b、および**図3**の白色の破線で示すようにメスで切開を入れ、上唇小帯および当該部歯肉を粘膜骨膜剥離子を用いて骨膜から剥離して除去する。ここで歯肉内に上唇小帯のヒダを残存させてしまった場合には、正中離開は改善しない。

3）縫合

図4に示すように、創を縫合する。上唇小帯が存在していた幅の分だけ粘膜が欠如した状態になっているため、縫合によって創を完全に閉鎖することはできないが、後に創が閉鎖した際に、歯肉の形態が不整にならないように中切歯間の歯肉縁の高さを合わせて縫合するなど、細心の注意を払う必要がある。小児の場合、抜糸の際にも痛みや恐怖を訴える患児が少なくないため、縫合に際しては、吸収性の縫合糸を使用すると便利である。

【参考文献】
1）金子忠良，豊田　潤，近津大地：小帯切除術―特に舌小帯と上唇小帯について―．小児口腔外科，21(1)：25-32，2011．
2）佐々木仁弘，守口　修，野坂久美子，甘利英一：上唇小帯の付着位置について．小児歯科学雑誌，20(1)：1-8，1982．
3）朝田芳信，大須賀直人，尾崎正雄，清水武彦，田中光郎，福田　理，前田隆秀，渡部　茂（編）：小児の口腔科学 第4版．学研書院，東京，2017．

Level Up & H!nt
11章 小児口腔外科

[04] 舌小帯切除

九州歯科大学　健康増進学講座　口腔機能発達学分野　渡辺幸嗣

 舌小帯異常とは

　舌の下面の正中線上にある、舌と口腔底を繋ぐ粘膜のヒダを舌小帯と呼ぶ。通常、舌の発育とともに小帯は薄く細い膜状となるが、舌と小帯の発育に不調和が生じると、太く短い小帯が舌の動きを制限するようになる。この場合、舌の前方伸展によりハート状舌（分葉舌：図1）を呈する。

 舌小帯異常の問題

　舌小帯異常が著しい場合には、構音障害（ラ行・タ行・サ行）、哺乳障害（授乳時間が長い）、授乳障害（授乳時の乳頭部疼痛）、咀嚼・嚥下障害を生じることがある。舌小帯異常は成長とともに改善することが多いため、後述する外科処置（舌伸展術）の選択に際しては、慎重に診査・検討する必要がある。

 舌小帯異常（強直症、短縮症）への対応法

　舌小帯異常により上記のような問題が生じている場合には、舌伸展術が適応となる。しかしながら、舌伸展術を行えばすぐに問題が解決するわけではない。舌小帯異常によって舌の可動域に制限がある小児は、舌の動かし方（舌筋の動かし方）を知らないため、舌伸展術を施しても十分に舌が機能を発揮できないことが多いからである。したがって、舌小帯異常によって各種問題が生じている場合には、下記のような対応をとることが望ましい。

1. 構音障害

　構音障害を認める場合には、定型発達の小児において正しい構音が完成するといわれている5歳までに舌伸展術を行う。そのためには、患児が5歳に達する前から口腔筋機能療法（MFT）を行い、言語聴覚士の指導のもとで構音に必要な舌の動かし方を修得しておく必要がある。

2. 哺乳障害、授乳障害

　乳児期初期に舌小帯異常が哺乳障害または授乳障害の原因となっている場合には、早期に舌伸展術を行うことが望まれる。この時期には、患児のMFTに対する理解が不可能であるうえ、哺乳は原始反射によって行われているため、舌伸展術のみを行って

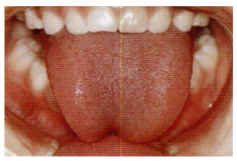

図❶　ハート状舌（分葉舌）

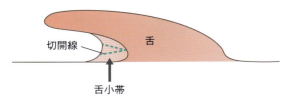
図❷a　軽度の舌小帯異常。舌小帯を菱形に切開して縫合する

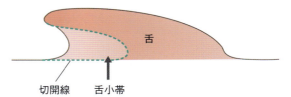
図❷b　重度の舌小帯異常。唾液腺開口部を傷つけないように注意しながら、舌小帯を粘膜下面に水平に減張切開して縫合する

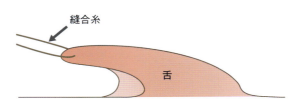
図❸　施術時、舌尖部に浸潤麻酔を行った後、舌尖に縫合糸を通して縫合糸を引っ張り、舌を前方にしっかりと牽引した状態で行う

舌の可動域を適切に確保すれば、哺乳障害や授乳障害は改善し、その後の患児の口腔機能も正常に発達することが多い。

3．咀嚼・嚥下障害

舌小帯異常により生じる咀嚼・嚥下障害の典型例は、「噛めない」、「飲み込めない」というものである。舌は頬粘膜とともに食塊を臼歯部咬合面に維持したり、口腔内で食塊を左右へ移送したりする働きを担っているが、舌小帯異常により舌の動きに制限が生じると、これらの働きを十分に果たせなくなる。また、正常な成人型の嚥下は、舌尖を上顎前歯部の口蓋に接触させ、臼歯部をしっかり咬合させた状態で口唇を閉じ、食塊を舌背に乗せて口腔内を密閉した状態で行われる。しかし、舌小帯異常によって舌の動きに制限が生じると、舌尖を上顎前歯部の口蓋に接触させることができず、嚥下をうまく行うことができなくなる。したがって、咀嚼・嚥下障害が認められる場合にも、あらかじめMFTによって咀嚼・嚥下時に必要な舌の動かし方や舌位をある程度修得したうえで舌伸展術を行う。

4．不正咬合

舌小帯強直症によって低位舌や舌突出癖がみられる患児において、下顎前突や開咬などの不正咬合がみられることがある。これらの場合においても、MFTによって正しい舌位や成人型嚥下を獲得させるとともに舌伸展術を行う。

▶ 舌伸展術

舌小帯異常（強直症、短縮症）が軽度な場合には、舌小帯を菱形に切開して縫合する（図2a）。重度な場合には、唾液腺開口部を傷つけないように注意しながら、舌小帯を粘膜下面に水平に減張切開して縫合する（図2b）。このときに、舌下腺や顎下腺の導管を傷つけると貯留嚢胞の原因となるので、細心の注意を要する。

舌伸展術の施術時には、舌尖部に浸潤麻酔を行った後、舌尖に縫合糸を通して縫合糸を引っ張ることにより、舌を前方にしっかりと牽引した状態で行える（図3）。

【参考文献】
1）金子忠良，豊田 潤，近津大地：小帯切除術―特に舌小帯と上唇小帯について―．小児口腔外科，21(1)：25-32，2011．
2）朝田芳信，大須賀直人，尾崎正雄，清水武彦，田中光郎，福田 理，前田隆秀，渡部 茂（編）：小児の口腔科学 第4版．学建書院，東京，2017．

11章 小児口腔外科

[05] 先天歯・Riga-Fede病への対応

九州歯科大学　健康増進学講座　口腔機能発達学分野　佐伯 桂

▶ 先天歯

先天歯とは、生後4週以内にみられる早期萌出歯で、出生時にすでに萌出している歯を出産歯、新生児期（生後4週以内）に萌出した歯を新生児歯という。

先天歯の発症頻度は約0.1%[1]で、下顎前歯部に認められることが多い。先天歯は、歯根が形成されていないことが多いため、動揺が著しく、自然脱落による誤飲・誤嚥の危険性がある場合は抜去する。また、エナメル質が形成途中で萌出してしまうため、しばらくすると象牙質が露出して歯髄感染を起こすことがある。

哺乳時に母親の乳首を傷つけたり、乳児の舌下面に潰瘍（Riga-Fede病：後述）を形成したりするなどして哺乳に支障を来すことがある。

1．原因

歯胚の早期形成や歯の早期形成、歯胚の浅在性などが挙げられる。また、全身的な要因として、軟骨外胚葉異形成症、Hallerman-Streiff症候群などでも先天歯がみられることがある[2]。

2．症状

先天歯は歯根が形成されていないことが多く、動揺がみられる。

3．対応

動揺が著しく、自然脱落による誤飲・誤嚥の危険性がある場合は抜去する。ただし、先天歯が過剰歯ではない場合、歯列への影響（空隙の狭小化や隣在歯の近心移動など）について、事前に保護者に説明が必要である[1]。過去の報告より、先天歯が過剰歯である割合は低いと考えて差し支えない[3]。また、新生児期に抜歯する場合は出血性素因に注意が必要であるため、やむを得ない場合を除いて、新生児期の抜歯は避ける。

▶ Riga-Fede病

Riga-Fede病とは、下顎乳切歯の早期萌出（先天歯）などの刺激や損傷によりできる舌下部、あるいは舌小帯部に潰瘍を生じる乳幼児特有の疾患である。接触痛や自発痛のため、哺乳障害を来す。また、感染による発熱などから機嫌が悪くなったり[4]、原因歯が母体の乳房を傷つけることもあるため、何らかの処置が必要になる。

先天歯によるRiga-Fede病の発症機序は、出生後4ヵ月ごろまで残存する原始反射（舌挺出反射）によるものと考えられている。この時期を過ぎると、先天歯による舌下面への潰瘍形成の発生は少なくなる[1]。

1．原因

先天歯あるいは早期萌出中の下顎乳中切歯による機械的刺激によって生じる。また、舌小帯強直症があると生じやすい[1]。

2．症状

舌下部あるいは舌小帯部に褥瘡性潰瘍を形成する。潰瘍面は白色の偽膜で覆われ、形態は円形あるいは楕円形で、その周囲に発赤が認められる。潰瘍部が陥没したものや、肉芽組織の増殖によって隆起したものも見られる[3]。

3．対応

①先天歯あるいは早期萌出中の下顎乳中切歯の切縁

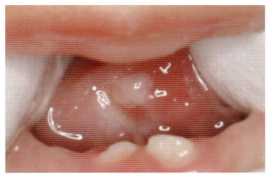
図❶a　初診時の口腔内写真

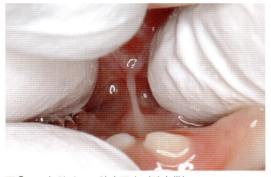
図❶b　初診時の口腔内写真（舌小帯）

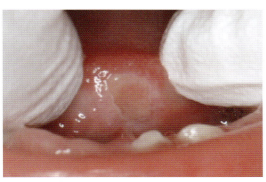
図❷　処置後1週の口腔内写真

が鋭利な場合は、鋭縁削合や歯面研磨を行う。ただし、先天歯は歯質が薄いため、対応には注意が必要である。
②原因歯の鋭縁部をコンポジットレジンで被覆する。ただし、修復部の脱落や誤飲に注意する。
③原因歯の動揺が著しく、自然脱落による誤飲・誤嚥の危険性がある場合は抜去する。
　注意事項は、前述した先天歯の対応と同様である。

症例

　生後1ヵ月の女児。2週間前に下顎前歯部に歯が萌出してきたという。そのころより、哺乳時に号泣するようになり、母親が患児の口腔内を確認したところ、舌が白くなっていたとのことで近医を受診。Riga-Fede病との診断にて、九州歯科大学附属病院小児歯科を紹介受診した。

1．口腔内所見

　舌下部に潰瘍が認められ、その表面は偽膜に覆われて楕円形を呈していた（図1）。先天歯の切縁は鋭利であった。なお、2歯とも動揺度（Millerの分類）は2度であった。

2．処置および治療経過

　先天歯の鋭利な切縁を削合した。処置より1週間後、潰瘍部は縮小傾向がみられ（図2）、哺乳時に号泣しなくなったとのことであった。

3．注意点

　Riga-Fede病の患者は、症状が改善すると来院が途絶える傾向にある。先天歯は歯髄感染を起こす可能性があるため、継続して観察を行う必要があることを保護者に説明しておくことが大切である。

【参考文献】
1）福本　敏，山田亜矢：歯の萌出異常．白川哲夫，飯沼光生，福本　敏（編），小児歯科学 第5版，医歯薬出版，東京，2017：86-90.
2）横山三菜：歯の萌出異常．新谷誠康，有田憲司，木本茂成，齊藤正人，島村和宏，関本恒夫（編），小児歯科学ベーシックテキスト 第2版，永末書店，京都，2019：99-101.
3）加藤高英，伊能智明，松田憲一，玉繁雅之，立花哲也，安田卓史，千葉博茂：出生直後に抜歯が必要とされた先天性歯の2例．小児口腔外科，16（2）：169-173，2006.
4）朝田芳信，前田隆秀：口腔軟組織の疾患．朝田芳信，大須賀直人，尾崎正雄，清水武彦，田中光郎，福田　理，前田隆秀，渡部　茂（編），小児の口腔科学 第5版，学建書院，東京，2019：207-225.

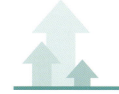

Level Up & H!nt
11章 小児口腔外科

[06] 上顎正中過剰歯抜歯の基準

九州歯科大学　健康増進学講座　口腔機能発達学分野　渡辺幸嗣

　過剰歯の大多数は上顎正中部に発生する。大臼歯部にも発生することがあるが、本項では上顎正中部過剰歯について述べることとする。上顎正中部過剰歯は表1のように分類され、その対応は過剰歯の状況によって異なる。

 萌出過剰歯の場合

　萌出過剰歯の場合には、基本的に抜歯が適応となる。なぜなら、過剰歯により、永久歯列の不整や咬合の不正、刷掃の妨げ、萌出位置によっては審美障害を来すこともあるからである。抜歯のタイミングは、患児の年齢と、過剰歯が患児の口腔の成長発達にどれだけ悪影響を及ぼすかにより、総合的に判断する。

　図1a、bは、萌出過剰歯の口腔内写真およびX線写真である。過剰歯の影響と考えられる1⏌の捻転、1⏌の捻転に伴う2⏌の近心移動（1⏌の萌出スペース喪失）および1⏌の歯根成長障害が認められる。本症例では、患児の年齢が抜歯に耐え得る十分な年齢に達していたこと、1⏌や歯列への影響が深刻であること、過剰歯の位置が1⏌の歯根成長部位から離れており、1⏌の歯根成長を障害せずに過剰歯の抜去が可能なことから、早急に抜歯のうえスペースリゲインし、1⏌の捻転を経過観察して改善がみられないなら矯正により捻転を改善するのが望ましい。

　本症例では、乳臼歯部に発育空隙を認めず、リーウェイスペースを考慮に入れても永久歯列では萌出スペースが足りなくなるおそれがあるため、過剰歯抜去およびスペースリゲインを行うに先立ち、歯列咬合について診査し、歯列の不整に対する長期的な

表❶　上顎正中部過剰歯の分類

上顎正中部過剰歯	萌出過剰歯	
	埋伏過剰歯	・順生埋伏過剰歯 ・逆生埋伏過剰歯

加療・管理が必要になることを、患児やその保護者に伝えておくべきである。さらに、過剰歯とは直接関係ないが、本症例では上唇小帯高位付着も認められ、過剰歯抜去の際に併せて上唇小帯切除術を行わなければ、正中離開は改善しない（本章03参照）。

 埋伏過剰歯の場合

1．順生埋伏過剰歯

　順生埋伏過剰歯は、基本的に萌出を待ってから抜歯する。初診時に順生過剰歯が原因と思われる永久歯列の不整がみられても、過剰歯を抜去すれば歯列不整は改善されることがある。しかし、症例によっては、過剰歯抜去後にも歯列不整が完全に改善されないこともあり、その場合には矯正治療の適応となる。また、過剰歯の萌出を待つことにより、深刻な永久歯列の不整を引き起こす（矯正治療が必要となる）おそれが強いものの、早期に過剰歯の抜去を行えば永久歯列への悪影響を最小限に抑えられる（矯正治療を避けられる）可能性がある場合には、過剰歯の萌出を待たずに抜歯することもある。

2．逆生埋伏過剰歯

　上顎正中部逆生過剰歯を発見した場合には、まず①抜歯の必要性、②抜歯の時期、について決定しなければならない。過剰歯が永久歯列の不整を引き起こしている場合は抜歯の適応となる。また、過剰歯

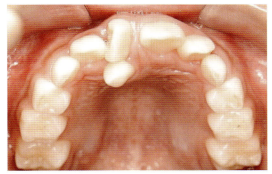

図❶a 萌出過剰歯。1⃣の捻転と1⃣の捻転に伴う2⃣の近心移動

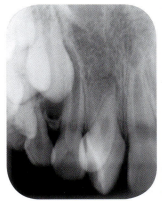

図❶b デンタルX線写真。1⃣の歯根成長障害が認められる

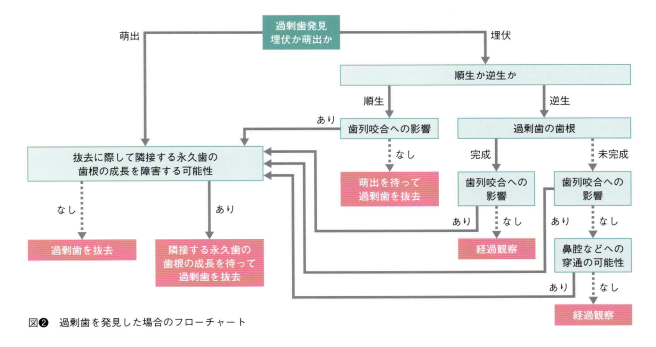

図❷ 過剰歯を発見した場合のフローチャート

が鼻腔や上顎洞に穿通するおそれのある場合には、抜歯をしておいたほうがよい。なぜなら、過剰歯が鼻腔や上顎洞に穿通すると感染源となるからである。歯は歯根の成長の反作用で推進力を得て、顎骨内を移動していく。逆生埋伏過剰歯は、この推進力によって上顎洞や鼻腔の方向に異動していくことがある。したがって、X線写真や歯科用コーンビームCT（CBCT）などで逆生埋伏過剰歯の歯根が未完成であった場合、過剰歯が深部に異動していく前に抜歯するか、抜歯しない場合には過剰歯の歯根が完成するまで、定期的に過剰歯の位置を確認する必要がある。

過剰歯を発見した場合の対応

以上のことをフローチャートにまとめると、図2のようになる。ポイントは、①その過剰歯が存在することにより、現在および将来にわたって患児の口腔機能に悪影響が出るかどうか（抜歯の必要性の判断）、②抜歯が必要な場合、過剰歯による患児の口腔機能への悪影響を最小限に留め、周囲の永久歯歯胚に障害を与えることなく抜歯を行うことができ、患児に受け入れられるタイミングはいつか（抜歯時期の判断）、である。

過剰歯は、その3次元的な位置の特定および周囲組織との関係性を正確に把握できなければ、正しい対応ができない。萌出過剰歯を抜去しようとしたところ、その歯根が正規の永久歯の歯根と癒合していたということもあり得る。したがって、過剰歯の精査にあたっては、CBCTなどを活用して慎重に正確に行うことが重要である。

12章 小児期の外傷

Level Up & H!nt

[01] 一次医療機関としての
外傷への診断と初期対応 …………………… 122

[02] 骨・口腔粘膜損傷への対応 ……………… 124

[03] 乳歯外傷への対応 ………………… 128

[04] 幼若永久歯の外傷への対応 ……………… 130

[05] Pulp revascularization とは ………… 134

[06] 犬歯萌出に伴う前歯歯根吸収例
目に見えない歯の外傷──内なる外傷 …… 136

Level Up & H!nt

12章 小児期の外傷

[01] 一次医療機関としての外傷への診断と初期対応

九州歯科大学　健康増進学講座　口腔機能発達学分野　牧 憲司

 頭部・顔面・顎の視診

　口腔の診察を行う前に、まず頭部を含む全身の打撲や外傷について診察を行い、意識障害や眼・鼻などの損傷が認められた場合は、関連する診療科・病院へとすばやく患児を転送する。口腔外傷においても、骨折などが疑われる重症の場合は、ただちに大学病院などの専門性の高い二次医療機関へ紹介する（図1）。

 自院で対応できると判断した場合

　以下を中心に、問診から情報を得る。

1. 患児の年齢

　年齢から患歯の歯根形成の程度を概略推測できる。

2. 事故の発生

　いつ、どこで、どのようにして事故が起こったかを聴取する。

3. 既往歴

　薬物に対するアレルギーや血液疾患、心疾患などの全身疾患をもっているかとともに、破傷風ワクチン接種の有無などを確認する。

4. 来院までの経過

　できるかぎり迅速に歯科医院に来院させる。処置法や予後を左右する重要な因子となる。

5. 外傷の既往

　事故状況の説明があいまいで、同じ部位を複数回受傷している場合、また低身長や低体重、身なりなどをチェックし、虐待を考慮して診査しなければならない。

 視診

　軟組織の損傷の程度や範囲の診察を行う。

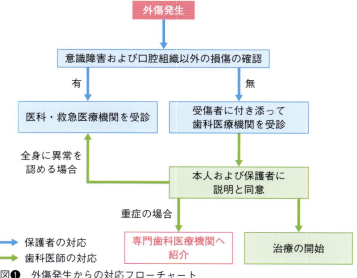

図❶　外傷発生からの対応フローチャート

表❶ Millerの分類

0度	生理的動揺、0.2mm
1度	わずかに動揺、0.2mm～1mm
2度	1～2mm
3度	2mm以上で歯軸方向にも動揺する

受傷歯の視診では、歯冠破折の有無とその程度、露髄の有無、歯冠部の変色、位置異常の有無などを診察する。

 触診

1．動揺度検査

受傷歯の動揺が生理的範囲なのか、病的動揺なのかを判断する。さらに、その原因が脱臼によるものなのか、歯根破折によるものなのかを検討しなければならない。加えて、歯槽骨骨折の有無の診査も併せて行う。

受傷歯の動揺度は、Millerの分類（**表1**）を基準にして行う。

2．打診

打診は、水平方向・垂直方向について行い、外傷による歯根膜の損傷の有無を確認する。打診音は、診断において非常に重要である。

健全歯では、澄んだ音がする。一方で、鈍い音は亜脱臼や挺出、高い金属音はアンキローシスを起こしている可能生が高い。

 受傷歯の歯冠破折や
歯根破折、歯槽骨骨折の有無

歯冠破折の亀裂の発見には、LEDライトなどを用いた透照診が有効である。歯根破折や歯槽骨骨折では、破折線が写真上で不明瞭な像として描出されることがある。そのため、2方向以上の撮影が推奨されている。また、歯科用コーンビームCT（CBCT）検査は、歯根破折や歯槽骨骨折検査において極めて有用である（**図2**）。

X線診査により、以下の点を確認する。
- 歯根膜腔の拡大の有無と程度

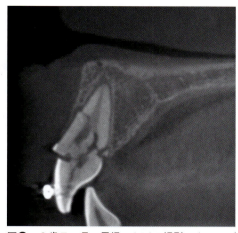

図❷ 9歳7ヵ月、男児。CBCT撮影により、1」に複数回打撲による歯根破切線が複数認められる

- 根尖の形成程度や吸収状態
- 永久歯の歯胚の発育程度と乳歯根との位置的関係
- 歯髄腔の大きさと露髄の有無
- 受傷部位が顎関節や顎骨に及ぶ場合は、パノラマX線撮影を行う

 EPT反応診査

受傷直後は一過性に無反応を示すために、最終判定はできない。2週間程度後に再度診査する。根未完成歯は根尖の開大が大きいほど、電気診の反応は信頼性が薄く、低年齢児は反応が正確ではない。

 脱落歯保存のために

脱落歯の保存液として、牛乳は有用であるが、使用する際は牛乳アレルギーの有無を確認することが必須である。また、歯の保存液は塩化カリウムや塩化マグネシウムなど、各種の塩基から構成されており、歯根膜細胞内外の浸透圧を制御できる。両者ともに24時間の脱落歯の保存が可能といわれている。さらに、液を4℃で冷蔵したほうが、歯根膜細胞は高い活性を示す。学校歯科医は、転倒や衝突、転落などによる外傷に伴う歯脱落の事態に備えて、保存液を各学校に準備するように指導することは必須である。

Level Up & H!nt

12章 小児期の外傷

[02] 骨・口腔粘膜損傷への対応

九州歯科大学　健康増進学講座　口腔機能発達学分野　西田郁子　牧 憲司

　顔面を打撲すると歯のみではなく、周囲組織である口腔粘膜および顎骨がダメージを受けることも多い。転倒などによる受傷時は、顎骨や口腔粘膜も注意深く診査を行う。

▶ 顎骨損傷への対応

　小児の顎骨は非常に軟らかいため、成人のように割れて折れることは少なく、飴のように折れ曲がる若木骨折という特徴的な骨折を起こすことが多い。また、小児の顎骨骨折では、成人と比べて顎骨の成長発育を考慮した治療が必要であり、固定は困難であるが、治癒は早いという特徴がある。
　顔面を打撲した場合、顎骨が骨折している可能性が考えられる。顔面変形や圧痛、異常可動性、知覚神経障害などがみられた場合、口腔内においては歯列偏位が認められた場合は、顎骨骨折の可能性が高い。顎骨骨折の可能性がある場合、X線診査は必須である（図1a、b）。必要があれば、CT診査も行う（図2a、b）。
　顎骨の打撲では、直達骨折だけでなく、介達骨折の頻度も高い。下顎骨では、前歯部や犬歯・小臼歯部に骨折線が認められた場合、両側関節突起部に介達骨折がみられることが多く、同部位だけの単独骨折はそれぞれ25％、27％程度であったという報告がある[1]。よって、診査においては介達骨折の可能性を考慮しておく必要がある。
　顎骨骨折の一般的な治療方法は、受傷顎骨の整復・固定後、運動機能の回復のためのリハビリテーションを行うことである。

■ 顎骨骨折の治療方法
①印象採得を行い、作業模型を作製する。
②作業模型を用いて、偏位している骨折片を元の位置に整復し、床副子を作製する。
③全身麻酔下にて偏位した骨折片を整復し、作製した床副子を囲繞結紮法にて固定する。
④固定期間は2～3週間とし、床副子を除去する。
　偏位した顎骨骨折片をそのまま放置していると、偏位した状態で骨折部が骨性癒合し、歯列不正や歯の萌出遅延、歯の形成不全、顎関節強直症、顔面変形などの後遺症がみられることがある[2]。このように顎骨骨折と診断された場合、適切な医療機関へ紹介することが望ましい。

● 歯槽骨骨折
　小児の歯槽骨は多孔性で比較的薄く、また乳歯は歯冠高径が短く垂直に萌出しているため、乳歯が外傷を受けると歯冠破折により、陥入や転位などの脱臼を生じやすい。陥入や転位によって歯槽骨骨折を招き、同時に歯肉裂傷や粘膜剥離を引き起こすこともある（図3）。
　歯槽骨骨折を起こしている症例の治療方法は、まず転位した歯および破折した歯槽骨が整復可能であるかを診査する。整復可能と診断された場合、以下の術式にて治療を行う。

■ 歯槽骨骨折の治療方法
①歯槽窩および創部を生理食塩水にて洗浄を行う。
②徒手にて偏位した歯槽骨および歯を整復する。
③損傷を受けている軟組織の縫合を行う。縫合には、吸収性の縫合糸を用いる。
④ワイヤーと接着性レジンを用いて、歯の固定を行

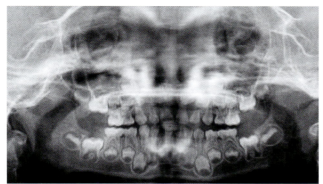
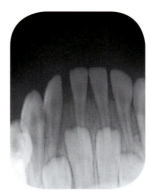

図❶a 顎骨骨折のパノラマX線写真。転倒により受傷し、下顎前歯部および左側下顎枝に骨折線を認めた。口腔外に傷はみられないが、左下顎の腫脹と疼痛を認めた。口腔内所見では、BA間に裂傷と口腔底に血腫による腫脹がみられた。左下唇に知覚鈍麻を認めた

図❶b 同、X線写真。BA間にスペースを認め、歯槽骨に骨折線がみられた

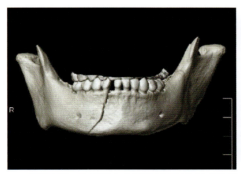
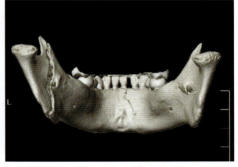

a：唇側面像。BA間から下顎骨底にかけて骨折線を認めた

b：舌側面像。正中部および左側下顎枝に骨折線を認めた

図❷a、b 顎骨骨折のCT診査画像（図1、2は九州歯科大学口腔内科学分野より提供）

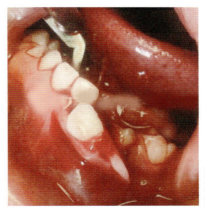

図❸ 歯槽骨破折を伴う歯の脱臼。Bが完全脱臼し、脱臼歯周囲の歯槽骨骨折を認める

う。受傷歯が複数歯に及ぶ場合や受傷歯の隣在歯が脱落して固定源が存在しない場合は、床副子を使用する。
⑤固定期間は2〜3週間とする。

 口腔粘膜

顔面外傷では、口腔粘膜が受傷する機会も多い。また、受傷の状態は擦過傷や挫傷、裂傷などが挙げられる。受傷部位は口唇、上唇小帯（**図4**）、舌、歯肉組織（**図5**）、口蓋粘膜、咽頭粘膜など、あらゆる部位にみられる。

軟組織外傷では、傷の大きさや深さ、出血の程度など、受傷状態を確認する。また、医療面接で受傷場所や受傷状況を確認し、異物迷入の可能性や感染の可能性を診査する。とくに低年齢の小児では、歯ブラシなどを咥えたまま転倒し、穿通性外傷が多い

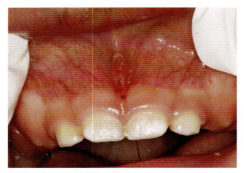
図❹ 上唇小帯裂傷。受傷後1日経過症例。創面はすでに接着しており、縫合の必要はない。小児の軟組織損傷の治癒は早い

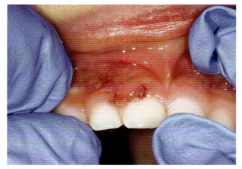
図❺ 歯肉組織傷。ＢＡ部歯肉組織の挫傷。消毒後、経過観察を行う

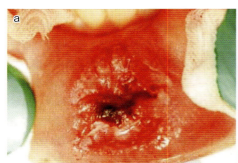
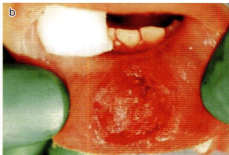
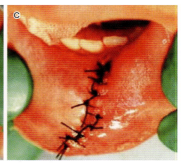
図❻a〜c　a：口唇挫創受傷後。b：口唇挫創感染源除去。鋭匙を用いて感染源となる汚染物や壊死組織を除去する。c：口唇挫創縫合後。創縁の整合に注意しながら、粘膜縫合を行う

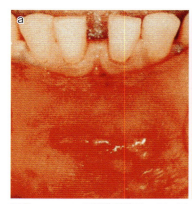
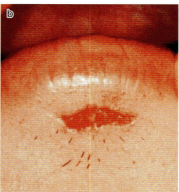
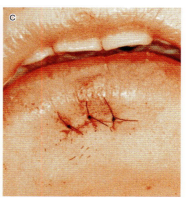
図❼a〜c　口唇裂傷受傷後。下口唇の口腔粘膜（a）から皮膚（b）に及ぶ貫通性裂傷。口腔内とともに、皮膚の縫合を行う（c）

のも特徴である。穿通性外傷の場合、異物の残存を確認することが大切である。創部にゾンデを挿入し、創部の深さを確認するとともに、必要に応じてCT診査を行う。また、外傷の原因となったものを確認することにより、組織内部に異物が残っているのかを推測できる。

　擦過傷や挫傷では処置を必要とせず、経過観察を行うことが多い。裂創の場合は、創の深さや出血の程度により、縫合の必要性を検討する。

■口腔粘膜外傷の基本的治療方法（図6）
①創部消毒する。
②浸潤麻酔を行う。
③創部の感染源であると考えられる汚染物や壊死組織、迷入物質を、鋭匙を用いて除去する（図6b）。
④創部が深部に及ぶ場合は、筋層を縫合する。
⑤創縁の整合に注意しながら粘膜縫合を行う（図6c）。
⑥感染防止のため抗菌薬を投与し、縫合には吸収性の縫合糸を用いる。

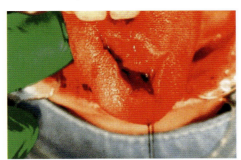
図❽a 舌裂傷受傷後。可動性の舌組織の縫合には舌尖部に1針糸を通し、固定して縫合を行う

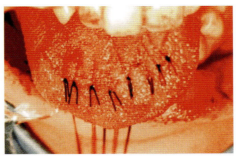
図❽b 舌裂傷縫合後

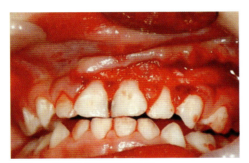
図❾a 剝離性歯肉裂傷受傷後

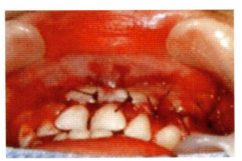
図❾b 剝離性歯肉裂傷縫合後（図6〜9は別府口腔保健センター 口腔外科・黒川英雄先生のご厚意による）

⑦必要であれば7〜10日目に抜糸を行う。

　口唇や舌、歯肉組織の裂傷への対応例を、**図7〜9**に示す。

■ 縫合に際しての注意点
- 口唇の場合、赤唇の創面の位置にずれがないように縫合する。審美的回復が大切である。
- 舌の場合は可動性が高いので、縫合が困難である。そのため、ガーゼで舌尖部を把持するか舌尖部に1針糸を通し、牽引・固定（図8a）する。

　さらに、口唇外傷後に粘液囊胞を発症することがある。そのため、抜糸後も予後観察が必要なことを保護者に説明しておくことが望ましい。

【参考文献】
1) 安達泉，江原昌弘，諸井英二，清水谷公成，岡本考司，田中義弘，古跡養之真：下顎骨骨折の好発部位について—401例の分析—. 歯放，20：131-137，1980.
2) 加我正行：乳歯列期骨折の予後. 木村光孝，高木裕三，香西克之，朝田芳信（編），乳歯列期における外傷歯の診断と治療，クインテッセンス出版，東京，2005：76.
3) 杉山芳樹：小児の顎顔面外傷—軟組織外傷と骨折—. 小児歯科臨床，14(6)：22-23，2009.

Level Up & H!nt

12章 小児期の外傷

[03] 乳歯外傷への対応

九州歯科大学 健康増進学講座 口腔機能発達学分野 佐伯 桂

　乳歯外傷においては、受傷歯だけではなく、後継永久歯への影響および咬合育成への影響を考慮した処置が必要となる[1]。さらに、受傷歯の約55％の後継永久歯に障害がみられる[2]ことから、後継永久歯が萌出するまで、あるいはその歯根完成までの長期間に及ぶ経過観察が必要である。

　また、乳歯の外傷に起因する後継永久歯の異常について、あらかじめ保護者に十分に説明しておく必要がある。

 外傷歯の分類と治療方針

　外傷歯の治療後は、原則として2週間後、1ヵ月後、2ヵ月後、3ヵ月後、6ヵ月後に経過観察を行い、さらに年単位で経過観察を行うことが望ましい。可能であれば、受傷歯の後継永久歯の萌出、さらにその歯根完成まで経過観察を行う。なお、受傷歯を抜去した場合は、患児の年齢を考慮しながら保隙を行う[2]。

1. 破折性損傷

1）歯冠破折

①**不完全破折（亀裂）**：亀裂周囲のエナメル質表面をレジンコーティングする。隣接面の亀裂にも注意を払う。

②**露髄を伴わない歯冠破折**：コンポジットレジンなどを用いて歯冠修復を行う。破折片を接着性レジンで再接着する。

③**露髄を伴うエナメル質・象牙質破折**：露髄面が小さく（点状）、受傷後間もない場合は直接覆髄法、受傷から時間が経過している場合は部分的歯髄切断法を行う。露髄面が大きい、あるいは受傷後1時間以内の場合は、歯頸部生活歯髄切断法を第一選択とする。受傷後、長時間が経過した症例では、抜髄処置あるいは感染根管治療を行う。

2）歯冠・歯根破折

①**露髄を伴わない歯冠・歯根破折**：コンポジットレジン修復あるいは破折片を再接着する。

②**露髄を伴う歯冠・歯根破折**：破折が歯槽骨縁上に留まっている場合、防湿が可能であれば抜髄し、根充後、歯冠修復あるいは破折片を再接着する。不可能な場合は抜歯を行う。破折が歯槽骨内に及ぶ場合や複数の破折がある場合も抜歯を行う。

3）歯根破折

①**根尖側1/3部破折**：通常、この部の破折は動揺が少なく、処置の必要はない。動揺があり、疼痛を訴える場合のみ固定する。

②**根中央部破折**：動揺が認められるため、数ヵ月間固定を行う。通常は歯内療法は必要としない。歯髄壊死が生じた場合にも、歯冠側破折片の内部のみ根管治療を行う。

③**歯頸側1/3破折**：原則として抜歯を行う。

2. 脱臼性損傷

　受傷部位を清潔に保つために、口腔清掃指導や消毒薬を用いた創部の清拭方法の指導を行う。受傷後数日は、軟らかい綿棒などを用いて、薄めた含嗽剤とともに頻繁に清拭することを勧める[2]。イソジン®を使用する際はヨードアレルギーに注意する。

1）震盪

　異常な動揺や歯の転位を伴わない歯の支持組織の軽度の損傷であるが、打診に対して違和感や疼痛がある。経過観察を行う。

2）亜脱臼

X線診査では異常な所見はないが、動揺は生理的範囲を超える。歯肉溝からの出血を伴う場合もある。咬合痛を伴う場合には固定を検討する。期間は2週間程度とする。

3）側方脱臼

視診で歯の歯軸方向以外への転位が確認できる。原則として局所麻酔下で、弱い力でゆっくりと歯を正しい位置に整復し、2～6週間固定する。

4）挺出

弱い力でゆっくりと歯を正しい位置に整復し、2～6週間固定する。

5）陥入

X線診査にて、形成中の後継永久歯歯胚を障害している場合、あるいは転位が著しい場合を除いて、自然萌出を期待して経過観察する（図1）。

3．脱落（完全脱臼）

乳歯の再植は原則として行わない。歯の喪失に対しては可撤保隙装置を適用する。例外として、脱落歯が口腔内にある場合や保存状態がよく30分以内に来院した場合は、再植も可能であるとされている[4]。

■固定方法

従来はワイヤーと接着性レジンが用いられていたが、外傷直後で興奮状態の不協力児に応用することは困難である。現在では、歯科矯正で使用されるエラストメリックチェーン（図2）とフロアブルレジンを用いたONDU（Ohide-Nippon Dental University）法が推奨されている[5]。

▶ 外傷歯の処置後の注意点

1．歯冠の変色

乳歯では、変色がみられてもその後退色し、後継永久歯とスムーズに交換する症例も多い。X線診査で根尖病巣が確認され、歯肉にサイナストラクトなどがみられる場合は感染根管治療の対象になり得る

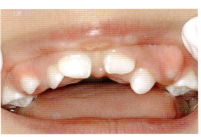
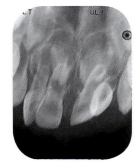

a：初診時（受傷後1日）。B+Bの陥入が認められた。Bは口蓋側に転位していた

b：同、デンタルX線写真。陥入がみられたB+Bの後継永久歯胚に影響は認められなかった

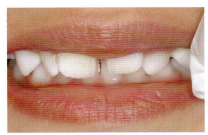

c：受傷後45日。再萌出が進んでいるが、Bは口蓋側に転位したままである。母親に稲田らの報告[3]を参考に、ヘラ押しを行うよう指示した

d：受傷後176日。Bの唇側移動が認められた

図❶ a～d 症例。1歳4ヵ月、女児。初診日前日、自宅にて椅子から転落し、パネルヒーターに顔面を強打した

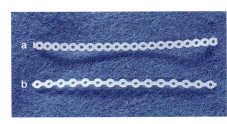

図❷ エラストメリックチェーン。リング間が離れているもの（b）ではなく、リング間が連結しているクローズタイプ（a）を使用する

が、上記の所見がみられない場合は経過観察を行う。

2．歯髄

X線診査にて歯髄腔の狭窄がみられるが、これは一連の治癒過程として考えられている。

3．乳歯外傷に合併する後継永久歯の異常

エナメル質石灰化不全、エナメル質形成不全、歯冠、歯根の形態異常、萌出遅延および萌出位置異常など、さまざまな障害がみられる。

【参考文献】

1）西田郁子：小児期の歯の外傷への対応．九州歯会誌，63(4)：204-210，2009．
2）宮藤美智世：歯の外傷．白川哲夫，飯沼光生，福本 敏（編），小児歯科学 第5版，医歯薬出版，東京，2017：237-255．
3）稲田絵美，齊藤誠一，石谷徳人，岩瀬陽子，山﨑要一：乳切歯交叉咬合への早期対応 幼児のヘラ押し指導を通して．小児歯科学会雑誌，45(4)：546-551，2007．
4）有田憲司：歯の外傷．新谷誠康，有田憲司，木本茂成，齊藤正人，島村和宏，関本恒夫（編），小児歯科学ベーシックテキスト 第2版，永末書店，京都，2019：307-325．
5）楊 秀慶：歯の外傷時の固定法．北村和夫（監），楊 秀慶（編），外傷歯のみかたと対応，医歯薬出版，東京，2018：48-51．

Level Up & H!nt
12章 小児期の外傷

[04] 幼若永久歯の外傷への対応

九州歯科大学　健康増進学講座　口腔機能発達学分野　牧 憲司

　日常臨床のなかで、歯外傷の患児に遭遇する機会は多い。小児期の口腔領域の外傷は、2～3歳、7～9歳に好発する。すなわち乳歯列前期・永久歯萌出期に相当する。とくに永久歯では、根未完成歯である幼若永久歯の症例が多く、小児の口腔の発育段階を熟知したうえで、診査・診断、適切な処置、予後観察をしなければならない。
　外傷における小児歯科学的問題点を、下記に列挙する。

- 正常な顎や歯列の成長発達が妨げられることがある。
- 口腔外傷やランパントカリエスなどの口腔所見のほか、低身長や低体重、多数のアザなどの小児が来院した場合は虐待を疑い、通報の必要性を決定する。

▶ ステージごとの受傷様式

　口腔の成長とともに受傷様式も異なってくる。
　永久歯は歯冠破折が多く、歯根破折を合わせると約50％を占める。7歳までは破折より脱臼のほうが多いが、9歳以上では破折が多くなっている。幼若永久歯では脱臼が多い。

▶ 外傷の分類

1．歯冠破折

　破折性の外傷は、露髄の有無で単純性歯冠破折と複雑性歯冠破折に分けられる。受傷直後で露髄面が小さい場合は、直接覆髄や部分断髄が適応となる症例が多い。受傷後かなり時間が経過した場合は、抜髄か感染根管処置を行う。また、中心結節の咬合性外傷による破折例も多い（図1）ので、接着性レジンなどによる結節の周囲保護が必要である。
　Apexogenesisは、幼若永久歯の根尖部に健全な歯髄組織を温存させることによる生理的な歯根の成長と根尖部の閉鎖である。適応症としては一部性歯髄炎である。
　Apexificationは、完全抜髄および感染根管処置による失活歯に対して根管充填処置を施し、歯根尖はセメント様硬組織や骨硬組織によって閉鎖を目的とする。欠点としては、根管内壁の肥厚化が起きない、治療期間が長期化することによる患者の通院コンプライアンス不良、これらの原因による歯根破折が挙げられる。

2．歯根破折

- 歯頸側1/3

　永久歯では、歯内療法後に挺出を試みる。

- 根中央1/3

　永久歯では、動揺が大きくても治癒する可能性が高いことから、固定して経過観察する。

- 根尖側1/3

　動揺が大きいときは固定し、生理的動揺範囲であれば経過観察とする。歯髄壊死の徴候が現れるまで、歯内療法は行わない。

●外傷による幼若永久歯歯根破折症例

　患児は9歳の女児で、転倒によって1|を打撲し、来院した。同歯は脱臼・挺出状態であった（図2a、b）。またX線検査により、歯根水平破折線が同歯の歯根中央部に確認された（図2c）。ただちに同部の整復固定を行った（図3）。
　術後2ヵ月、同歯の破折線部に内部吸収が認めら

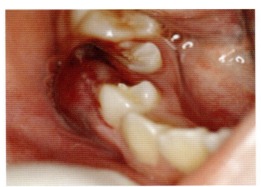

図❶ 11歳、女児。5⏋の中心結節破折により、急性歯槽膿瘍を惹起

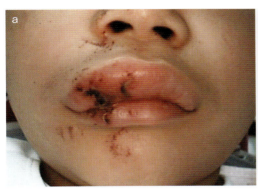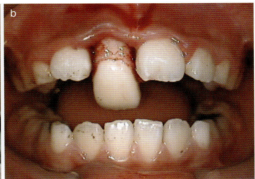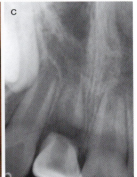

図❷a〜c 外傷による幼若永久歯歯根破折症例。a：初診時の正貌写真。b：同、口腔内写真。⏋1は脱臼・挺出状態であった。c：同、デンタルX線写真。歯根中央部に破折が認められる

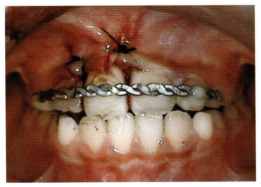

図❸ 18-8 Stainless Steel Strengthener Wireにて固定

れたため（**図4a**）、破折線部まで抜髄を行い、ビタペックス®（ネオ製薬工業）にて暫間根管充填を行った（**図4b**）。これは、破折線部でのいわゆるApexificationを応用し、硬組織誘導の治癒を目的としたものである。

術後1年6ヵ月、アピカルストップを確認したため（**図5a**）、ガッタパーチャポイントにて根管充填を行った（**図5b**）。2年6ヵ月経過して破折線部はさらに不透過性を増し、予後良好である（**図6a、b**）。

本症例のように、歯根破折において固定後、打診やX線の破折部にX線透過像がみられる場合は歯髄感染を疑って壊死歯髄組織のみを除去し、根管治療後、水酸化カルシウム製剤を破折部まで填入、歯髄はセメント質による閉鎖というApexificationと同じ治癒パターンが起こる。また、根尖側の歯髄腔の閉塞は、歯根破折歯に多くみられる現象であり、現在では治癒過程と考えられているため治療の必要は

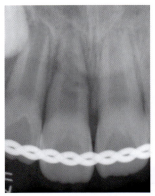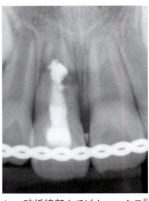

a：電気診反応なし、破折線部に内部吸収を認めた

b：破折線部までビタペックス®で根管充塡を行った

図❹a、b　初診時から2ヵ月後

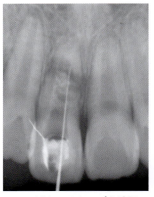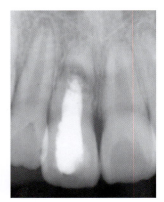

a：アピカルストップを確認

b：ガッタパーチャポイントにて充塡

図❺a、b　初診時から1年6ヵ月後

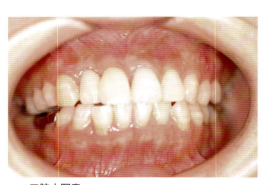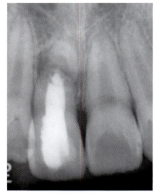

a：口腔内写真

b：破折線部は不透過性を増した

図❻a、b　初診時から2年6ヵ月後

ない。

3．脱臼性外傷

脱臼には、震盪や亜脱臼、側方性脱臼、陥入、脱落などがある。時間が経過していて根未完成歯であれば、陥入歯は処置をせずに経過観察することが多い。受傷直後は、陥入の程度によって経過観察か否かを判断する。歯内療法を将来的に必要とする症例も多いことを念頭に入れなければならない。

脱落歯は乾燥を防ぎ、短時間に再植された場合は歯根吸収を生じにくい。幼若永久歯は30分以内の再植で、約80％に歯髄循環が復活する。しかしながら、再植までの時間経過で壊死する可能性が高まるのも

表❶　外傷の固定期間

外傷の分類	期　間
歯根膜に限局した場合	通常1～2週間
歯根膜の損傷のみならず歯槽骨骨折を伴う場合	3～4週間
側方性脱臼や陥入の症例で歯槽骨の破折を起こしている場合	6～8週間（図7）
歯根破折	2～3ヵ月
再植歯	4～6週間

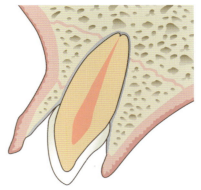

図❼　外傷を受け、陥入による歯槽骨骨折を伴う例（参考文献[1]より引用改変）

事実なので、受傷後の診査（根吸収、骨吸収など）を慎重に継続する。

　脱落歯保存液としては、牛乳や歯の保存液が有用である。歯保存液は4℃で冷蔵したほうが歯根膜細胞は高い活性を示す。

　次に歯の保存液の特徴を示す。
- 歯根膜細胞の活性化の維持（溶液のpHと浸透圧が重要）
- 日常的に入手しやすい
- 長期にわたる品質の恒常性

 外傷への対応

1．固定法

1）コンポジットレジン

　軽度の動揺で隣在歯が健全な場合、隣接面を固定する。

2）固定式副子
- ワイヤーとレジン
- ワイヤーとブラケット
- レジンスプリント
- 床副子（レジンプレート）
- 金属シーネ・結紮線

2．固定期間

　外傷の種類により、固定期間は異なる（**表1**）。

3．予後観察期間

1）外傷後の定期検査

　症例に応じてであるが、術後1週間、3週間、6週間、3ヵ月、6ヵ月、1年後の間隔で4～5年行う。根未完成歯の場合は、歯根が完成するまで定期検査を行う。

【参考文献】
1）月星光博：外傷歯の診断と治療．クインテッセンス出版，東京，2011．

Level Up & H!nt
12章 小児期の外傷

[05] Pulp revascularization とは

九州歯科大学附属病院　小児歯科　**藤田優子**

　Pulp revascularization とは、歯髄血管再建術のことであり、regenerative endodontics（再生歯内療法）とも呼ばれる。一言でいえば、歯髄壊死を伴う幼若永久歯の歯髄機能の完全な回復とその後の歯根の完成を目的とした歯内治療のことである。

　永久歯の外傷は、歯根が未完成の時期に起こりやすく、小児では、審美的に重要な位置を占める上顎中および側切歯の受傷頻度が最も高い。過去の臨床研究から、完全脱臼後に再植された幼若永久歯の2/3が壊死するといわれている[1]。壊死した幼若永久歯は、歯根が短く、根管壁が薄いため、歯頸部や歯根の破折を起こす危険性が高い。よって、再植後は早めに pulp revascularization を開始し、歯根の伸長を促すことが推奨されている[1]。

 Pulp revascularization のプロトコル

　米国歯内療法学会（American Association of Endodontists：AAE）は、pulp revascularization を成功させるための一つのプロトコルを例に挙げ、適宜改訂を行い、ウェブサイト上で、AAE Clinical Considerations for a Regenerative Procedure を公開している[2]。AAE が現在提案しているプロトコルを以下に示す。

1．Pulp revascularization の目標

　Pulp revascularization の成功の度合いは、3段階の目標の達成状況によって大きく左右される。
- 第1の目標：症状の消失と骨病変の治癒
- 第2の目標：根管壁の厚みの増加および、または歯根の伸長
- 第3の目標：電気歯髄診における陽性反応

2．治療方法（図1）

①1回目の治療では、局所麻酔、ラバーダムによる防湿後、歯質の切削、歯髄腔の開拡を行う。

②次亜塩素酸ナトリウム（NaOCl）で根管内を十分にゆっくりと洗浄する。このとき、根尖外への薬剤の押し出しを最小限にするよう注意を払う。細胞毒性を最小限に抑えるために、できるだけ低濃度の NaOCl［1.5％ NaOCl（20mL／1根管、5分）］の使用が推奨される。

③洗浄針を根尖から約1㎜引いた箇所に置き、生理食塩水または EDTA（20mL／1根管、5分）で洗浄する（図1b）。

④ペーパーポイントで根管を乾燥させる。

⑤水酸化カルシウムまたは水酸化カルシウム製剤を、シリンジを用いて根管内へ塡入する（図1c）。

⑥グラスアイオノマーセメントなどで仮封する（図1d）。

⑦1～4週、間隔を空ける。

⑧2回目の治療（1回目の治療から1～4週後）では、1回目の治療に対する評価を行う。感染の徴候や症状がある場合は、抗菌薬の追加投与を検討する。臨床徴候や症状がないことが確認できれば以下の処置に進む。

⑨根尖部からの出血促進を図るため、血管収縮薬を含まない3％メピバカインによる局所麻酔、次にラバーダムによる防湿を行う。

⑩EDTA（20mL／1根管、5分）で十分にゆっくりと洗浄する（図1e）。

⑪ペーパーポイントで根管を乾燥させる。

⑫エンドファイルで根尖部からの出血を促す（根管

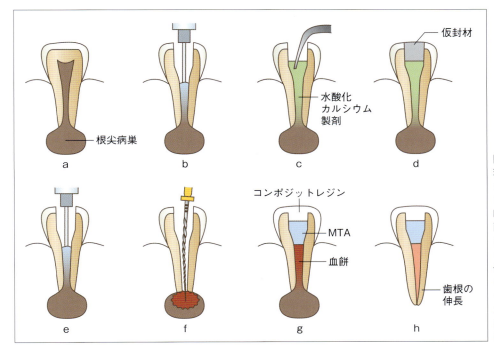

図❶ 根尖性歯周炎を惹起した幼若永久歯のpulp revascularization。a：幼若永久歯の根尖性歯周炎。b：NaOClと生理食塩水またはEDTAによる洗浄を行う。c：水酸化カルシウムまたは水酸化カルシウム製剤を根管内へ塡入する。d：仮封後、1～4週置く。e：仮封材を除去後、EDTAで根管内を洗浄する。f：Kファイルを穿通させ、根尖部から出血させる。g：血餅をMTAで被覆する。h：根尖病巣は消失し、歯髄の血流の回復と歯根の伸長がみられる

全体を血液で満たすために、プレカーブを付与したKファイルを根尖部から2mm通過させる：図1f）。出血刺激によって幹細胞が根管内へ送り込まれ、血餅でつくられた足場（Scaffolds）が細胞の分化、増殖および血管新生をサポートする。

⑬修復材料が根管内に充塡できるように、3～4mm程度のスペースを残して出血を止める。

⑭必要に応じてCollaPlug®、Collacote®、CollaTape®（Zimmer Biomet）などの吸収性コラーゲン創傷被覆材を血餅上に置き、白色のMineral Trioxide Aggregate（MTA）を覆髄材として貼付する。または、グラスアイオノマーセメント［例：Fuji IX®（ジーシー）］を根管内に静かに流し込む。

⑮コンポジットレジンなどで歯冠の永久修復を行う（図1g）。

3．定期検診での確認事項

- 疼痛、軟組織の腫脹、瘻孔がないか。
- 根尖部のX線透過像が消失しているか（治療後6～12ヵ月で観察されることが多い）。
- X線写真上で、根管壁の幅が増加しているか（一般的に歯根が伸長する前にみられることが多く、治療後12～24ヵ月の間によく起こる）、歯根が伸長しているか（図1h）。
- 電気歯髄診で陽性反応がみられるか。
- 治療後2年間は経過を観察することが望ましい。
- コーンビームCT撮影を初診時と検診時に行うことを推奨する。

Pulp revascularization後の根管内の組織

Revascularization後の根管内部では、血管内皮増殖因子（Vascular Endothelial Growth Factor：VEGF）と第Ⅷ因子が強く発現し、2つの因子が血管新生に重要な役割を果たすことが報告されている[3]。また、別の研究では、セメント質様組織や骨様組織、さまざまな程度の炎症および異栄養性石灰化を伴う線維性の非石灰化結合組織が形成されることが報告されている。これらの組織は、組織学的観点からみると正常な石灰化組織とは特徴が異なっているため、歯髄が再生されたのではなく、あくまで修復反応の結果、生み出されたものとされている[4]。

【参考文献】
1) Abd-Elmeguid A, ElSalhy M, Yu DC: Pulp canal obliteration after replantation of avulsed immature teeth: a systematic review. Dental Traumatology, 31(6): 437-441, 2015.
2) AAE Clinical Considerations for a Regenerative Procedure Revised 4/1/2018. Americam Association of Endodontists; 2018. https://www.aae.org/specialty/wp-content/uploads/sites/2/2018/06/ConsiderationsForRegEndo_AsOfApril2018.pdf. Accessed 18 January, 2018.
3) Moradi S, Talati A, Forghani M, Jafarian AH, Naseri M, Shojaeian S: Immunohistological Evaluation of Revascularized Immature Permanent Necrotic Teeth Treated by Platelet-Rich Plasma: An Animal Investigation. Cell Journal, 18(3): 389-396, 2016.
4) Ricucci D, Loghin S, Lin LM, Spangberg LS, Tay FR: Is hard tissue formation in the dental pulp after the death of the primary odontoblasts a regenerative or a reparative process? Journal of Dentistry, 42(9): 1156-1170, 2014.

Level Up & H!nt

12章 小児期の外傷

[06] 犬歯萌出に伴う前歯歯根吸収例
目に見えない歯の外傷——内なる外傷

九州歯科大学　健康増進学講座　口腔機能発達学分野　牧 憲司

　上顎犬歯の萌出に伴い、上顎中切歯・側切歯の吸収や脱落症例が全国的に増加している。筆者はこのような現象を「目に見えない歯の外傷——内なる外傷」と位置づけ、その臨床的リスクを警鐘している。

 症例1

　患児は11歳7ヵ月の男児で、歯の動揺を主訴として来院した。埋伏3|は萌出に伴って1|を吸収し、1|は歯根吸収が2/3以上のため、抜歯を余儀なくされた（図1a、b）。

 症例2

　患児は12歳4ヵ月の男児で、「上の前歯の根っこが短くなっている」と言われたので診てほしいと来院した。パノラマX線写真やCBCT撮影により、2＋2に顕著な歯根吸収が認められた（図2a、b）。開窓し、3|3の萌出方向を変えるため、リンガルアーチによって牽引方向を遠心にした（図3）。

　図4のように、犬歯尖頭と側切歯・中切歯歯根との重なり程度により、S1～5に分類されている。萌出年齢でまだ犬歯が未萌出で、S1～5までの重なりが大きく、犬歯と中切歯の歯軸のなす傾斜角度が大きい場合、また歯肉に犬歯の膨隆を触れない場合は要注意である。開窓し、矯正装置などによって犬歯の萌出方向を変える必要があるかどうか、慎重に検討しなければならない。また予防の意味で、7～

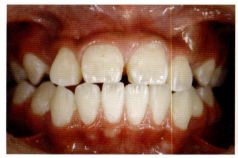
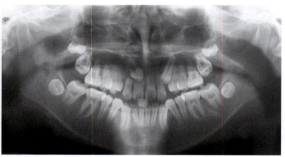
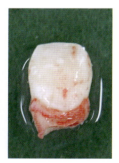

図❶a　症例1。11歳7ヵ月、男児の口腔内写真およびパノラマX線写真

図❶b　1|は抜歯を余儀なくされた

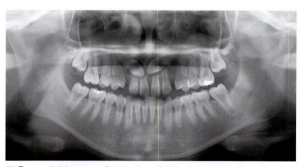

図❷a　症例2。12歳4ヵ月、男児のパノラマX線写真

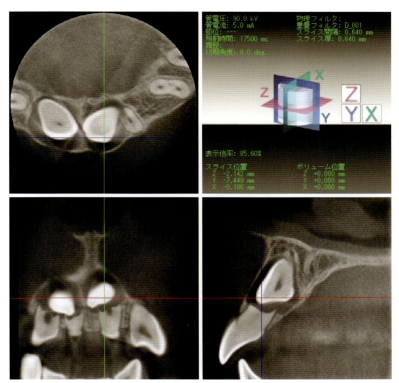

図❷b　同、CBCT像

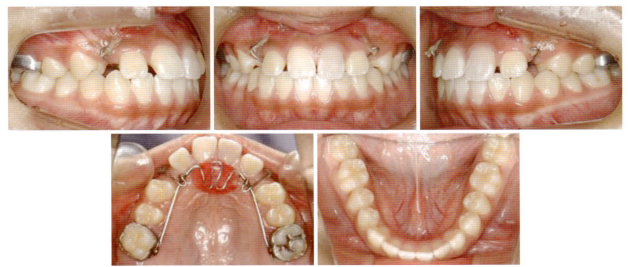

図❸　開窓し、矯正装置によって3|3の萌出を遠心方向へ牽引する

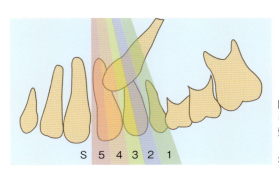

図❹　パノラマX線写真による診断基準。犬歯尖頭と側切歯・中切歯歯根との重なり程度により、S1〜5に分類する

8歳ごろにパノラマX線写真を撮影し、上顎犬歯の萌出位置を確認する必要がある。

【参考文献】
1）野田　忠（編著），田口　洋：萌出障害の咬合誘導 知っておきたい原因と治療法．医学情報社，東京，2007．

column [06]

みんなにやさしいバリアフリー

　開業するにあたり、「小児から高齢者、障がいを抱えた方など、地域のあらゆる方の健康と口腔を守り、育んでいけるような診療室」をコンセプトとして、車いすでの来院も可能なように、建築士とともに検討を重ねた。

　開業準備に着手する前、筆者は一定の基準（出入口80cm、車いすがスムーズに回転できる範囲140cmやスロープの勾配など）を定めたバリアフリー法について知らなかった（左図）。この基準をクリアすると、車いすの方はもちろん、ベビーカーで来院される方にも十分な広さを確保でき、母親の診療中に同じ室内で待つことも可能となった（右図）。

　既存の施設に対しては、バリアフリー化に伴う改装費用の助成制度もある。東京都内では、2017年度に13の市町村でバリアフリー化の助成を行っている。各地域で違いはあるようだが、バリアフリー化に興味がある方は一度調べてみることをお勧めする。　　　　　　［権　暁成］

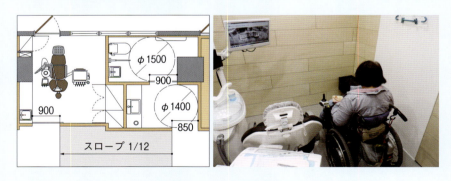

Level Up & H!nt

[01] 口腔機能発達不全症の診断と治療 ………… 140

13章 口腔機能発達不全症

Level Up & H!nt

13章 口腔機能発達不全症

[01] 口腔機能発達不全症の診断と治療

昭和大学歯学部　スペシャルニーズ口腔医学講座　口腔衛生学部門　**弘中祥司**

　平成30年度の診療報酬改定（歯科）において、「口腔疾患の重症化予防、口腔機能低下への対応、生活の質に配慮した歯科医療の推進」がテーマに掲げられ（図1）、そのなかでライフステージに応じた口腔機能管理の推進で、新たに歯科疾患管理料：小児口腔機能管理加算（100点）が新設された（図2）[1]。同時に新設された歯科疾患管理料：口腔機能管理加算（100点）は歯の喪失や加齢などにより、口腔機能の低下を認める患者のうち、とくに継続的な管理が必要な患者に対するものであるが、それぞれ口腔機能発達不全症と口腔機能低下症という新たな病名が新設されたことによるものである。

口腔機能を評価する必要性

　平成27年1月に日本歯科医学会重点研究「子どもの食の問題に関する調査」報告書が提示された[2]。平成26年6月27日〜7月31日に行われた本調査では、全国から712票の回答があり、そのうち「子どもの食に関する相談内容」では、「よく噛まない」、「食べるのに時間がかかる」、「偏食する」の相談が50%を超えていた（図3）。また、その1年後に行われた乳幼児栄養調査（10年ごとに実施）でも、「食べ

図❶　口腔疾患の重症化予防、口腔機能低下への対応、生活の質に配慮した歯科医療の推進 （参考文献[1]より引用改変）

小児の口腔機能管理の推進

口腔機能の発達不全を認める小児のうち、とくに継続的な管理が必要な患者に対する評価を新設する。

（新）歯科疾患管理料：小児口腔機能管理加算　　100点

[対象患者] 15歳未満の口腔機能の発達不全を認める患者のうち、次のC項目のうち、咀嚼機能を含む3項目以上に該当するもの

A機能	B分類	C項目
食べる	咀嚼機能	歯の萌出に遅れがある
		機能的因子による歯列・咬合の異常がある
		咀嚼に影響するう蝕がある
		強く咬みしめられない
		咀嚼時間が長すぎる、短すぎる
		偏咀嚼がある
	嚥下機能	舌の突出（乳児嚥下の残存）がみられる（離乳完了後）
	食行動	哺乳量・食べる量、回数が多すぎたり少なすぎたりムラがあるなど

A機能	B分類	C項目
話す	構音機能	構音に障害がある
		口唇の閉鎖不全がある
		口腔習癖がある
		舌小帯に異常がある
その他	栄養（体格）	やせ、または肥満である（カウプ指数、ローレル指数で評価）
	その他	口呼吸がある
		口蓋扁桃などに肥大がある
		睡眠時のいびきがある
		上記以外の問題点

参考：「口腔機能発達不全症」に関する基本的な考え方（平成30年3月 日本歯科医学会）

[算定要件]
- 口腔機能の評価および一連の口腔機能の管理計画を策定し、患者などに対し当該管理計画に係る情報を文書により提供し、提供した文書の写しを診療録に添付する。
- 患者の成長発達に伴う口腔内などの状況変化の確認を目的として、患者の状態に応じて口腔外または口腔内カラー写真撮影を行う。写真撮影は、当該加算の初回算定日には必ず実施し、その後は少なくとも当該加算を3回算定するに当たり1回以上行うものとし、診療録に添付またはデジタル撮影した画像を電子媒体に保存・管理する。
- 当該管理を行った場合は、指導・管理内容を診療録に記載または指導・管理に係る記録を文書により作成している場合においては、当該記録またはその写しを診療録に添付すること。
- 当該患者に対して、文書提供加算は別に算定できない。

図❷　ライフステージに応じた口腔機能管理の推進（参考文献[1]より引用改変）

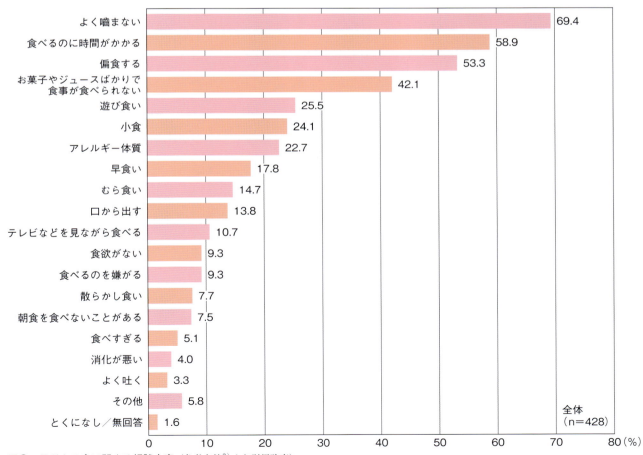

図❸　子どもの食に関する相談内容（参考文献[2]より引用改変）

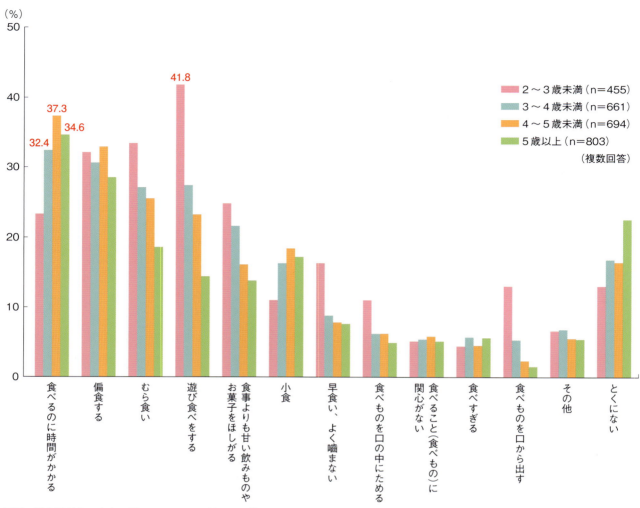

図❹ 現在子どもの食事で困っていること（参考文献[3]）より引用改変）

るのに時間がかかる」、「偏食する」などが高率に認められた（図4）[3]）。

以上の結果から、う蝕が減少したわが国の小児への対策は、時を同じくして、高齢者が安全に口から食事を摂取できるための対策と同一で、口腔機能を正しく評価することが、わが国の歯科医療技術に必須であることが示された。

口腔機能発達不全症に関する基本的な考え方

口腔機能発達不全症は、正常な定型発達児が獲得し得る機能を獲得できていない状態であり、日本歯科医学会は平成30年3月に、「口腔機能発達不全症に関する基本的な考え方」を公表した[4]）。以下に、口腔機能発達不全症の特徴を示す。

1．口腔機能発達不全症の特徴

①疾患名：口腔機能発達不全症

②病態：「食べる機能」、「話す機能」、その他の機能が十分に発達していないか、正常に機能獲得ができておらず、あきらかな摂食機能障害の原因疾患がなく、口腔機能の定型発達において個人因子あるいは環境因子に専門的関与が必要な状態。

③病状：咀嚼や嚥下がうまくできない、構音の異常、口呼吸などが認められる。患者には自覚症状があまりない場合が多い。

④診断基準：チェックシート（図5）の項目C-1～12のうち、2つ以上に該当するものを「口腔機能発達不全症」と歯科医師が診断する。

2．口腔機能発達不全症の評価

1）「食べる」機能発達不全

①咀嚼機能

咀嚼機能発達の不全は、摂食機能全般に影響を及ぼし、その結果、摂取可能食品の制限や栄養不良な

No.	氏名		生年月日	年　　月　　日	年齢	歳　　月

A 機能	B 分類	C 項目	該当項目	指導・管理 の 必要性
食べる	咀嚼機能	C-1　歯の萌出に遅れがある	☐	☐
		C-2　機能的因子による歯列・咬合の異常がある	☐	
		C-3　咀嚼に影響するう蝕がある	☐	
		C-4　強く咬みしめられない	☐	
		C-5　咀嚼時間が長すぎる、短すぎる	☐	
		C-6　偏咀嚼がある	☐	
	嚥下機能	C-7　舌の突出（乳児嚥下の残存）がみられる（離乳完了後）	☐	☐
	食行動	C-8　哺乳量・食べる量、回数が多すぎたり少なすぎたりムラがある等	☐	☐
話す	構音機能	C-9　構音に障害がある（音の置換、省略、歪み等がある）	☐	☐
		C-10　口唇の閉鎖不全がある（安静時に口唇閉鎖を認めない）	☐	☐
		C-11　口腔習癖がある	☐	☐
		C-12　舌小帯に異常がある	☐	☐
その他	栄養 （体格）	C-13　やせ、または肥満である （カウプ指数・ローレル指数で評価）	☐	☐
	その他	C-14　口呼吸がある	☐	☐
		C-15　口蓋扁桃等に肥大がある	☐	
		C-16　睡眠時のいびきがある	☐	
		C-17　上記以外の問題点 （　　　　　　　　　　　　　　　　　　　　　　　　　）	☐	

＊　「上記以外の問題点」とは口腔機能発達評価マニュアルのステージ別チェックリストの該当する項目がある場合
　　に記入する。

図❺　「口腔機能発達不全症」指導・管理記録簿（参考文献[4]より転載）

どの全身の問題に繋がる可能性がある。そのため、口腔機能発達不全における咀嚼機能の重みづけは大きい。

　咀嚼機能については、視診による歯冠崩壊歯（重症う蝕、破折歯）・喪失歯の有無、歯列・咬合の異常の有無を確認する。また、咀嚼時の偏咀嚼の有無、咀嚼回数、咀嚼時の咬筋を触診する。

- 歯の萌出に遅れ、歯列・咬合に問題がある
- 咀嚼に影響のあるようなう蝕がある
- 強く咬みしめられない（注：乳児期は離乳食を摂取する際の機能に対して月齢相当の発達に比較して判断する）

- 咀嚼時間が長すぎる、短すぎる（注：乳児期は離乳食を摂取する際の機能に対して月齢相当の発達に比較して判断する）
- 偏咀嚼がある
- その他の異常

②嚥下機能

　嚥下機能発達の不全は、成人嚥下（成熟嚥下）の発達に影響を及ぼし、舌癖により歯列・咬合の発達、口唇閉鎖機能発達を抑制する可能性がある。

　嚥下機能については、嚥下時の表情筋緊張の有無、舌の突出嚥下（異常嚥下癖）の有無を確認する。

- 舌の突出（乳児嚥下の残存）がみられる（注：乳

143

児嚥下は、乳児期では正常（定型的）な発達過程としてみられるので問題としない）
- その他の異常

③栄養（体格）

口腔機能発達不全からくる栄養への影響については、咀嚼機能や嚥下機能の不全により必要栄養量が十分に確保できない「やせ」の状態になる場合、一方で、咀嚼せず丸飲み早食いとなり「肥満」の状態となる場合もある。

栄養については、極端な身長・体重の異常がないかを確認する。必要に応じて、カウプ指数・ローレル指数による評価（やせ、体重が増えない、肥満）や食事の内容調査（摂取栄養の調査）を実施する。
- 成長発育に影響がある
- カウプ指数・ローレル指数評価で、やせ、肥満である
- その他の異常

④食べ方（食行動）

食行動の問題は多岐にわたり、個人因子と環境因子とが複雑に絡み合って生じる。成長とともに変化し得るが、本人はもとより、保護者の困りごとや悩みごとに直結するため、生活全般に影響を及ぼす。食べこぼしたり、むせたり、自分で食べようとしなかったり、偏食、食べむらなどがないかを確認する。
- 哺乳量・食べる量、回数が多すぎたり少なすぎたりむらがあるなど
- その他の異常

2）「話す」機能発達不全

■ 構音機能

構音機能は、口腔機能の問題のみならず、認知機能発達とも密接に関連している。構音機能の遅れは、家族や友人、社会生活におけるコミュニケーション、学校などでの学習面にも影響を及ぼし、本人の生活しにくさにも繋がる。

口唇閉鎖不全、舌小帯の異常、顎の発育異常、咬合の異常の有無、発生時のパ・タ・カ・ラ・サ行の子音の置き換えや省略、歪みの有無などを確認する。
- 構音時に音の置換や省略、歪みなどの異常がある
- 口唇の閉鎖不全がある
- 舌小帯に異常がある

- 顎の発育や咬合、顎運動に異常がある
- 鼻咽腔閉鎖不全がある
- その他の異常

3）「呼吸する機能」発達不全

■ 呼吸の状態

口腔は、摂食嚥下機能の経路のみならず、呼吸路として重要な役割を担っている。口呼吸（図6）は、口腔乾燥やう蝕、歯周病、口腔周囲筋の低緊張、歯列咬合の不正など、口腔機能発達に影響を及ぼし、また易感染や姿勢の不良、集中力の低下など、全身への影響にも繋がる。

正常な鼻呼吸ではなく、鼻性口呼吸、歯性口呼吸、習慣性口呼吸の有無を確認する。
- 口呼吸の有無
- 口蓋扁桃などに肥大がある（図7）
- 睡眠時のいびきの有無
- その他の異常

口腔機能発達不全症の診断と治療

診断基準：チェックシート（図5）の項目C-1〜12のうち、2つ以上に該当するものを「口腔機能発達不全症」と歯科医師が診断することは前述した。

図8、9に口腔機能発達不全症の評価と管理の概要と管理の基本的な流れを示す。

1. 管理計画の立案

患者・保護者の生活習慣を踏まえ、最も適していると考えられる治療計画を立案する。

2. 口腔機能発達不全症の管理を行うための動機づけ

正常な機能発達についての情報を患者・保護者に提供し、患者の状態との違いを説明、どのように改善させていくのかを説明する。具体的な管理の内容・期間などについて、患者・保護者に十分理解を得ることが大切である。

3. 「食べる」機能発達不全を改善するための指導・管理

1）咀嚼機能

①ステージ1では歯の未萌出状態（萌出している場合もある）でのすりつぶし機能の獲得時期であるため、基本的に経過観察となる。

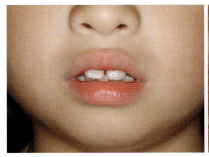
図❻ 口呼吸の特徴的な顔貌と歯列

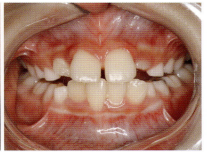
図❼ 口蓋扁桃肥大も評価する（参考文献5）より転載）

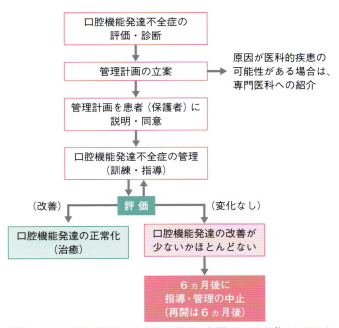

図❽ 口腔機能発達不全症の評価と管理の概要（参考文献4）より引用改変）

図❾ 口腔機能発達不全症の管理の基本的な流れ（参考文献4）より引用改変）

②歯の萌出や歯列・咬合については成長に伴い変化するため、経過観察を行いながら、問題が長期化する場合はX線撮影など検査を行い、必要に応じて歯科治療（晩期残存、萌出遅延などに対する治療）を行う。

③多数歯う蝕など、咀嚼機能に顕著な影響を及ぼす歯科疾患を有する場合は、家庭環境などの環境因子の影響も疑われるため、家族を含めた保健指導を重視する。

④咀嚼機能に合わせた食形態を指導する。

⑤普段からよく噛んで食べているか、食事中、水やお茶で食べものを流し込んでいないかなどがあれば改善を指導し、摂食相談へ繋げる。

⑥ステージ4以降は、下記の対応を行う。

- 咀嚼時の口唇閉鎖不全がある場合は、口頭で指示し、口腔周囲筋の訓練を行う
- 咀嚼時の舌運動不全がある場合は、口腔筋機能療法（MFT）を行う
- う蝕の場合は、口腔衛生指導、食事・間食指導、う蝕治療（シーラント、フッ化物塗布も含む）を行う
- 乳歯の早期喪失がある場合は保隙を行う
- 正中離開を認める場合は、原因の除去（正中埋伏過剰歯の摘出、上唇小帯切除術の施行）を検討する

2）嚥下機能

①成人嚥下が獲得されるべきステージにおいても乳児嚥下や乳児様嚥下が認められる場合には、哺乳の影響を考慮し、哺乳指導（卒乳）や離乳食指導、口腔諸器官の運動訓練、摂食時の口唇閉鎖介助などの指導を行う。

145

②ステージ2以降を対象として、摂取している食品を用いて成人嚥下を獲得するための嚥下訓練を行う。

③むせなどの症状が顕著で嚥下障害が疑われる場合でも、幼少時には原疾患の診断がついていない場合も多い。その場合は、摂食嚥下リハビリテーションの専門機関に紹介する。

④全身疾患が影響している可能性もあるため、必要に応じて小児科に紹介する。

３）食行動

①食行動は成長に伴い変化するため、経過観察を行い、問題が長期化する、顕著になるなどの場合に食べ方の指導を行う。原因は、機能発達や口腔内環境、精神的要因（意欲など）、養育環境（家庭環境）など多岐にわたるため、それぞれ必要な専門職種と連携することが望ましい。

②食行動の問題は、口腔機能や全身機能全般が関与しており、保護者の育児負担に直結するため、保護者支援も重視する。

4．「話す」機能発達不全を改善するための指導・管理

■構音機能

①構音機能の発達は成長に伴い変化するため、経過観察を行い、問題が長期化する、顕著になるなどの場合に、構音訓練を行う。

②ステージ3までは基本的に経過観察とする。舌小帯の異常についても、構音機能との関連は確認困難なことから経過観察であるが、必要に応じて治療を行う。

③口唇閉鎖不全については、耳鼻科疾患・中枢神経系の異常に起因するものか否かをまず確認し、必要であれば専門の医療機関に紹介する。

④歯間化構音、側音化構音、口蓋化構音などが認められた場合は、歯科的対応法について検討し、治療や訓練を行う。

⑤吸指癖・舌突出癖などの習癖が認められた場合は、筋機能訓練などの習癖除去の方法について指導する。

⑥舌小帯の異常：舌小帯の短縮などの異常がみられ、構音に影響していると考えられる場合は、手術が必要かどうかを検討し、治療、訓練を行う。

⑦中枢神経系に異常があると診断がついている場合は、構音機能の獲得が遅延する可能性を考慮し、保護者に説明して専門の医療機関に紹介する。

5．その他の機能発達不全を改善するための指導・管理

１）栄養（体格）

①身長、体重を指標とし、成長発育曲線に乗っているかを目安とする。正常範囲を大きく逸脱する場合は、食内容など食生活の指導を行う。小児科医や管理栄養士などの専門職種と連携して行うのが望ましい。

②栄養状態に影響する原疾患を有する場合には、専門職種に紹介する。

２）呼吸の状態

①高頻度の口呼吸の場合、鼻疾患を疑い、小児科、耳鼻科へ紹介する。

②経時的に適切な口腔機能獲得状況ならびに正常な顎顔面形態発育状況に積極的に介入する［口輪筋の低緊張がある場合は筋力強化のためのトレーニング（口腔諸器官の運動訓練など）を指導するなど］。

③中頻度の口呼吸（鼻呼吸あり）の場合、摂食時と発語時の口唇閉鎖状態、および呼吸状態について観察する。適宜、捕食や咀嚼機能の促進の訓練（硬い食品を噛む、咀嚼筋のトレーニングなど）の指導、ならびに言語発達（構音訓練など）について介入する。

④口蓋扁桃肥大の有無、ならびに歯列状態についても観察する。口蓋扁桃肥大の場合、口唇閉鎖や鼻呼吸を促し、改善がなければ小児科、耳鼻科へ紹介する。

⑤低頻度の口呼吸（ほぼ鼻呼吸）の場合、一次的な鼻閉である場合も考えられるため、経過観察または中頻度（前述）に準じて対応する。

⑥必要に応じて言語聴覚士と連携する。

6．顔貌・口腔周囲の写真撮影

口腔機能発達が改善されると口腔周囲筋の発達が促され、あきらかな顔貌の変化が確認でき、写真は動機づけにも繋がる。初回時と少なくとも3ヵ月ごとには口腔内写真撮影を行う（図10）。

指導・管理記録			
回数	年月日	管理・指導項目(各項目の該当するものに○)	特記事項
1	年　月　日	食べる機能　（改善・変化せず・悪化） 話す機能　（改善・変化せず・悪化） その他の機能（改善・変化せず・悪化）	写真撮影(有・無)
2	年　月　日	食べる機能　（改善・変化せず・悪化） 話す機能　（改善・変化せず・悪化） その他の機能（改善・変化せず・悪化）	写真撮影(有・無)
3	年　月　日	食べる機能　（改善・変化せず・悪化） 話す機能　（改善・変化せず・悪化） その他の機能（改善・変化せず・悪化）	写真撮影(有・無)
4	年　月　日	食べる機能　（改善・変化せず・悪化） 話す機能　（改善・変化せず・悪化） その他の機能（改善・変化せず・悪化）	写真撮影(有・無)

図❿　指導・管理記録（参考文献[4]より転載）

なお、チェックリストの各項目に関する評価基準は**表1**に示した。

  小児の口腔機能発達評価マニュアル

口腔機能発達不全症とは、これまで述べてきた「食べる機能」、「話す機能」、または「呼吸する機能」が十分に発達していないか、正常（定型的）に機能獲得ができていない状態で、<u>あきらかな摂食機能障害の原因疾患を有さず</u>、口腔機能の定型発達において、個人因子あるいは環境因子に専門的な関与が必要な状態を示している。口腔機能の発達は全身の健康と密接なかかわりがあり、またその発達には個人差がある。そのため、多様な支援が必要であるが、従来の歯科保険医療の範囲では支援が困難な状況にある小児は少なくない。そこで、日本歯科医学会は日本歯科医学会重点研究委員会を発足し、歯科医療の質の均てん化を図り、保健分野や保育所、幼稚園、学校歯科との連携を行いながら、支援を必要とするより多くの小児とその家族の健康に寄与することを目標に、口腔機能発達不全の認められる小児に対し、適切な評価や検査、そして対応が可能となることを目的に、小児の口腔機能発達評価マニュアルが作成された[6]。詳細は、マニュアルを参照していただきたい。

  客観的評価への壁

口腔機能低下症は、機能減少が疑われる高齢者に行うため、基本的には指示に従える方が対象となっている。そのため、咀嚼力検査（新設）、咬合圧検査（新設）、舌圧検査（改定）など、客観的評価に基づいた管理計画が可能となる。一方、小児の口腔機能発達不全症は、理論上、0歳から対象となり得るため、言語理解や従命という点で、検査機器を用いた客観的評価が難しいのが実際である。小児の口腔機能発達評価マニュアルにも述べているが、年齢が高い小児患者においては、口唇閉鎖力測定[7]や舌圧検査[8]での評価を推奨している。本検査方法に関しては、今後の研究調査結果から標準化されることが望ましいと考えている。

筆者は長年にわたり、食べる機能に障害をもつ障害児者の摂食嚥下障害の診断・評価・治療に携わってきた[9〜11]。障害児者の摂食嚥下障害への考え方の基本は、正常な発達にどれだけ近づけるかが重要である。ところが、近年、参考文献2、3にあるように、正常な発達自体がブレ始めていることに気づく。

定型発達児の機能の乱れは、その後の医療費の無駄な増加にも繋がる。そして、家庭への負担を助長

表❶　チェックリストの各項目に関する評価基準（参考文献[4, 5]より引用改変）

A（機能）	B（分類）	C（項目）	指導・管理が必要であると判断する基準
食べる	咀嚼機能	歯の萌出に遅れがある	次の３つの条件を満たした未萌出の歯がある場合を"歯の萌出に遅れがある"と判断する。 ①平均的な歯の萌出時期を過ぎている（乳歯では６ヵ月以上、永久歯では１年以上遅れている） ②平均的な歯の萌出順序から考えて次に萌出する歯がすでに萌出している ③反対側同名歯の萌出から12ヵ月以上遅れている ＊日本小児歯科学会による日本人の歯の萌出時期に関する全国調査報告を基準とする
		機能的因子による歯列・咬合の異常がある ：乳歯列完成後（３歳以降）に評価	＊下記の異常のうち、あきらかに機能的因子（口腔習癖や口呼吸、機能的顎偏位など）が原因となっており、口腔機能の管理・指導により改善が見込まれるものを対象とする。 １．乳歯列では小児歯科学会からの提言、３歳児歯科健康診断における不正咬合の判定基準に準ずる。①反対咬合、②上顎前突、③過蓋咬合、④開咬、⑤叢生、⑥交叉咬合 ２．混合歯列、永久歯列では、日本学校歯科医会の具体的な咬合判定「２」の基準に準ずる。①下顎前突、②上顎前突、③開咬、④叢生、⑤正中離開、⑥その他：これら以外の状態でとくに注意すべき咬合ならびに特記事項（たとえば、過蓋咬合、交叉咬合、鋏状咬合、逆被蓋：たとえ１歯でも咬合性外傷が疑われる場合や、歯肉退縮や動揺の著しいもの）
		咀嚼に影響するう蝕がある ：離乳完了後（１歳半以降）に評価	視診により歯冠崩壊歯（C₃以上の重症う歯、歯髄に達する破折歯）がある、または喪失歯がある（外傷歯も含む）
		強く咬みしめられない ：乳歯列完成後（３歳以降）に評価	左右頬部（咬筋相当部）に触れ「強く咬みしめて」と指示しても咬筋の盛り上がりが触知できない、口筋の盛り上がりに左右差がある
		咀嚼時間が長すぎる、短すぎる ：乳歯列完成後（３歳以降）に評価	▪ほぼ適正な咀嚼回数25～30回を目安（「日本咀嚼学会からの発信」日本咀嚼学会HP掲載より） ▪「長すぎる」とは、口に入れてから嚥下完了までの所要時間がおおむね１分以上のもの ▪「短すぎる」とは、咀嚼回数５回未満、口に入れてから嚥下完了までの所要時間がおおむね５秒未満のもの
		偏咀嚼がある ：乳歯列完成後（３歳以降）に評価	食べものを左右のどちらか片方で極端に嚙んでいるか否かを、問診と左右頬部の触診から判断する
	嚥下機能	舌の突出(乳児嚥下の残存)がみられる ：離乳完了後（１歳半以降）に評価	唾液嚥下を指示したときに、下記のいずれかに該当する。 ①上下顎歯列間に舌が介在している ②上下前歯舌面に舌を圧接させて嚥下する ③歯列の側方に舌を突出させて嚥下する所見がある
	食行動	哺乳量・食べる量、回数が多すぎたり少なすぎたりむらがあるなど	保護者への問診によって月齢に応じた哺乳量・哺乳回数であるか、食べる量、回数、むら食べの有無を判断する
話す	構音機能	構音に障害がある （音の置換、省略、歪みなどがある）	▪５歳（発音の完成期）以降において、発語の際に音の置換、省略、歪みなどがある。 ▪カ・サ・タ・ナ・ラ行を言わせてみて音の置換、省略、歪みなどの有無を判断する
		口唇の閉鎖不全がある 乳歯列完成後（３歳以降）	▪保護者への問診、視診からずっと口を開けている所見がみられる ▪視診で口腔周囲筋、口唇の筋緊張の有無を判断（無力唇）する ▪口唇閉鎖を指示した際にオトガイ部に緊張がみられる ▪安静時に口唇閉鎖を認めず、口が開いている
		口腔習癖がある （吸指癖、舌突出癖、弄舌癖、咬唇癖、吸唇癖など）	乳歯列完成期以降（３歳以降）において、吸指癖、舌突出癖、弄舌癖、咬唇癖、吸唇癖などが頻繁に認められる
		舌小帯に異常がある （舌挙上時の分葉舌など、舌小帯の運動制限を認める）	舌小帯短縮症を呈している。 　舌の挙上時に分葉舌がみられる 　舌小帯の運動制限を認める 　①舌尖を歯列の外に出すことができない 　②開口時に舌尖で口唇に触れることができない 　③前方運動、垂直運動、側方運動、ポッピングなどが困難である

A（機能）	B（分類）	C（項目）	指導・管理が必要であると判断する基準
その他	栄養（体格）	やせ、または肥満である（カウプ指数・ローレル指数で評価）	▪ 乳幼児期：カウプ指数が15未満（やせ）、または22以上（肥りすぎ）である ▪ 学童期：ローレル指数が100以下（やせすぎ）、または160以上（肥りすぎ）である
	その他	口呼吸がある	鼻閉がない状態で口呼吸（習慣性口呼吸）がみられる
		口蓋扁桃などに肥大がある	▪ 保護者への問診によって、①物を飲み込みにくそうにしている様子がある、②睡眠時、最初は仰臥位で寝ていてもいつのまにか側臥位やうつ伏せで寝ていることが多い（扁桃の大きい子は仰臥位で寝ると、扁桃が舌根部へ落ち込み無呼吸が起きやすくなるため自然と呼吸しやすい体位をとる）などの情報を得ると同時に、客観的に山本の分類[注]で2度以上のもの ▪ 幼児期において口蓋扁桃肥大第3度（口蓋扁桃が正中まで達する状態）である ▪ 学童期以降で口蓋扁桃肥大第2度（口蓋扁桃が口蓋弓を越える状態）以上である
		睡眠時のいびきがある	鼻閉のない状態で、睡眠時にいびきがみられることが多い
		上記以外の問題点（　　　　　　　　　　）	▪ 乳児期においては、先天性歯による舌下部の潰瘍（Riga-Fede病）などがみられる ▪ 以下のような誤嚥を疑う所見がある場合など 　嚥下時に鼻腔に食物・水分の漏れがみられる（鼻咽腔閉鎖不全） 　嚥下前後、嚥下時のむせがある ▪ 保護者への問診から、なかなか飲み込まない、口の中の食物を吸う、遊びながら食べる、飲料で流し込んで飲み込む、食べこぼしが多いなど ▪ 話し方に問題がある（話がゆっくりすぎる、早口すぎる）など

注）口蓋扁桃肥大の分類（山本）、（慣用的名称：Mckenzie分類）
　　第1度（軽度）　：前後口蓋弓を結ぶ想定面から軽く突出したもの
　　第2度（中等度）：前後口蓋弓を結ぶ想定面から強く突出したもの
　　第3度（高度）　：両側扁桃が正中線で接触する程度のもの

しかねない。重症心身障害児者の摂食嚥下障害と大きく異なるのは、定型発達児には子ども自体に伸びる力が十分にあり、少しの環境変化（指導・管理）で健常な発育に戻せる点である。診療報酬の改定その他により、これからの歯科衛生士のスキルに、口腔機能評価（アセスメント）がますます重要になってくることは、間違いないと思われる。

　診療の合間の何気ない患児との会話や、ブラッシング指導時のうがいなど、子どもの口腔機能を評価する時間は診療室でも意外に多くある。また、栄養や体格は、保護者との会話（医療面接）に必須の内容である。子どもの全身状態の評価の鍵が、歯や口腔に多くちりばめられていることを、いま一度深く思い返していただきたい。そして、可及的に早めに気づくことが肝要であると思っている。一人でも多くの子どもが安全に、楽しく、美味しく食事ができることを願っている。

【参考文献】
1）厚生労働省：平成30年度診療報酬改定の概要（歯科）．http://www.mhlw.go.jp/file/06-Seisakujouhou-12400000-Hokenkyoku/0000203141.pdf
2）日本歯科医学会重点研究委員会：日本歯科医学会重点研究「子供の食の問題に関する調査」報告書．http://www.jads.jp/activity/search/shokunomondai_report.pdf
3）厚生労働省：平成27年度 乳幼児栄養調査結果の概要．http://www.mhlw.go.jp/file/06-Seisakujouhou-11900000-Koyoukintoujidoukateikyoku/0000134460.pdf
4）日本歯科医学会：口腔機能発達不全症に関する基本的な考え方．http://www.jads.jp/basic/pdf/document_03.pdf
5）切替一郎：咽頭・扁桃疾患．野村恭也（監），加我君孝（編），新耳鼻咽喉科学 第11版，南山堂，東京，2013：440.
6）日本歯科医学会：小児の口腔機能発達評価マニュアル．http://www.jads.jp/date/20180301manual.pdf
7）一般医療機器 歯科用口唇筋力固定装置「りっぷるくん」：http://www.shofu.co.jp/product2/core_sys/images/main/seihin/sinryo_kigu/pdf/lipplekun/lipplekun_2.pdf
8）Asami T, Ishizaki A, Ogawa A, Kwon H, Kasama K, Tanaka A, Hironaka S: Analysis of factors related to tongue pressure during childhood. Dent Oral Craniofac Res, 3(7): 4-7, 2017.
9）弘中祥司：食べる機能の発達．弘中祥司（編），Monthly Book MEDICAL REHABILITATION 122 小児の摂食・嚥下リハビリテーションにおける連携医療，全日本病院出版会，東京，2010：1-8.
10）弘中祥司：発達期の摂食・嚥下障害．スペシャルニーズ デンティストリー 障害者歯科，日本障害者歯科学会（編），医歯薬出版，東京，2009：104-107.
11）弘中祥司，他（編）：摂食嚥下リハビリテーション 第3版．才藤栄一，植田耕一郎（監），医歯薬出版，東京，2016.

14章 咬合誘導

Level Up & H!nt

[01] 咬合誘導と早期治療
　　　──その概念、現状、課題とは ……………… 152

[02] 咬合誘導に必要な検査①
　　　頭部X線規格写真分析の基礎 ……………… 154

[03] 咬合誘導に必要な検査②
　　　模型分析の基礎 ……………………………… 158

[04] 叢生への対応 ………………………………… 162

[05] 乳歯列期上顎前突への対応 ………………… 166

[06] 乳歯列期反対咬合への対応 ………………… 168

[07] 混合歯列期上顎前突への対応 ……………… 172

[08] 混合歯列期反対咬合への対応 ……………… 176

[09] 永久歯先天欠如への対応 …………………… 180

[10] 萌出障害への対応 …………………………… 182

[11] 一般開業医と歯科矯正専門医の連携 ……… 186

Level Up & H!nt
14章　咬合誘導

[01] 咬合誘導と早期治療
——その概念、現状、課題とは

鹿児島県・イシタニ小児・矯正歯科クリニック　石谷徳人

 咬合誘導の概念

　小児歯科臨床の大きな柱の一つに、咬合誘導という言葉がある。中田は、「小児歯科医療の基本は、顎口腔領域の形態的ならびに機能的な発育を正しく誘導し、育成していくことにある。小児は成長発育による身体的変化を繰り返しながら次第に成人へ近づいていくものであり、その変化に対応した歯科臨床を実践しながら、健全な永久歯列による良好な咬合を育成することに小児歯科の究極的な目標があり、そのために行われる臨床体系が咬合誘導である」[1]と述べている。つまり、咬合誘導を広義に解釈すれば、う蝕治療から予防なども含めたあらゆる小児歯科臨床が含まれるともいえる。

　一方、狭義に解釈すれば、保隙処置など萌出スペースへの対応から歯列・咬合の異常への対応、つまりは矯正歯科治療までを含むことになる。矯正歯科治療は咬合誘導よりも一般的にも広く知られた言葉であり、前者が方法論的な表現であるのに対して、後者は概念的な表現であるといえるが、これら2つの言葉を明確に区別することは困難である。いずれにしても、咬合誘導を"簡単な"小児の矯正歯科治療と捉えてしまうことは、その概念からしても大きな誤りである。

 咬合誘導から早期治療へ

　かつて、わが国の小児歯科医療の現場のすべてがう蝕治療に専念していたが、現在ではその割合は着実かつ大幅に減少し、それに伴い小児歯科医療に対する社会的要求も変化し、咬合育成がその中心となった。具体的には、う蝕や歯周病予防から口腔習癖改善などを含めた包括的な口腔管理のなかで、機能的、形態的に健全な永久歯列・咬合へと導くことであり、まさしく咬合誘導の時代が到来したといっても過言ではない。

　しかしながら、一般歯科医に咬合誘導の概念が浸透することはなく、よくも悪くも国民への理解も得られやすい"小児矯正"という中間的な診療名で認知されるようになった。そして現在、乳歯列期から混合歯列期にかけての歯列・咬合の異常を早期に発見して適切な臨床対応を行うことを、総じて早期（矯正歯科）治療と広く歯科医の間で呼ばれている。

 早期治療を取り巻く環境

　近年、早期治療を受けた保護者世代の増加により、子どもへの治療のニーズも増し、小児歯科医や矯正歯科医だけでなく、一般歯科医においてもさまざまな咬合治療が行われるようになった。しかし、一部においてゴールの見えない場当たり的な早期治療が見受けられ、マスメディアにおいてもトラブル事例が取り上げられるようになっている。

　その背景には、早期治療の導入が集患を目的とした経営セミナーのなかで推奨されていることや、非抜歯治療や手軽さを強調したセミナーなどを受講するのみで、十分な知識や技術を習得しないまま治療を行っている歯科医が増加していることが考えられ、早期治療を取り巻く状況は厳しくなっているといわざるを得ない。

早期治療の否定的見解

近年、海外の学術論文を中心に、上顎前突の早期治療の効果においてエビデンスレベルが低いとされ、わが国においても矯正歯科医の団体が治療のガイドラインをプレリリースし、上顎前突の早期治療に対して否定的な見解が示されるようになった。これらの見解に対する十分な検証も行われないまま、あらゆる早期治療にまで否定的な風潮になりつつあることは憂慮すべきことである。

とくに筆者は、早期治療のなかで顎顔面の成長を最大限に利用できれば、大きな収穫が得られるものと考えている。しかし、顎顔面の成長発育を利用することは決して容易なことではなく、むしろそれらのメリットは、その成長によって思わぬ結果に導かれてしまうデメリットと表裏一体ととらえるべきであろう。

将来の健康な永久歯列・咬合を育成するために

一部の歯科医によってもてはやされてきた、安易でブラックボックス的な早期治療を見直し、一方で、疎かにしてきた基本的なプロセスにもっと目を向けるべきではないかと感じている。早期治療を行う基本姿勢として、十分な検査に基づいた分析から診断、治療計画の立案を行い、最終的な咬合の完成まで管理責任をもつべきである。

また、これらを通して早期治療の難易度を把握することは、医療連携を検討するうえでも重要であり、単独では対応できないと判断されれば、矯正歯科医などとの医療連携が必要となる。つまり、専門医とのコンセンサスを得るためには、日常臨床において患者資料をしっかりと採得しておかなければならない。当然のことながら、何の相談も資料もなく、治療のトラブル処理を専門医に押しつけることは、医療連携とはいえない。

われわれが現在直面している小児期における歯科的問題は、前述のとおり、すでにう蝕から口腔の習癖や歯列・咬合の異常といった口腔機能と形態の問題へとシフトしており、早期治療によって機能的かつ審美的で安定した永久歯列・咬合に導くことは、口腔管理の成功への鍵となり得る。すべての小児にかかわる歯科医は、包括的かつ継続的な口腔管理を通して、さまざまな成長変化を慎重にモニタリングしながら適切な時期に適切な介入を行い、必要に応じて専門医と連携しつつ、歯科的な諸問題による合併症のリスクを最小化することが、ますます重要となるであろう。

現在いわれている早期治療に関するさまざまなエビデンスを日常臨床のなかでどのように扱うかは意見の分かれるところである。しかし、これらの情報を知らずに早期治療を実践することは、もはや許されない時代になったことも認識すべきではないだろうか。

究極的な早期治療とは、短期的な早期介入によって長期的に安定した結果が得られることかもしれない。しかしながら、われわれが"責任ある"早期治療を実践し続けるためには、安易な手法に流されず、基本的なプロセスを大切にした臨床を地道に積み重ねていくことが重要である。そして、その地道な努力こそが将来の早期治療の確固たるエビデンスにも繋がっていくものと確信している。

本章では、小児歯科の咬合誘導の概念に基づいた早期治療を実践するために必要不可欠なトピックスが、項目ごとに簡潔にまとめられている。また、紙面の都合上、永久歯列期における歯列・咬合の異常の対応については触れていないが、早期治療を実践するためにはこれらの知識や技術も必要となることはいうまでもない。

【参考文献】

1）中田 稔：小児の咬合誘導．デンタルダイヤモンド社，東京，1986：7-9．

Level Up & H!nt

14章　咬合誘導

[02] 咬合誘導に必要な検査① 頭部X線規格写真分析の基礎

東京都・常盤矯正歯科医院　**常盤　肇**

頭部X線規格写真（セファログラム）とは

頭部X線規格写真は、1931年にドイツのHofrathとアメリカのBH Broadbentがほぼ同時期に開発した、管球と被写体の間隔を一定にし、中心線がつねに一定の条件で通過するX線装置を用いた撮影法である。わが国では、**図1**に示すようにX線管球から被写体中央までが150cm、被写体中央からフィルム（受光部）までの距離が15cmであり、つねに1.1倍の像を得るように規格されている。

当時はおもに頭蓋顎顔面領域の成長発育の研究に用いられていたが、後述する多くの研究者によって分析法が開発され、形態的特徴を把握するために歯科矯正学に導入されていった。頭部X線規格写真分析法（以下、セファロ分析）の目的は、成長発育の把握や顎顔面形態の特徴の把握と分類、矯正治療計画の立案、矯正治療前後の評価である。また、セファログラムには、側面と正面がある（**図2**）。

側面セファログラムは、前後的／垂直的な骨格の特徴（頭蓋に対する上顎および下顎の位置と大きさ、上下顎の相対的位置関係、下顎骨の形態的特徴）および歯系の特徴（上顎中切歯および下顎中切歯の唇舌側的傾斜、上下顎大臼歯の位置関係、咬合平面）などの評価や、軟組織の評価を行うことができる。これに対し、正面セファログラムは、上下顎の対称性や咬合平面の水平的傾斜、正中線の偏位や歯列弓、歯槽基底弓の幅径などの評価を行う。

セファロ分析の重要性

小児歯科臨床は、小児の口腔領域の健全な発育と健康の維持を目的としていることはいうまでもない。とくに咬合誘導は咬合の不正を予防し、初期の不正を修正することにより、咬合の発育を正常に導くために行われるものである。前述のように、セファロ分析を行うことにより、模型分析や通常の写真分析では把握できない成長発育の様相や、歯を含めた顎顔面形態の情報が得られる。そのため、咬合誘導を正しく行うためには患児の現在の状況を把握し、その後の成長発育を考慮することが重要であることから、セファロ分析は必須の検査といえる。

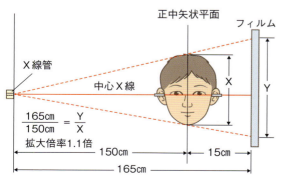

図❶　セファログラムの撮影条件

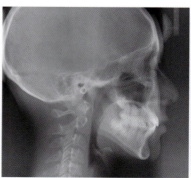 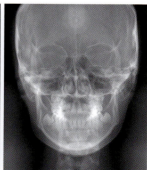

図❷　セファログラムには、側面（左）と正面（右）がある

表❶ 代表的なセファロ分析法と開発者

- Downs法（WH Downs）
- Northwestern法（TM Graber、WL Wylie、R Reidel）
- Sassouni分析（V Sassouni）
- Steiner分析（CC Steiner）
- Tweed分析（CH Tweed）
- Ricketts分析（RM Ricketts）
- Wits分析（A Jacobson）

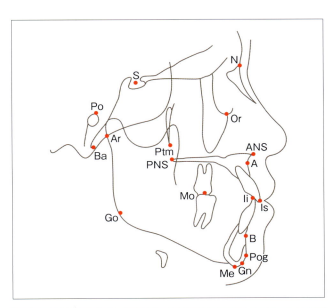

ナジオン（nasion）	N	前頭鼻骨縫合部の最前点
セラ（sella）	S	蝶形骨トルコ鞍の壺状陰影像の中心点
オルビターレ（orbitale）	Or	眼窩骨縁の最下方点
ポリオン（porion）	Po	外耳道上縁の最上方点
前鼻棘（anteroior nasal spine）	ANS	前鼻棘の最尖端点
後鼻棘（posterior nasal spine）	PNS	後鼻棘の最尖端点

A点（point A）	A	前鼻棘と上顎中切歯間歯槽突起稜とを結んだ線分から上顎骨外形線上の最深点
B点（point B）	B	下顎中切歯間歯槽突起稜とポゴニオンとを結んだ線分から下顎骨外形線上の最深点
ポゴニオン（Pogonion）	Pog	下顎骨オトガイ部の正中矢状断面の最前方点
翼上顎裂（pterygomaxillary fissure）	Ptm	翼口蓋窩の最下点
グナチオン（gnathion）	Gn	顔面平面と下顎下縁平面とのなす角の二等分線が下顎骨オトガイ部の正中矢状断面像と交わる点
メントン（menton）	Me	下顎骨オトガイ部の正中矢状断面像の最下方点
ゴニオン（gonion）	Go	下顎下縁平面と下顎後縁平面とのなす角度の二等分線が下顎角部外形線と交わる点
バジオン（basion）	Ba	大後頭孔の前縁上の最下方点
アーティキュラーレ（articulare）	Ar	頭蓋底下縁の陰影像が下顎枝後縁との交わる点
Mo		上下顎第1大臼歯の咬頭嵌合の中央点
Is		上顎中切歯切縁
Ii		下顎中切歯切縁

図❸ 側面セファログラムの透写図における計測点（左上）とセファロ分析に必要な計測点（左下・右）

 セファロ分析法

WH DownsやTM Graber、CC Steiner、CH Tweed、RM Rickettsなど多くの研究者により、セファロ分析法が開発されている（**表1**）。本項では、これらのなかで代表的な分析法として、Downs法、Northwestern法を中心とした日本矯正歯科学会の認定医および専門医試験に採用されている分析項目について述べる。これらは咬合誘導に際して最低限必要な情報であるので、必ず行うべき項目であると考えている。その他の分析法については、個々の症例において必要に応じて行うため、参考文献を参照されたい。

 セファロ分析の実際

セファロ分析を行うためには、一般的に、①X線像のトレース、②計測点の設定（**図3**）、③基準平面の設定を行う（**図4**）。計測点と計測平面は、それぞれの設定において相互に必要な部分もあるため、一括して理解していただきたい。

1．計測項目

セファロ分析には、大きく分けて骨格系と歯系お

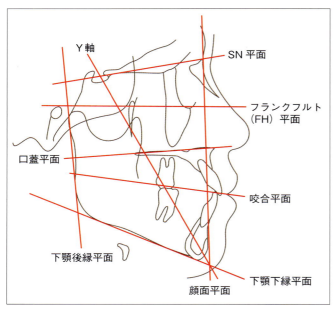

SN平面	SN plane	SとNを結ぶ平面
フランクフルト平面	FH Plane	PoとOrを結ぶ平面
Y軸	Y-axis	SとGnを結ぶ平面
顔面平面	facial plane	NとPogを結ぶ平面
口蓋平面	palatal plane	ANSとPNSを結ぶ平面
咬合平面	occlusal plane	上下顎中切歯切縁の中点と上下顎第1大臼歯の咬頭嵌合の中央点を結んだ平面
下顎下縁平面	mandibular plane	Meから下顎下縁に引いた接線
下顎後縁平面	ramus plane	Arから下顎枝後縁に引いた接線

図❹　側面セファロ画像の透写図における計測平面（左）とセファロ分析に必要な計測平面（右）

表❷　セファロ分析の計測項目と評価項目

	計測項目	評価項目
骨格系	SNA	頭蓋に対する上顎の前後的位置関係
	SNB	頭蓋に対する下顎の前後的位置関係
	ANB	上下顎骨の相対的位置関係
	Facial angle	頭蓋に対する下顎の前後的位置関係
	Y-axis	頭蓋に対する下顎の前後的位置関係
	FMA	下顎骨の形態、垂直的な顔面形態の評価
	SN-MP	下顎骨の形態、垂直的な顔面形態の評価
	Gonial angle	下顎骨の形態

	計測項目	評価項目
歯槽系	Occ. Plane to SN	咬合平面の傾斜
	U1 to SN	上顎中切歯の傾斜角
	IMPA（L1 to MP）	下顎中切歯の傾斜角
	FMIA	下顎中切歯の傾斜角
	Interincisal angle	上下顎中切歯の相対的傾斜角
	U1 to A-Pog（mm）	上顎中切歯切縁の位置
	L1 to A-Pog（mm）	下顎中切歯切縁の位置
軟組織	E-line: Upper（mm）	E-lineに対する上唇の位置（突出度）
	E-line: Lower（mm）	E-lineに対する下唇の位置（突出度）

よび軟組織の分析がある。計測項目と評価項目を**表2**に示す。これらの数値を求めたのち、ポリゴン表（**図5**）にデータをプロットすれば、標準値と比較を行える。これにより、骨格系や歯系、軟組織など、それぞれの問題点を抽出してプロブレムリストを作成し、診断や治療計画立案に用いる。

2．計測方法

従来のフィルムによる撮影時には、シャウカステン上でトレーシングペーパーにトレースし、設定した計測点および計測平面間の角度や距離を分度器・ノギスなどを用いて計測していた。X線撮影のデジタル化が進んだ現在ではトレースの必要がなくなり、セファロ分析ソフトに画像データを読み込んでPC上で計測点を設定するのが主流となっている。これにより、計測点の入力後は瞬時に各種分析法の計測

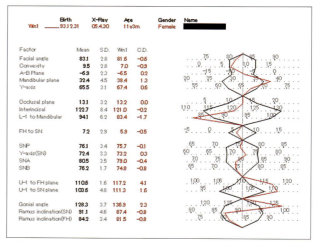

図❺　ポリゴン表

結果が表示されるようになっている。わが国で入手可能なセファロ分析ソフトを**表3**に示す。また、画像データ入力の際には、X線装置からの画像出力時の解像度が各社で異なり、設定を誤るとセファログ

表❸　入手可能なセファロ分析ソフト

- Cephalometrics A to Z®（安永コンピュータシステム）
- Dolphin®（ジーシーオルソリー）
- WIN Ceph®（バイオデント）
- Quick Ceph®（Quick Ceph Systems, Inc.）

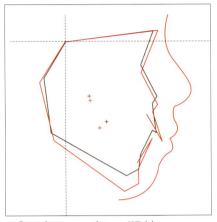

図❻　プロフィログラム（坂本）

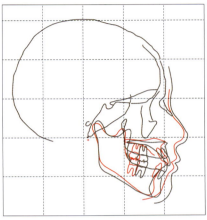

図❼　CDS分析

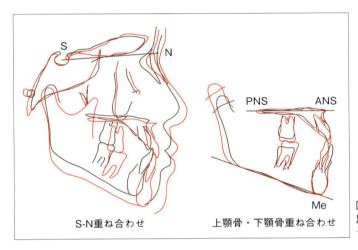

図❽　重ね合わせ法。黒ラインは術前、赤ラインは術後を示す

ラムの拡大率が違ってしまう。そのため、線形の計測値に影響が生じるので注意が必要である。

その他の分析法

坂本のプロフィログラム（図❻）やCDS分析（図❼）などは、症例をテンプレートに当てはめることで問題点を抽出し、視覚的に形態情報を得るのに役立つ。また、重ね合わせ法（図❽）は、成長期の患者や治療前後において、成長方向や矯正装置の効果などを把握するのに重要なツールである。顔面頭蓋全体の成長様相や変化を把握する場合にはS-N重ね合わせ、上顎骨・下顎骨それぞれの変化を評価す

る場合にはANS-PNS平面および下顎下縁平面重ね合わせを用いるとよい。これらは、患者説明などにおいても有効な分析法といえる。

【参考文献】

1) Broadbent BH: A new X-ray technique and its application to orthodontia. Angle Orthod, 1(2): 45-66, 1931.
2) Hofrath H: Die bedeutung der roentgenfern der kiefer anomalien. Fortschr Orthodontic, 1: 232-248, 1931.
3) Downs WB: Variations in facial relationships; their significance in treatment and prognosis. Am J Orthod, 34(10): 812-840, 1948.
4) Graber TM: New horizons in case analysis-clinical cephalometrics. Am J Orthod, 38(8): 603-624, 1952
5) Steiner CC: The use of cephalometrics as an aid to planning and assessing orthodontic treatment. Am J Orthod, 46(10): 721-735, 1960.
6) Ricketts RM: Planning Treatment on the Basis of the Facial Pattern and an Estimate of Its Growth. Angle Orthod, 27(1): 14-37, 1957.
7) Charles HT: Clinical Orthodontics. CV Mosby, St Louis, 1966.

Level Up & H!nt
14章 咬合誘導

[03] 咬合誘導に必要な検査② 模型分析の基礎

愛知県・たけし矯正こども歯科　徳倉 健

咬合誘導を行うにあたり、各種診査・検査の結果に基づいて診断を行い、治療目標の設定や治療方針・方法を立案する一連の流れにおいて、口腔内写真や限られたチェアータイムでの視診・触診のみでは、口腔内の状態を正確に把握することは難しい。さらに、咬合状態の舌側からの観察となると不可能である。口腔内の状態を3次元的に直視観察するには、口腔模型または3Dスキャニングデータが必要となるが、本項では口腔模型について述べる。咬合誘導では、生活環境や成長による口腔内の変化が著しく、さらに矯正治療が加わる場合、模型による観察は咬合誘導開始前の診査・診断時のみならず、途中経過の評価でも随時行うことが非常に重要である。

 模型の準備

正しい診査・診断には、"きれいな"資料の準備が必須である。咬合誘導において歯肉や小帯など、歯以外の部分が再現されていないのは論外で、印象採得やトリミングの際は十分に気をつけたい（図1）。

 模型の観察および計測

咬合誘導の役割の一つは、健全な永久歯列へ導くことである。模型観察および計測は、模型上に表わ
れている不正咬合の要素を摘み取るための作業の一つであるが、歯数や乳歯の交換時期によって、全身疾患とのかかわりが早期に判明し得ることも忘れてはならない。われわれの医療行為が患児の生活環境に及ぼす影響を考慮するうえで、いかなる目的で模型観察を行うにしても、全身疾患とのかかわりにまで視野を広げた観察眼をつねにもっておきたい。

1．乳歯・永久歯の萌出状態
とくに以下のことに注意する。
- 歯数（過剰歯・先天性欠如の有無）
- 歯の交換状態（Hellmanの歯牙年齢）
- 乳歯の早期喪失・早期脱落の有無（重度う蝕・重度ディスクレパンシー・外傷既往歴・低フォスファターゼ症などの有無）
- Ectopic eruption の有無（とくに第1、2大臼歯）
- 萌出不全の有無

2．Overjet・Overbite
① Overjet：ノギスで下顎中切歯の唇側面と上顎中切歯切端との間の距離を計測する（図2a）。反対咬合の場合、上顎中切歯唇側面と下顎中切歯切端との距離をマイナスで表す。
② Overbite：上顎中切歯切端をシャープペンシルなどを用いて咬合平面に平行に下顎中切歯唇側面上

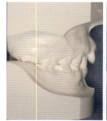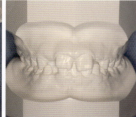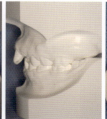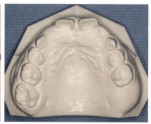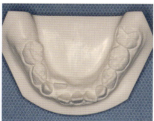

図❶　正しい診査・診断には、"きれいな"資料の準備が必須

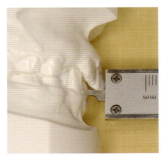

図❷a　Overjet の計測

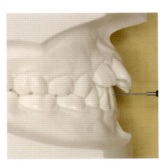

図❷b　Overbite の計測

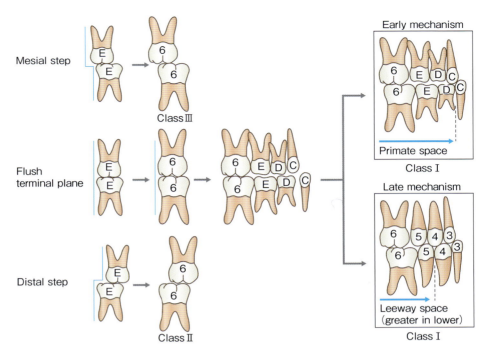

図❸　臼歯咬合関係

に投影する（図2b）。投影された印から切端の距離を計測し、Overbite の値とする。開咬の場合、切歯切端との間の垂直的距離を計測し、マイナスで表す。

　一般的に Overjet、Overbite は前歯部のみを観察しがちだが、臼歯部でも重要な情報となり得る。

3．上下歯列弓の咬合関係

①臼歯咬合関係：第2乳臼歯の咬合関係は terminal plane、第1大臼歯および犬歯の咬合関係は Angle の分類に当てはめる（図3）。

②クロスバイトおよびシザースバイトの有無：極端な頬杖、偏咀嚼習慣、その他の悪習癖の有無についても調べておきたい。

③開咬、切端咬合の有無：低位舌や舌突出癖などの機能的要因、あるいは骨格的要因、環境要因も考慮する。

4．上下歯列弓と正中線の関係

中切歯間のコンタクトを正中として、上顎に対する下顎の左右偏位量を計測する。その一方で、上顎歯列の正中が必ずしも顔面正中と一致するとは限らないため、セファロX線写真や顔面写真の正貌を参考にして、顔面に対する上下歯列の位置関係を把握することも大切である（図4）。

5．個々の歯の状態（形態、咬耗、摩耗）

①歯冠形態（矮小歯・癒合歯・中心結節・カラベリー結節などの有無）：矮小歯や癒合歯は tooth size ratio やディスクレパンシーに影響を及ぼす。

　また、上顎前歯舌側面辺縁隆線の発達は対合歯との咬合関係や歯列安定性に、唇側面形態はブラケット治療時に影響を及ぼす要素である。

②咬耗・摩耗：生活環境や食習慣、ブラキシズムや咬合力の強さなどによって変化する。

③不良修復物（不良なレジン充塡や過大な乳歯冠、スライスカットの有無）

6．上下歯列弓の形態と左右対称性

歯列弓の狭窄や空隙の有無、V字型歯列、鞍状歯列の有無を確認する。

7．口蓋の形態、小帯の付着位置

口蓋の形態は、舌の位置や動きに大きな影響を受ける。また、歯列弓形態や口蓋の形態は、口呼吸や異常嚥下癖などの機能異常による影響を受けやすい。

さらに、各小帯の付着位置も何か異常を認めたら特記する。模型上では判断が困難なことが多いが、舌小帯付着異常は舌運動に直結し、発音や歯列に影響を及ぼすことがあるため、明確にしておきたい。

8．歯肉・歯周組織の状態

不良な口腔清掃状態では歯肉炎が、外傷性咬合や過度なブラッシング習慣では歯肉退縮がみられる。

模型の計測については、図5～8、表1に示す。

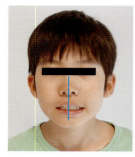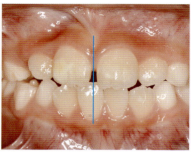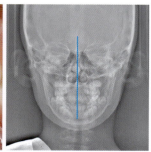

図❹ 顔面写真の正貌やセファロX線を参考にして、顔面に対する上下歯列の位置関係を把握する

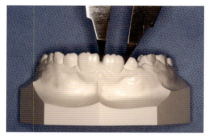

図❺ 該当歯冠の近遠心最大幅径をノギスで計測する。しっかりとノギス尖端を隣接歯間に入れ、正確に計測する

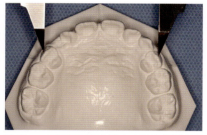

図❻a 歯列弓幅径は第1小臼歯頬側咬頭頂間距離で計測する

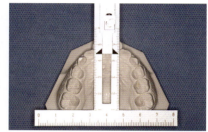

図❻b 歯列弓長径は、左右中切歯中点から両側の第1大臼歯遠心面までの距離によって決まる

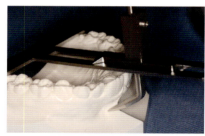

図❼a 歯槽基底弓長径は、左右中切歯根尖相当部から左右第1大臼歯遠心面を連ねた線までの距離。大坪式模型計測器（右）を使用する

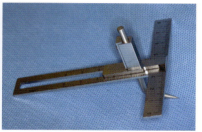

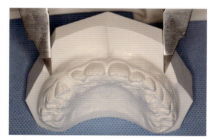

図❼b 歯槽基底弓幅径は、左右第1小臼歯根尖相当部間の距離をノギスで計測する

▶ 未萌出の側方歯群歯冠幅径の予測

混合歯列期では側方歯群の一部が未萌出であるため、確率表や回帰方程式、X線写真などの予測法を用いて側方歯の歯冠幅径の総和を推定する。以下に、その代表的な方法を示す。

1．Moyersの分析（図9）

各歯群間で歯冠近遠心幅径の総和が高い相関を示すことを根拠にして、下顎4前歯の歯冠近遠心幅径の総和を基準に側方歯群の歯冠幅径を予測する。

①下顎4前歯の歯冠近遠心幅径の和を記入
②利用可能な側方歯群の空隙計測を記入
③Moyersの換算表（表2）より、側方歯の近遠心幅径の総和の予測値を導く
④②の空隙量から③の予測値を差し引いて、空隙の過不足を判定する。

2．小野の回帰方程式（図10）

永久4前歯歯冠幅径総和と、片側の犬歯、第1・第2小臼歯の歯冠幅径の総和との間に生まれた相関関係に基づき推定する。永久4前歯の萌出期に切歯幅径の総和から側方歯群の歯冠幅径総和を予測する。

①上下永久4前歯の歯冠幅径の総和を記入する（XおよびX'）。上顎前歯が未萌出であれば、下顎4前歯の歯冠幅径の総和（X'）から上顎側方歯幅径の総和（X）を推定できる。
②回帰方程式（表3）のXおよびX'に値を代入し、側方歯群の歯冠幅径推定値（YおよびY'）を算出する。やや大きめな推定値を得る場合、Yの標準偏差1/2を加えることがある。その際は±で書かれている数値を加える。
③歯列弓周長および中切歯と側切歯の総和を上下左右側それぞれ表内に記入する。この差が、側方歯配列に利用可能なスペースである。
④側方歯配列に利用可能なスペースから、先の回帰方程式で算出した予測値（YおよびY'）を差し引くことによりディスクレパンシーが算出される。

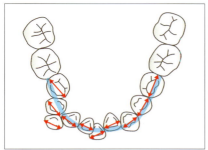

図❽ ディスクレパンシーは、歯を配列するのに必要なスペースに対して、歯が収容される歯槽部の大きさは十分なのか、不足しているとすれば何mm足りないのかの指標となる。a：歯列弓周長（Available arch length）。第1大臼歯近心面の接触点部から歯列に沿って、切端や接触点を通るなめらかな曲線を描き（青線）、反対側の第1大臼歯近心面接触点部までの距離。b：歯冠幅径の総和（Required arch length）。第2小臼歯から反対側第2小臼歯までの歯を配列するのに必要とされる長さであり、各歯の歯冠近遠心幅径の総和（赤矢印）。
a－b＝ディスクレパンシー（mm）
マイナス：配列余地不足、プラス：余剰空隙の存在

表❶ Tooth size ratio。上下顎の歯冠近遠心幅径の総和の比率を求め、その不調和の部位・程度を知ることができる。矯正治療の動的治療終了時の咬合状態を推測する際に参考となる

Anterior ratio	6前歯の歯冠近遠心幅径総和の比率	（下顎6前歯の総和／上顎6前歯の総和）×100（%） 日本人の正常値：78.09±2.19（%）
Posterior ratio	側方歯および第1大臼歯の歯冠近遠心幅径総和の比率	（下顎犬歯から第1大臼歯までの歯冠幅径の総和／上顎犬歯から第1大臼歯までの歯冠幅径の総和）×100（%）
Overall ratio	12歯の歯冠近遠心幅径総和の比率	（下顎12歯の総和／上顎12歯の総和）×100（%） 日本人の正常値：91.37±2.10（%）

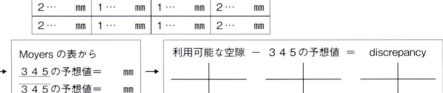

図❾ Moyersの分析

表❷ Moyersの換算表

	Σ2̄1̄|1̄2̄	19.5	20.0	20.5	21.0	21.5	22.0	22.5	23.0	23.5	24.0	24.5	25.0	25.5	26.0	26.5	27.0	27.5	28.0
上顎	95%	21.6	21.8	22.1	22.4	22.7	22.9	23.2	23.5	23.8	24.0	24.3	24.6	24.9	25.1	25.4	25.7	26.0	26.2
	85%	21.0	21.3	21.5	21.8	22.1	22.4	22.6	22.9	23.2	23.5	23.7	24.0	24.3	24.6	24.8	25.1	25.4	25.7
	75%	20.6	20.9	21.2	21.5	21.8	22.0	22.3	22.6	22.9	23.1	23.4	23.7	24.0	24.2	24.5	24.8	25.0	25.3
	65%	20.4	20.6	20.9	21.2	21.5	21.8	22.0	22.3	22.6	22.8	23.1	23.4	23.7	24.0	24.2	24.5	24.8	25.1
	50%	20.0	20.3	20.6	20.8	21.1	21.4	21.7	21.9	22.2	22.5	22.8	23.0	23.3	23.6	23.9	24.1	24.4	24.7
	35%	19.6	19.9	20.2	20.5	20.8	21.0	21.3	21.6	21.9	22.1	22.4	22.7	23.0	23.2	23.5	23.8	24.1	24.3
	25%	19.4	19.7	19.9	20.2	20.5	20.8	21.0	21.3	21.6	21.9	22.1	22.4	22.7	23.0	23.2	23.5	23.8	24.1
	15%	19.0	19.3	19.6	19.9	20.2	20.4	20.7	21.0	21.3	21.5	21.8	22.1	22.4	22.6	22.9	23.2	23.5	23.7
	5%	18.5	18.8	19.0	19.3	19.6	19.9	20.1	20.4	20.7	21.0	21.2	21.5	21.8	22.1	22.3	22.6	22.9	23.2
下顎	95%	21.1	21.4	21.7	22.0	22.3	22.6	22.9	23.2	23.5	23.8	24.1	24.4	24.7	25.0	25.3	25.6	25.8	26.1
	85%	20.5	20.8	21.1	21.4	21.7	22.0	22.3	22.6	22.9	23.2	23.5	23.8	24.0	24.3	24.6	24.9	25.2	25.5
	75%	20.1	20.4	20.7	21.0	21.3	21.6	21.9	22.2	22.5	22.8	23.1	23.4	23.7	24.0	24.3	24.6	24.8	25.1
	65%	19.8	20.1	20.4	20.7	21.0	21.3	21.6	21.9	22.2	22.5	22.8	23.1	23.4	23.7	24.0	24.3	24.6	24.8
	50%	19.4	19.7	20.0	20.3	20.6	20.9	21.2	21.5	21.8	22.1	22.4	22.7	23.0	23.3	23.6	23.9	24.2	24.5
	35%	19.0	19.3	19.6	19.9	20.2	20.5	20.8	21.1	21.4	21.7	22.0	22.3	22.6	22.9	23.2	23.5	23.8	24.0
	25%	18.7	19.0	19.3	19.6	19.9	20.2	20.5	20.8	21.1	21.4	21.7	22.0	22.3	22.6	22.9	23.2	23.5	23.8
	15%	18.1	18.7	19.0	19.3	19.6	19.8	20.1	20.4	20.7	21.0	21.3	21.6	21.9	22.2	22.5	22.8	23.1	23.4
	5%	17.7	18.0	18.3	18.6	18.9	19.2	19.5	19.8	20.1	20.4	20.7	21.0	21.3	21.6	21.9	22.2	22.5	22.8

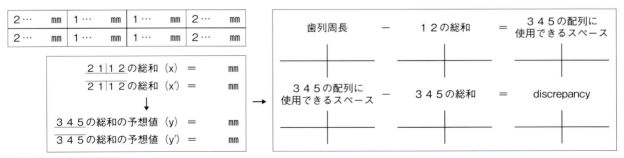

図❿ 小野の回帰方程式

表❸ 回帰方程式

	男	女
2̄1̄|1̄2̄ → 3̄4̄5̄	Y＝0.389X＋10.25±0.58	Y＝0.421X＋9.03±0.61
2̄1̄|1̄2̄ → 3̄4̄5̄	Y'＝0.523X＋9.73±0.50	Y'＝0.548X＋8.52±0.56
2̄1̄|1̄2̄ → 3̄4̄5̄	Y＝0.534X'＋10.21±0.58	Y＝0.573X'＋9.02±0.61

Level Up & H!nt
14章　咬合誘導

[04] 叢生への対応

東京都・常盤矯正歯科医院　**常盤　肇**

　乳歯列期および混合歯列期における叢生の対応については、顎顔面の成長発育が旺盛な時期であるため対症的治療法は極力避け、最終的な咬合が完成する永久歯列期まで長期計画の下で管理していく必要がある。この時期における矯正治療は、その後の成長発育に悪影響を及ぼす原因の除去や、成長発育時期に合わせた無理のない対応が望ましい。

　乳歯列期において、生理的な空隙があるか否かはその後の萌出交換に大きく影響する。永久切歯は、対応する乳切歯より歯冠幅径が大きいため、空隙のない乳歯列は永久歯列の正しい配列が困難となる。この時期の前歯部の叢生に対する治療の利点として、清掃不良によるう蝕や歯肉炎の発生予防、転位による歯周組織への影響、歯根の屈曲の予防などが挙げられる。しかし、この時期には歯列弓の前方や側方（犬歯間幅径の増大）の成長も期待できるため、慎重に対応すべきである。とくに近年では、Ⅰ期治療に否定的な見解も報告されており、その目標を明確にもつ必要があるのはいうまでもない。

　実際には、以前に比べて叢生を有する患児は増加傾向にあるが、歯冠幅径が大きくなったというより、歯列弓や歯槽骨の成長発育が低下しているように感じられる。これらは離乳時期における咀嚼運動の学習不足や、食習慣・食文化の変化などが関与しているともいわれている。そのため、とくに乳歯列期では、積極的な介入以前に咀嚼指導や生活環境に関する指導などを行い、経過をみるのも一法であろう。

▶ **混合歯列期の叢生への対応**

　前述のように、混合歯列期における叢生への対応は慎重に行うことが望ましく、積極的に介入するか否かの判断が重要である。代表的な診断法としては、模型分析が挙げられる。側方歯群にはリーウェイスペースが期待できるため、これの利用と併せて永久歯列の配列を考える必要がある。混合歯列期では前歯部の歯冠幅径の計測は行えるため、未萌出側方歯群幅径の予測を行い、長期的な視野から治療計画を立てる必要がある。側方歯群幅径の予測方法として、以下が挙げられる。

①反対側の同名歯から予測する方法
②デンタルＸ線を用いる方法
③統計的手法を用いた方法

- 小野の回帰方程式：日本人小児の永久４前歯の歯冠幅径総和（x）と片側の犬歯、第１・２小臼歯の歯冠幅径総和（y）との相関関係から求めた回帰方程式により、萌出予定の側方歯群を予測する。
- Moyersの確率表を用いて予測する。

▶ **混合歯列期の叢生の治療方法**

　叢生は、歯の大きさと歯列、あるいは歯槽部の大きさとの不調和によって生じるため、基本的に歯列あるいは歯槽部の拡大による対応か、tooth materialsを小さくする方法しかない。かつては混合歯列後期に連続抜去による対応法も用いられていたが、予知性に乏しいことからほとんど行われていない。現在では、抜歯を選択するのであれば成長を見極め、永久歯が生え揃ってから行うことが一般的である。したがって、この時期における叢生治療は、永久歯列まで経過観察して抜歯で対応するか、歯列あるいは歯槽部の拡大によって対応するか、いずれかの選択

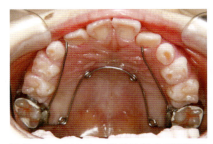
図❶ Quad Helix。筆者は混合歯列期に0.8mm径の主線を用いることが多い。下顎用がBi helixである

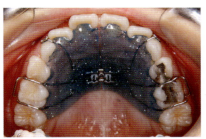
図❷ Schuwarz's拡大床。拡大には中央部のスクリューを活性化させる

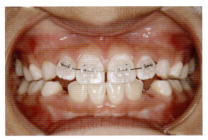
図❸ セクショナルアーチ。萌出した永久歯に部分的に用いる。開始の際には、歯根の形成状態に注意を払うべきである

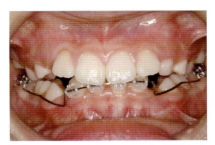
図❹ ユーティリティーアーチ。萌出した4前歯と第1大臼歯を結び、第1大臼歯の近心移動を防いでリーウェイスペースを保持する

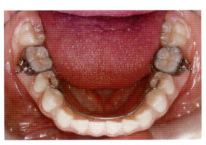
図❺ 舌側弧線装置（リンガルアーチ）。第1大臼歯の近心移動を防ぎ、リーウェイスペースを保持する

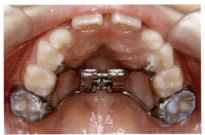
図❻ 上顎急速拡大装置。正中口蓋縫合を開き、上顎歯槽基底を広げる装置。通常1日に2回朝夕で1/4回転ずつ活性化させる。混合歯列期では、1日に1回でも十分に効果が認められる

となる。

歯列あるいは歯槽部の拡大には、前方や側方、後方へ行う方法があるが、一般的には前方へ行うことは少ない。混合歯列期では、安易に側方拡大装置を推奨する報告も散見されるが、前後的問題を側方への拡大で解決するのは限界があり、あくまでも初診時の診断をもとに慎重に装置を選択する必要がある。

1．側方拡大

側方拡大には、緩徐拡大装置と急速拡大装置がある。混合歯列期の咬合誘導では、診断の結果、歯槽的かつ軽度な叢生が存在するケースに対応すべきである。そのため、一般的には前者の緩徐拡大装置が用いられることが多い。おもな緩徐拡大装置として、Quad Helix（図1）、Bi Helix、Schuwarz's拡大床（図2）などが挙げられる。拡大床は、拡大のペースは術者によって異なるが、筆者は1～2週ごとに1/4回転（0.2～0.25mm）を目安としている。拡大には1つの拡大床で十分であると筆者は考えている。2個、3個と使うことによって歯列形態が乱れ、水平的咬合関係を失うおそれがある。装置の選択は、患者の協力度などによって症例ごとに行う。また、スペース獲得後、個々の歯の再配列はセクショナルアーチ（図3）を、リーウェイスペースの保持にはユーティリティーアーチ（図4）や舌側弧線装置（図5）を用いる。

一方、診断の結果、歯槽基底の狭窄が認められるような症例には、後者の上顎急速拡大装置（rapid palatal expansion：図6）が必要となる。しかし、このような症例では上下顎幅径の調和やその後のマルチブラケット治療での対応が必須となるため、矯正専門医への連携が望ましい。

2．後方拡大（遠心移動）

後方拡大（遠心移動）には、顎内装置と顎外装置がある。顎内では床装置や舌側弧線装置の応用が挙げられるが、固定源となる歯が少ないため、遠心移動は難しい。また、最近ではカリエールディスタライザー（図7）と呼ばれる装置により、顎間ゴムを併用した治療方法も報告されている。

一方、顎外装置としては、古くからヘッドギア（図8）が用いられている。もともと上顎骨の成長抑制に用いられる装置であるが、牽引力の調節により、第1大臼歯を遠心に移動できる。

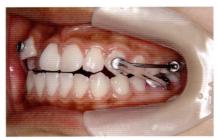

図❼ カリエールディスタライザー。左右の犬歯と第1大臼歯間に装着し、下顎には固定源として舌側弧線装置（図5）やマウスピース、マルチブラケット装置などを装着し、顎間ゴムを装着する

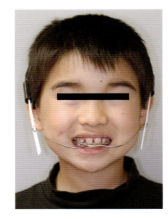

図❽ ヘッドギア。第1大臼歯にバンドおよびチューブを装着し、フェイスボウを介して頭部から後方へ牽引する

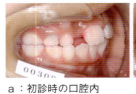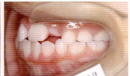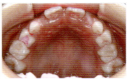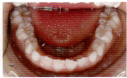

a：初診時の口腔内

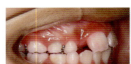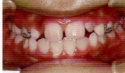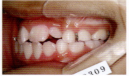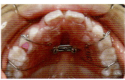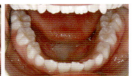

b：上顎拡大床装着時

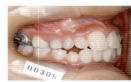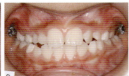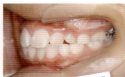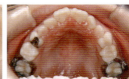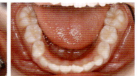

c：ヘッドギア装着開始

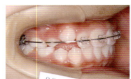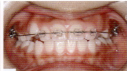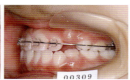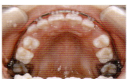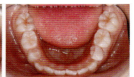

d：セクショナルアーチ装着

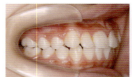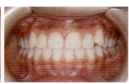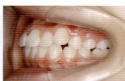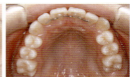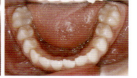

e：Ⅰ期治療終了時

図❾ a〜e　症例1。上顎歯列弓の狭窄により、側方歯群が交叉咬合

■ 症例1（図9）

6歳6ヵ月の女児で、上顎歯列弓の狭窄により側方歯群が交叉咬合を呈していた。検査の結果、上顎歯列はV字形を呈し、tooth materials は大きく、臼歯関係は vertical step type で第1大臼歯の関係もⅡ級であった。セファロ分析から ANB +1.7°で下顎下縁平面はフラットであり、上顎前歯歯軸は唇側傾斜を呈していた。そのため、上顎歯列弓形態改善のために拡大床を装着し、側方の交叉咬合を矯正したのち、大臼歯関係改善のためにヘッドギアを装着。続いて、セクショナルアーチ（2×4）を用いてリーウェイスペースを利用し、側方歯群の交換を図った。

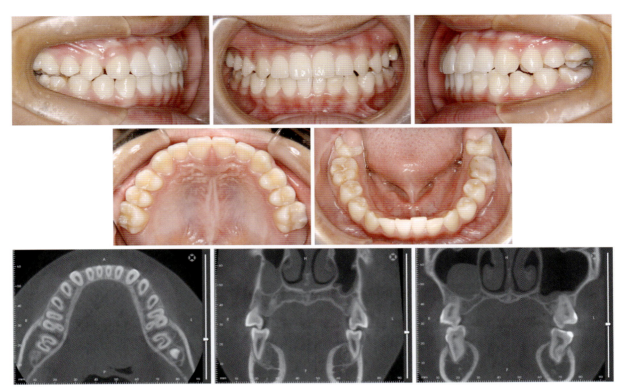

図⓾ 症例2。過度な側方拡大治療によって側方の水平的咬合関係が失われ、咬合面および水平的歯軸は逆傾斜となっている。3次元CT像から、唇側の歯槽骨は消失または薄くなっていることがわかる。すでに2つ目の拡大床が終了し、3つ目を入れる時点で、歯科検診を担当した他の歯科医師に勧められて当院を受診した

過度な側方拡大治療の諸問題

近年、叢生症例に安易に側方拡大装置を用いて非抜歯を目的とした過度な側方拡大を行い、患者が不審に思って受診するケースに遭遇することが多い。前述したように、前後的問題は側方拡大では決して改善されないのはもちろんのこと、側方拡大にも限界がある。過度な側方拡大は歯周組織を破壊するばかりでなく、咬合の崩壊や後戻りの原因にも繋がる。非抜歯治療にとらわれると、歯科医師としての本来の目的を見失ってしまうことにもなるので、注意が必要である。本書の読者諸氏にはこの点に留意し、健全な叢生のⅠ期治療を行っていただきたい。

■ 症例2（図10）

12歳3ヵ月の男児で、過度な拡大によって正常な上下咬合関係を失ったうえ、頰粘膜の疼痛を訴えて来院した。このようなケースでは、本来なら抜歯を視野に永久歯列になってからの対応が望ましいと考えられる。いくら成長期といえど、装置を入れれば際限なく成長するわけではなく、歯槽基底という基本的な解剖学的構造のうえに成り立つものである。

限界を踏まえたうえで対応することが、本当の意味で子どもたちの未来のための医療であると考える。

われわれ歯科医師は、8020運動や欠損病名にみられるように、歯を多く残すことが大きなミッションであると教育されてきた。しかし、実際には歯を残すことが大切なのではなく、口腔機能を維持・向上させることが本来の目的である。叢生症例においては、解剖学的構造を十分に考慮すると、口腔機能を回復するためには歯数を減らさなければならないことが必ず生じる。したがって、咬合誘導の治療開始前には検査・診断をしっかりと行い、将来的な萌出交換の予想と治療の目標について、保護者と十分に共有したのちに開始すべきである。

【参考文献】
1）石谷徳人：時間軸を見据えた小児期からの咬合治療．東京臨床出版，大阪，2014．
2）Proffit WR, Fields HW Jr, Larson BE, et al: Contemporary orthodontics, 5/6th ed. Mosby, St Louis, 2012/2019.
3）小野博志：乳歯および永久歯の歯冠幅径と各種歯列内におけるその相関について．口病誌，27：221-234，1960．
4）Moyers RE: Diagnosis Handbook of Orthodontics. Year Book Medical Publishers, Chicago, 1988: 165-182.

Level Up & H!nt
14章 咬合誘導

[05] 乳歯列期上顎前突への対応

広島県・たかはしキッズデンタル　**高橋昌司**

　小児歯科臨床において、乳歯列期の上顎前突症例に遭遇する頻度は、反対咬合などに比べると低いと報告されている[1,2]。これは、乳歯列期の上下乳切歯の歯槽基底に対する歯軸傾斜が永久切歯と比較して小さく、突出が顕在化しにくいことが一因と考えられる。日本語でいう上顎前突とはAngle分類のII級に相当し、これは"下顎歯列弓が上顎歯列弓に対して正常よりも遠心に咬合するもの"と定義されている。乳歯列期には、上顎骨が前突しているというよりは、下顎骨が後退した下顎遠心咬合やオーバージェットは大きいが、上下顎間関係の異常は少ない歯性由来のものが多い。また、吸指癖や咬唇癖、口唇閉鎖不全、舌突出などの悪習癖[2]、さまざまな態癖[3]を伴うものをよく見かける（図1）。

▶ 乳歯列期上顎前突の治療意義

　過大なオーバージェットを呈する乳歯列期上顎前突において、自然な口唇閉鎖は困難であり、さらに咬唇癖や舌突出（開咬を伴う）などの新たな悪習癖を招来することが多い。これに由来する軟組織圧は、形態をさらに悪化させることになる。
　このような状態で悪習癖を中止することは困難な

ため、第一に自然な口唇閉鎖が可能になるまで矯正的アプローチでオーバージェットを減少させる必要がある。第二に、治療で得られた良好な環境下で、口唇閉鎖の習慣化や舌位の是正などを目的とした口腔筋機能療法（MFT）を行うことが重要である。
　すなわち、乳歯列期上顎前突の矯正治療の意義としては、"自然な口唇閉鎖の獲得および筋機能再学習環境の確立"と"さらなる形態悪化の予防"が挙げられる（図2）[4]。当然ながら、そうした変化はさまざまな口腔機能、すなわち捕食・摂食機能や嚥下機能、構音機能の発達によい影響を与えると考えられる。しかしながら、機能的要因の少ない骨格性上顎前突に対し、同じようにアプローチしても効果は不十分であると推察される。また、長期の成長変化のなかで、どのようにその個体が変化していくのか、慎重な観察が必要である。
　上顎前突の症例に対して、乳歯列期はおろか混合歯列期に矯正治療を行うメリットについてはエビデンスが不足しており、真の効果の有無についてはいまだ結論が出ていない。

▶ 乳歯列期上顎前突の診査

　患児の全身や顎顔面および口腔の成長発育状況、生活背景を考慮し、総合的に診断を行う必要がある。そのため、術前に必ず保護者への問診による情報の聴取と精密な資料採得を行う（本章06表1参照）。

▶ 乳歯列期上顎前突の診断

　問診事項や採得した矯正資料を用いて診断を行う（図3）。

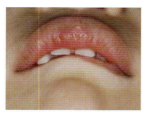

図❶　安静時咬唇癖および口唇閉鎖不全を伴う乳歯列期上顎前突

図❷　早期の上顎前突症例への対応イメージ

- 顔貌および口唇閉鎖状態
- 顎態および顎間関係（上下顎骨の前後的サイズ、水平的前後関係、垂直的関係、下顎骨の回転）
- 上下前歯歯軸傾斜および前歯被蓋関係
- 上下歯列弓形態や咬耗の有無を検討
- 口腔悪習癖や態癖の有無

→

1．骨格的要因の強いもの
真性の上顎前突なのか下顎遠心咬合なのか、下顎骨の回転および今後の成長予測、垂直方向での異常の有無などから診断する

2．歯性（歯槽性）要因の強いもの
顎間関係や臼歯関係に異常が少ないことを確認する

1、2ともに口腔悪習癖や態癖を伴う場合が多く、要因が複数あることが多い。また、さまざまな不正パターンや個体差が存在し、分類困難な場合も多くあるため、症例の特徴的な問題点を的確に把握することが重要である

図❸　乳歯列期上顎前突の診断

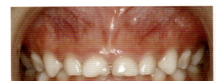
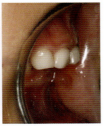
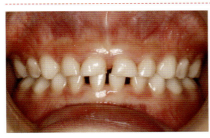
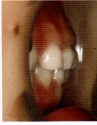

図❹　4歳、男児。拡大ネジ付きバイオネーター（機能的矯正装置）を用いた、乳歯列期上顎前突症例（機能的要素を含む下顎遠心咬合）

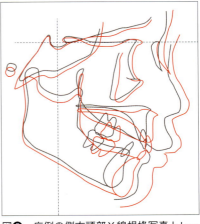

図❺　症例の側方頭部X線規格写真トレース重ね合わせ（S-N at S）。黒：術前4歳11ヵ月、赤：装置使用中止時。6歳2ヵ月

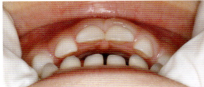
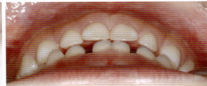
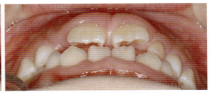

図❻　4歳、男児。口腔悪習癖（吸指癖）の中止によって上顎前突が自然治癒した症例。前歯部被蓋関係および上顎歯列弓形態の改善を認める。左から、4歳1ヵ月時、6歳2ヵ月時、7歳9ヵ月時

▶ 乳歯列期上顎前突の治療方針

治療を開始する場合には、治療方針の立案に際して十分な診査・診断と具体的な治療目標が必要である。さらに、その治療結果がその個体の成長変化のなかでどのようなメリットをもたらすのか、十分に検討する必要がある。そして、それを保護者や患児本人と共有することが重要である。

1．骨格的要因の強いもの

1）骨格性上顎前突の場合

乳歯列期には経過観察を行うことが多い。悪習癖や態癖を認める場合は、さらなる悪化を予防するために対応する。

2）機能的要素を含む下顎遠心咬合の場合

悪習癖や態癖を認める場合は対応する。機能的要因を多く含む場合、矯正装置の適応によって下顎骨の前方位適応や成長誘導が可能な場合がある。ただし、十分な分析に基づいた診断が必要で、誤った装置の適応は問題を深刻化させる可能性があるため、注意が必要である。さまざまな種類の機能的矯正装置などを用いて治療する（図4、5）。

2．歯性（歯槽性）要因の強いもの

悪習癖や態癖を伴う場合は、早期に対応することで装置を使用せずに自然な改善が可能な場合がある（図6）。しかし、前歯被蓋関係など形態の異常が大きい場合は、矯正装置を適宜使用することで形態を回復する。

【参考文献】

1) 相沢節世，小野俊朗，稲掛望，吉田良成，鬼頭佳子，神谷省吾，土屋友幸：小児の不正咬合に関する意識調査—乳歯列期について—．小児歯誌，41(4)：688-693, 2003.
2) 米津卓郎，町田幸雄：吸指癖が乳歯列咬合に及ぼす影響に関する累年的研究．小児歯誌，36(1)：93-100, 1998.
3) 筒井照子，小川晴也，Harvey Stallard，阿久津伸明：不正咬合の病因論における口腔外圧に関する考察．筒井照子，西林滋，小川晴也（編），態癖—力のコントロール，クインテッセンス出版，東京，2010：15-35.
4) 高橋昌司，鈴木亮：渡部茂：咬唇癖を有する患児に矯正治療を優先させた6例．小児歯科学雑誌，54(3)：396-404, 2016.

Level Up & H!nt
14章　咬合誘導

[06] 乳歯列期反対咬合への対応

広島県・たかはしキッズデンタル　**高橋昌司**

　小児歯科臨床において乳歯列期の前歯部反対咬合に遭遇する頻度は意外と高く、さまざまな歯科的調査においても同様である[1]。それには、日本人に短顔が多く、反対咬合が起こりやすい人種的な背景がある[2]ことが原因と考えられる。また、保護者が気づきやすい不正であるため、主訴となることが多い。ただし、反対咬合と診断された乳歯列期の子どもすべてが矯正治療を受けているかといえば、そうではない。歯科医師が経過観察を勧める場合も多く、積極的加療の有効性について結論はいまだ出ていない。事実、乳歯列期の反対咬合は自然治癒することも多い[3]。乳歯列期の反対咬合といってもさまざまな原因によって起こり、対応方法や治療の難易度、必要となる管理期間も一様でないことを認識する必要がある。

▶ 乳歯列期反対咬合――治療の意義

　乳歯列期反対咬合治療の意義は、"早期接触などによる不正な下顎の前方誘導"と"乳前歯の逆被蓋による上顎骨前方成長抑制状態"を改善し、正常な顎間関係の獲得と成長発育を促すことにある。しかし、乳歯列期における被蓋改善が将来、永久歯列完成時の正常咬合を担保し得るとは限らない。乳歯列期反対咬合のなかには切歯交換期に自然治癒する場合もあるし、逆に加療したにもかかわらず、反対咬合が再発する場合もある。下顎骨の成長パターンは、Scammonの臓器別成長曲線において一般型に近似する。つまり、身長が伸びている期間には下顎骨の成長変化が続くと解釈され、これらを鑑みると、乳歯列期や混合歯列期に早期治療を行っても利点は少ないように感じるかもしれない。しかし、成長期にある一個体において反対咬合が放置された場合と、早期に治療されたのちに反対咬合が再発した場合では、後者のほうが程度も軽く、治療の難易度も低いことが予想される。

　保護者には、治療開始前に治療することのメリット・デメリットを説明のうえで同意を得ることはもちろん、治療結果のイメージを共有しておく必要がある。

▶ 乳歯列期反対咬合の診査

　乳歯列期反対咬合は、症例ごとに異なる要因をもつことを理解する必要がある。また、患児の全身や顎顔面および口腔の成長発育状況、生活背景を考慮し、総合的に診断を行うべきである。そのため、術前に必ず保護者への問診による情報の聴取および矯正資料採得を行う（表1）。

▶ 乳歯列期反対咬合診断の分類

1. 歯性（歯槽性）要因の強いもの（図1）
　骨格的不正要素が少なく、上下顎前歯の傾斜や転位がおもな原因となる。逆被蓋の歯数が少ないことが多い。

2. 機能性要因の強いもの
　上下前歯の早期接触がおもな原因となって下顎位が近心に誘導され、逆被蓋を呈する。また、重度のう蝕などによる咬合高径の不足に伴う下顎の前方回転により、反対咬合が惹起される場合もある。構成咬合が可能である。

表❶ 乳歯列期反対咬合の診査

①保護者への問診
- 出生時の状況や生後から現在までの成長状況
- 医科的既往歴（とくに鼻疾患・アレルギー症状）の有無
- 口腔悪習癖や態癖[4)]の有無
- 不正咬合の家族歴
- 患児の生活状況や性格などの一般的情報
- 保護者および患児の治療への協力度

②顔貌写真[3)]
③口腔内写真[4)]
④側方および正面頭部X線規格写真・パノラマX線写真・口内法X線写真[5)]
⑤上下顎研究用模型および咬合採得
⑥チェアーサイドにて診査
- 早期接触の有無や最大開口量
- 構成咬合位の可否
- 下顎偏位の有無
- 顎関節異常の有無など

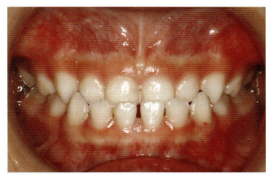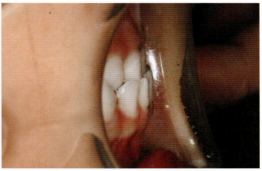

図❶　歯性要因の強い乳歯列期反対咬合。逆被蓋は $\frac{A|A}{B|B}$ のみ

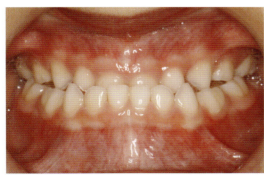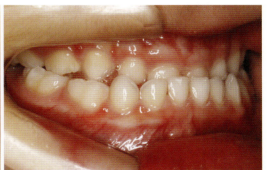

図❷　骨格性要因の強い乳歯列期反対咬合。乳犬歯を含む逆被蓋

3．骨格性要因の強いもの（図2）

上顎骨の劣成長や下顎骨の過成長、もしくはそれらの両方が原因となって逆被蓋を呈する。ローアングルからハイアングルなど、垂直的下顎位の評価および下顎骨の成長方向の評価が重要である。構成咬合が困難である。

4．1～3タイプの混合型

歯性要因や機能性要因、骨格性要因が絡み合って原因となっている場合もある。

反対咬合の治療には、これらの診断が必須である。また、治療方法の決定や難易度判定にも分析と検討が重要となる。

 乳歯列期の前歯部反対咬合の治療方針

小児の治療には予見性が高いことが求められる。現時点での治療結果が、今後継続する成長変化のなかでどのような意味合いをもつかについて、十分に検討する必要がある。

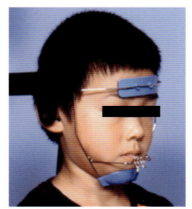

図❸　上顎前方牽引装置

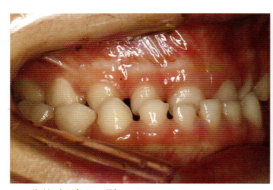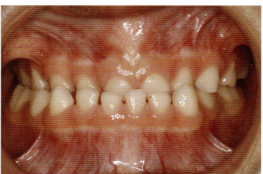

a：術前（4歳1ヵ月）

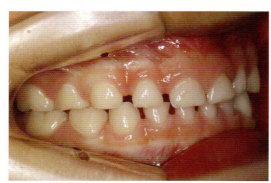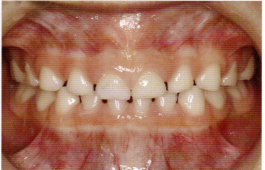

b：装置撤去時（5歳1ヵ月）

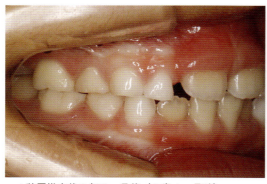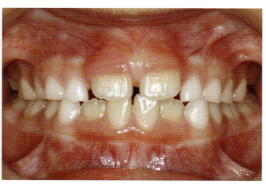

c：装置撤去後3年3ヵ月後（8歳4ヵ月時）

図❹　上顎前方牽引装置使用症例。乳歯列期での被蓋関係および臼歯関係の改善が、混合歯列期以降も良好に維持されている

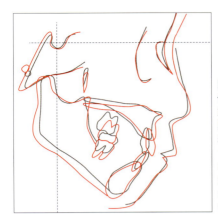

図❺
側方頭部X線規格写真重ね合わせ(S-N at S)。
黒：術前4歳1ヵ月、
赤：装置撤去時5歳1ヵ月。上顎前方牽引の効果と考えられる前歯部被蓋改善、上顎骨の前方成長、下顎骨の後方回転を認める

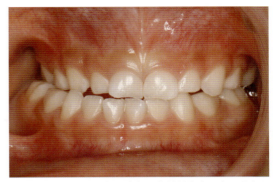

図❻ 乳歯列期側方交叉咬合。右側側方歯の交叉咬合と上下正中の不一致を認める

　早期の被蓋改善は"上下顎の成長を歪める因子を取り除く"という意味において推奨されるべき治療であるが、診断および治療方針にエラーがあった場合、新たな不正を来す可能性があることを認識する必要がある。

　また、「軽度の歯性反対咬合で自然治癒する可能性がある」症例や、逆に「骨格的要因が強く早期治療の意義が少ない」症例では、保護者と相談のうえで経過観察を検討する。

乳歯列期の前歯部反対咬合の治療方法

　繰り返しになるが、重要なのは診断、そして予見性である。そのうえで、どのようなメカニクスを用いて治療を行うか決定する。

　以下に、乳歯列期の前歯部反対咬合の治療に用いる装置を大まかに紹介する。

1．おもに歯性の変化を期待する場合
- 補助弾線付きリンガルアーチやアクティブプレート
- 機能的矯正装置（FKOやバイオネーターなど）

2．おもに骨格性の変化を期待する場合
- オトガイ帽装置（チンキャップ）
- 上顎前方牽引装置（MPA：図3～5）

　その他、舌位の変化などによって形態的変化を期待する既製のマウスピース型装置なども用いられる。レジンオンレー[5]を装着して咬合挙上を行うだけで改善される場合や、矯正装置を使用せず、口腔悪習癖や態癖指導のみで改善される場合もある。

乳歯列期の側方交叉咬合（臼歯部反対咬合）（図6）

　片側または両側の乳臼歯部において被蓋関係が逆転するもので、歯列および顔貌の正中線の不一致を伴うことが多い。これは、おもに上下顎歯列弓幅径の不調和を原因とすることが多く、前歯部反対咬合同様に骨格性や機能性のものが存在する。保護者からは、前歯や顎のずれとして表現されることが比較的多い。自然治癒は前後的な反対咬合よりも難しく、成長に伴ってより大きな骨格的不調和の原因になる可能性がある。また、吸指癖などの口腔悪習癖によって発現することも多く、この場合には前歯部の開咬を伴う。困難な症例もあり、治療を行うべきかどうかについて慎重に検討する必要がある。

【参考文献】

1) 相沢節世, 小野俊朗, 稲掛望, 吉田良成, 鬼頭佳子, 神谷省吾, 土屋友幸：小児の不正咬合に関する意識調査 —乳歯列期について—. 小児歯誌, 41(4)：688-693, 2003.
2) 須佐美隆三：反対咬合患者の実態. 須佐美隆三(編), 臨床反対咬合. 医歯薬出版, 東京, 1997：6.
3) 山本照子：反対咬合の治療開始時期. 須佐美隆三(編), 臨床反対咬合. 医歯薬出版, 東京, 1997：119-123.
4) 筒井照子, 小川晴也, Harvey Stallard, 阿久津伸明：不正咬合の病因論における口腔外圧に関する考察. 筒井照子, 西林滋, 小川晴也(編著), 態癖—力のコントロール. クインテッセンス出版, 2012：15-35.
5) 高橋昌司：レジンオンレーを用いた機能性不正咬合へのアプローチ —「最小の侵襲」で「最大の効果」を「可及的速やか」に—. 小児歯科臨床, 24(5)：86-104, 2019.

Level Up & H!nt
14章 咬合誘導

[07] 混合歯列期上顎前突への対応

鹿児島県・イシタニ小児・矯正歯科クリニック　前野孝枝　石谷徳人

▶ 上顎前突とは

1. 上顎前突の定義

一般に上顎前突とは、上顎前歯が下顎前歯より著しく前方に突出している状態を指しており[1]、須佐美[2]は、overjetが6mm以上を上顎前突と定義している（**図1a**）。

骨格的な要素について、Ballardの顔面骨格パターン分類ではANBが正常範囲にあるものをSkeletal ClassⅠ、正常範囲より大きいものをSkeletal ClassⅡ（**図1b**）、正常範囲より小さいものをSkeletal ClassⅢとしているが[1]、日本人の正常咬合の平均値はANBが3.53°±2.35°と白人の2.04°よりも大きい[3]ため、5°＜ANBがおおよそSkeletal ClassⅡに相当すると考えられる。Skeletal ClassⅡは上顎に対して下顎が遠心位にあり、上顎前突であることが多い。また、Skeletal ClassⅠであってもoverjetが6mm以上であれば、上顎前突に含まれることになる。

AngleⅡ級は、上顎第1大臼歯の近心頬側咬頭に対して下顎第1大臼歯の頬側面溝が遠心に咬合するものを表し、上顎前歯の状態によって1類と2類に分かれる（**図1c**）。

2. 上顎前突の分類

上顎前突は、歯軸の傾斜、歯列弓の狭窄などの歯性・歯槽性の問題、上下顎骨の大きさや前後的位置関係などの骨格性の問題といった多様な組み合わせで成り立っている。たとえば、「上顎前歯が唇側に傾斜している」、「下顎が遠心に咬合している」、「上顎骨が前後的に大きい」、「下顎骨が前後的に小さい」などのバリエーションがあり、治療方法はさまざまである。

表1に上顎前突の分類と特徴的な傾向[1]を示す。日本人の上顎前突患者は、上顎前歯が唇側に傾斜して下顎が遠心に咬合している状態が最も多い[4]といわれている。

また、前後的な問題以外に、垂直的な問題にも注意を払う必要がある。たとえば、下顎骨の垂直的な高さが増大すると下顎骨は後下方に回転し、オトガイの後退や側貌の前突感が目立つようになる。この

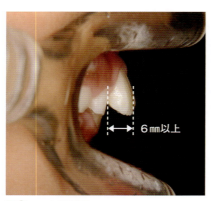

図❶a　上顎前突

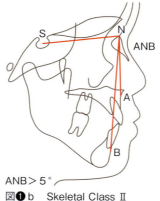

図❶b　Skeletal ClassⅡ

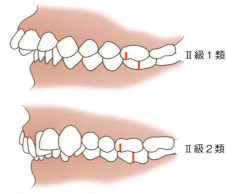

図❶c　AngleⅡ級1類および2類

表❶ 歯性・歯槽性上顎前突ならびに骨格性上顎前突の特徴的傾向（必ずしも当てはまらない場合もある）

	歯性・歯槽性上顎前突	骨格性上顎前突
定 義	・上下顎骨間に前後的な偏位はない	・上顎の前方位（過成長）または下顎の後方位（劣成長）、あるいはその両方による
顔貌所見	・左記の所見が認められないか、あっても軽度	・口腔周囲筋の緊張 ・口唇閉鎖不全 ・側貌は凸型（コンベックスタイプ） ・オトガイの後退
口腔内所見	・Angle Ⅰ級あるいは軽度のⅡ級 ・上顎前歯の唇側傾斜	・Angle Ⅱ級 ・Ⅱ級1類：上顎前歯の唇側傾斜によりoverjetが著しく大きい ・Ⅱ級2類：上顎前歯が舌側傾斜し、過蓋咬合
セファロ所見	・SNA、SNB、ANBは平均的であることが多い ・上顎中切歯歯軸傾斜角、上顎中切歯突出度が大きい	・SNA、ANB、上顎突出度、Y軸角、上顎中切歯歯軸傾斜角、上顎中切歯突出度が大きい ・SNB、顔面角が小さい

ように前後的な問題のみではなく、垂直的な問題も含めて診断を行い、それに基づいて適切な治療方法を選択することが重要である[5]。

 上顎前突における早期治療

近年、上顎前突に対する早期矯正歯科治療（以下、早期治療）に否定的な見解が示されている。海外の文献[6,7]において、Ⅰ期治療（一般に乳歯列期も含まれるが、この文献では混合歯列期での治療を指す）に続いて後期でⅡ期治療（永久歯列期の治療）を行った2段階治療と、Ⅱ期単独の治療との比較では、治療結果に有意差はみられなかったとされている。さらに、国内においても、小児における上顎前突の診療ガイドラインが作成されたが、早期治療を推奨しているとはいいにくい内容となっている[8,9]。

一方で、早期治療は骨格性の成長を最大限利用することが可能であり、骨格性の異常を3次元的（垂直・前後・水平方向）に制御できること、Ⅰ期治療単独での改善のみならず、Ⅱ期治療において抜歯のリスクを軽減できることなどがメリットである[10]とも述べられている。

しかし、かかりつけ歯科医による早期治療のトラブル事例が数多く報告されている現状を踏まえると、上顎前突の早期治療はエビデンスレベルが低いという否定的な見解を後押ししているといわざるを得ない。責任あるⅠ期治療を行うためには、検査・分析・診断という基本に忠実に、かつ慎重に取り組まなければならない。

 上顎前突における治療の実際

前述のように上顎前突の成り立ちは多様であり、それによって治療方針もさまざまである。永久歯列期において、マルチブラケット装置によるⅡ期治療が必要となる症例も少なくない。そのため、Ⅰ期治療には適応と限界があることを把握しておかなければならない。

また、Ⅰ期治療を開始する以前に、口腔習癖を確認しておく必要がある。指しゃぶりや舌癖などの習癖は、発音や嚥下などの機能や形態的な発育にも影響を与える。そのため、習癖がある場合には、指導がすでに開始されている必要がある。

骨格性上顎前突のⅠ期治療では、ANBだけでなく、FMAの値などから垂直的な問題にも焦点を当てて、治療方法を検討していく。具体的には、垂直的に小さいものからLow angle（FMA＜24°）、average（24°≦FMA≦30°）、High angle（FMA＞30°）に分けて治療方針を考え、最終的にはSkeletal Class Ⅰ averageを目指すことになる[5]。

上顎前突のⅠ期治療では、機能的矯正装置を用いることが多い。使用される装置例を以下に示す（**図2**）。また、そのなかでも当院でよく用いている装置について詳しく述べる。

1. FKO

上顎前歯が唇側に傾斜して下顎が遠心位に咬合し、下顎骨が前後的に小さいLow angleの上顎前突症例では、上顎の前方成長を抑制しながら下顎の成長

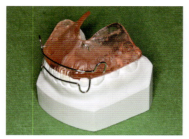
a：FKO

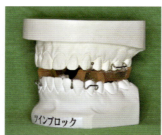
b：ツインブロック

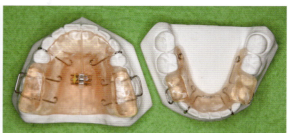

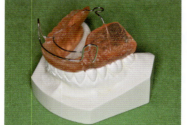
c：バイオネーター

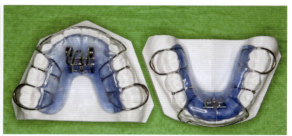
d：BJA（Bite Jumping Appliances）

図❷a〜d　上顎前突のⅠ期治療に用いる装置例（写真は当院で製作した装置見本）

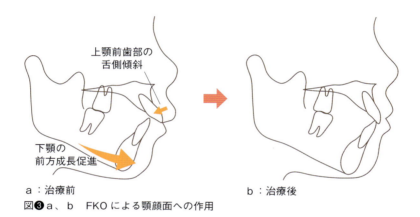

a：治療前　　　　　　　　　　　　b：治療後
図❸a、b　FKOによる顎顔面への作用

を促す目的でFKO（アクチベーター）などの機能的矯正装置を用いる。FKOの調整方法としては、装置の臼歯部咬合面部のレジンを削合することで上下顎臼歯の挺出を図り、咬合挙上を行うことが可能である。当院でFKOを用いる場合、使用時間は就寝時を含めた12〜14時間とし、就寝前に装置を介して15分間の噛みしめを行うように指導している。

FKOによる顎顔面への作用を図3に、FKOによる口腔内の変化を図4に示す。

一方、FKOの作用機序から考えると、上顎の前方過成長がみられる症例では治療効果を期待しにくいといえる。また、High angle症例でこの装置を用いると、下顎骨が後方に回転しやすいため、下顎の前方成長が達成されないばかりか、下顎が後退して前突感をより悪化させる可能性がある。したがっ

て、このような症例は、混合歯列期では習癖指導程度の介入にとどめておく。それは、永久歯列期において骨格性による問題の改善を図るため、小臼歯抜歯を行ってマルチブラケット装置によるⅡ期治療が必要となることが多いといえるからである。

2．ヘッドギア、トランスパラタルアーチ

上顎が前方に過成長の場合は、その前方成長を抑制する目的で、ヘッドギアなどの顎外固定装置を用いたⅠ期治療を行うことがある。High angleの症例では、前突感の改善よりも咬合高径の増加を防止して可及的に減少させるために、パラタルアーチ（パラタルバー）やハイプルヘッドギアの使用を検討する（図5）。これはFMAを減少させ、上顎第1大臼歯の挺出抑制と、それに伴う下顎の上方回転によって成長期の上顎前突には有効とされている[11]。

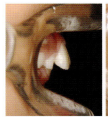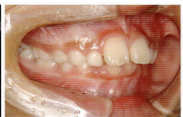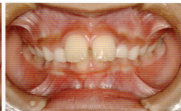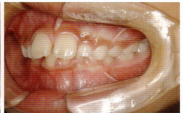

a：治療前

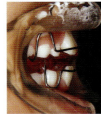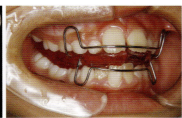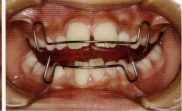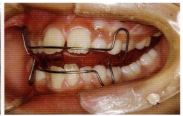

b：治療開始時

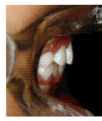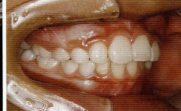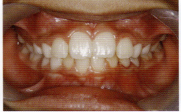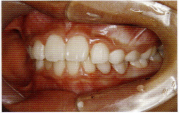

c：治療開始後2年1ヵ月
図❹ a〜c　FKOによる変化

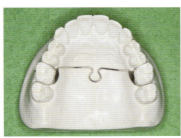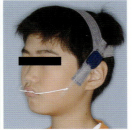

図❺　トランスパラタルアーチとハイプルヘッドギア

しかし、High angleの症例は小臼歯抜歯の検討を含むⅡ期治療が前提となることが多いため、Ⅰ期治療の効果を期待するのは困難である。そのため、専門医への紹介を前提として、それ以前は習癖指導程度の介入にとどめておくのがよいかもしれない。

混合歯列期の上顎前突では、まず診断の際に、骨格性・歯槽性の問題を見極めることが重要である。そして、Ⅰ期治療でのアプローチが可能な場合は、不正要因に対して積極的に改善を求めるのか、悪化を防ぐことに徹するのかを踏まえて適切な装置を選択する。Ⅰ期治療でのアプローチが困難な場合は、永久歯列期のⅡ期治療について専門医への紹介を検討する。

適切な時期に適切な早期治療を実践することで、不正要因に的確にアプローチできれば、望ましい結果が得られると考えられる。

【参考文献】
1）亀田 昇（監）：歯科矯正学事典．クインテッセンス出版，東京，1996．
2）須佐美隆三：不正咬合の発現に関する疫学的研究．日矯歯誌，30：221-229，1971．
3）松浦 侃：日本人成人男女正常（理想）咬合者についての頭部X線規格側貌写真による検討．歯学，63（3）：239-262，1975．
4）三浦不二夫，坂本敏彦，入江通暢，矢野由人：Henry法における日本人Ⅱ級1類の分析について．日矯歯誌，17：201-209，1958．
5）石谷徳人：小児歯科・矯正歯科の基本を大切にした小児期からの咬合治療．東京臨床出版，大阪，2019．
6）Dolce C, McGorray SP, Brazeau L, King GJ, Wheeler TT: Timing of Class Ⅱ treatment: skeletal changes comparing 1-phase and 2-phase treatment. Am J Orthod Dentofacial Orthop, 132(4): 481-489, 2007.
7）Thiruvenkatachari B, Harrison JE, Worthington HV, O'Brien KD：Orthodontic treatment for prominent upper front teeth（Class Ⅱ malocclusion）in children. Cochrane Database Syst Rev, 2013 Nov 13; 11: CD003452. doi: 10.1002/14651858.CD003452.pub3.
8）日本矯正歯科学会：矯正歯科診療のガイドライン 上顎前突編．http://www.jos.gr.jp/information/file/guideline.pdf
9）日本矯正専門医学会（JSO）診療ガイドライン統括委員会（編）：上顎前歯が突出した小児に対する早期矯正治療に関する診療ガイドライン．http://minds4.jcqhc.or.jp/minds/orthodontic-in-children/orthodontic-in-children.pdf
10）Aliakbar Bahreman：早期治療 成長発育のエビデンスと治療戦略．嶋 浩人，石谷徳人（訳），クインテッセンス出版，東京，2017．
11）高木秀人，金 錫俊，本田 領，姜 勝求，大浦寿哉，川本達雄：High pull head gearを用いたvertical control 適用症例におけるセファログラム計測項目の変化について．歯科医学，67（2）：205-209，2004．

Level Up & H!nt
14章 咬合誘導

[08] 混合歯列期反対咬合への対応

鹿児島県・イシタニ小児・矯正歯科クリニック　**前野孝枝　石谷徳人**

反対咬合とは

1．反対咬合の定義
　一般に反対咬合とは、上顎と下顎の歯列弓が前歯部で数歯にわたって正常な被蓋と逆に咬合する不正咬合[1]を指す。須佐美ら[2]は連続する3歯以上の上顎前歯が下顎前歯の舌側で咬合するときに、反対咬合という言葉を用いるとしている（**図1a**）。また、1～2歯の前歯部の逆被蓋は前歯部交叉咬合と呼ばれる。

2．反対咬合の分類
　反対咬合は、機能性と骨格性に大別される。機能性反対咬合は、歯軸傾斜あるいは咬頭干渉などに起因するものであり、骨格性反対咬合は、上顎骨の前方劣成長や下顎骨の前方過成長などに起因するものである。**表1**に、反対咬合の分類と特徴的な傾向を示す[1,3,4]。

3．反対咬合の分析と評価[4]
　反対咬合患者のセファロ分析では、上下顎骨の前後的な評価としてANB、垂直的な評価としてFMA（本章07参照）などがよく用いられるが、さらに筆者らが活用している代表的な評価項目について紹介する。

　Wits appraisal[5]は、咬合平面とA点およびB点からの垂線の交点間の距離である。ANBと異なり、N点の影響を受けずに上下顎骨の前後的位置関係の現状を反映する。正常咬合者の平均値は−1～0mmである。

　KIX Index[6]は、Kimの分析項目の一つであり、骨格性反対咬合の重症度の指標となる。日本人の平均値は1.13であり、1.5を超えると外科的矯正治療（いわゆる骨切り術）が必要になる可能性を示唆しているといわれている。

　AB to MPもKimの分析項目で、A点とB点を結ぶ直線と下顎下縁平面がなす角であり、65°を超える場合は早期咬合治療（以下、早期治療）の予後が良好で、60°を下回れば不良であるとされている[7]。

4．Skeletal Class Ⅲ と Angle Ⅲ級
　反対咬合の定義と同時に整理しておきたい用語に、Skeletal Class Ⅲ と Angle Ⅲ級がある。

　Skeletal Class Ⅲは、骨格的な要素すなわち上顎に対して下顎が前方位であることを示しており、セ

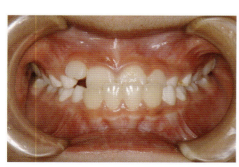

図❶a　反対咬合。3歯以上の逆被蓋を認める

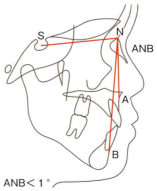

図❶b　Skeletal Class Ⅲ
ANB＜1°

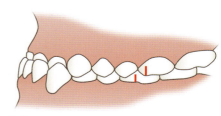

図❶c　Angle Ⅲ級

表❶　機能性反対咬合と骨格性反対咬合の特徴（必ずしも当てはまらない場合もある）

	機能性反対咬合	骨格性反対咬合
定義	・上下顎骨間に前後的な偏位はないか、あるいは安静時から咬合時に下顎が偏位することがある ・下顎歯列弓あるいは下顎前歯が上顎のそれより近心に位置する	・上顎の後方位（劣成長）または下顎の前方位（過成長）、あるいはその両方による
顔貌所見	・左記の所見がみられないか、あっても軽度	・側貌はコンケイブタイプを呈し、オトガイ部が著しく前方位を示すことが多い
口腔内所見	・Angle Ⅰ級あるいは軽度のⅢ級	・Angle Ⅲ級 ・上顎前歯の唇側傾斜と下顎前歯の舌側傾斜を示すことが多い
セファロ所見	・ANBは正常か、安静位において標準値 ・異常傾斜が切歯のみに限局 ・上顎骨の異常は少ない	・SNB、顔面角、上顎中切歯歯軸傾斜角が大きい ・SNA、ANB、Y軸角、下顎中切歯歯軸傾斜角が小さい

ファロ分析においてANBが正常範囲より小さいものを指す（Ballardの顔面骨格パターン分類）[1]。日本人の場合、正常咬合の平均値はANBが3.53°±2.35°である[8]ことから、ANB＜1°がSkeletal Class Ⅲに相当する（図1b）。

一方Angle Ⅲ級は、上顎第1大臼歯の近心頬側咬頭に対して下顎第1大臼歯の頬側面溝が近心に位置するものを表しており（図1c）、Skeletal Class Ⅲと混同しやすいので注意しなければならない。

反対咬合であれば、Skeletal Class ⅢやAngle Ⅲ級を呈することが多いといえるが、たとえば、Skeletal ClassⅢやAngle Ⅲ級であっても上顎前歯が唇側に傾斜し、下顎前歯が舌側に傾斜して正被蓋を維持している場合もある（Dental compensation）。

 反対咬合における早期治療の注意点

反対咬合における早期治療の目的は、早期に被蓋を改善することによって上下顎骨の成長方向を是正して正常な成長軌道に乗せることであるが、被蓋改善後の慎重な経過観察が重要となる。

機能性反対咬合では、歯軸傾斜の是正によって被蓋の改善がなされるため、治療期間も比較的短く、後戻りも少なく予後が良好な場合が多い。

一方、骨格性反対咬合では、上下顎骨の成長コントロールが必要となるため、治療期間も長くなる。また、被蓋の改善後も下顎骨の成長を慎重にかつ長期にわたって観察する必要がある。なぜなら、思春期性の下顎骨の成長に伴い再び逆被蓋になることもあり、この場合、小臼歯抜歯を併用したマルチブラケット装置によるⅡ期治療や下顎骨の成長量によっ

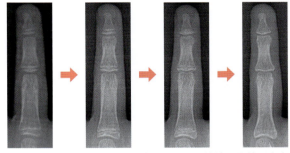

図❷　手の成長変化（第三指）。徐々に骨端核と骨幹が癒合している

ては、外科的矯正治療が必要となることもあるからである。

したがって、早期治療を行うにあたっては、正確な検査・分析・診断が求められ、骨格性反対咬合では、早期治療を開始する前に専門医との連携あるいは紹介を検討すべきである。

 思春期以降の下顎骨の成長

反対咬合の早期治療において、下顎骨の成長は治療前後をとおして最も注意を払わなければならない項目である。とくに身長の増加が著しく、下顎骨の成長量も大きくなる思春期は、Ⅰ期治療の終了や、Ⅱ期治療の開始の検討時期と重なることが多く、反対咬合治療のターニングポイントとなる。

そのため、筆者らは反対咬合の小児患者に対して、思春期以前から定期的な身長・体重の測定を行っている。さらに、手のX線写真を撮影し（図2）、骨年齢を評価（手の骨端核における化骨過程の時差を利用した骨成熟度の測定）することで、下顎骨の成長時期をより正確に把握するための参考資料としている。

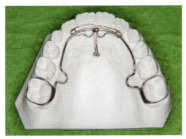
a：舌側弧線装置（補助弾線付）

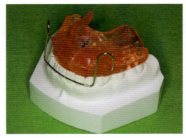
b：反対咬合用のFKO

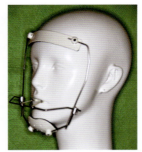
c：フェイスマスク

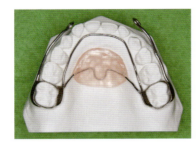
d：上顎前方牽引装置

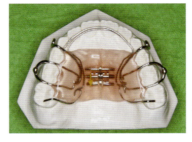
e：牽引線付可撤式床拡大装置

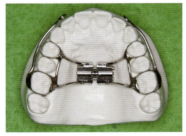
f：牽引線付急速拡大装置

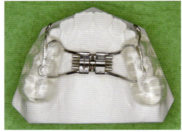
g：牽引線付急速拡大装置レジンプレートタイプ

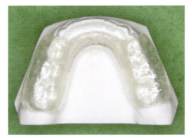
h：下顎のスライディングプレート

図❸a〜g　反対咬合のⅠ期治療に用いる装置例。写真は当院で製作した装置見本

反対咬合における治療の実際

　反対咬合の治療装置の選択にあたっては、正確な診断にもとづいて、不正要因に正確に作用する装置を選択しなくてはならない。そのためには、装置の作用と副作用について理解を深める必要がある。ここでは、筆者がよく使用する代表的な装置について述べる。

1. 舌側弧線装置

　上顎前歯が舌側傾斜している機能性反対咬合の場合に舌側弧線装置が一般的によく用いられる。装置に付与された補助弾線によって、上顎前歯を舌側から唇側に傾斜移動させ、被蓋の改善を行う。しかしながら、上顎前歯がすでに唇側傾斜している骨格性反対咬合に対して、本装置によってさらに唇側傾斜させて被蓋を改善することは推奨できない（図3a）。

2. 反対咬合用のFKO

　上顎前歯の歯軸傾斜は標準的であるが、下顎前歯の唇側傾斜が認められる機能性反対咬合症例において

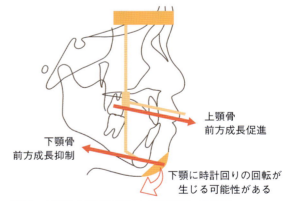
図❹　上顎前方牽引装置による顎顔面への作用

は、下顎前歯を舌側に傾斜させる目的で機能的矯正装置である反対咬合用のFKOを使用している。

　構成咬合を採得して装置を製作し、下顎前歯にのみ設けられた唇側線を舌側方向に活性化することで被蓋を改善する。また、下顎前歯の唇側傾斜の原因にもなり得る舌癖（低位舌など）がみられる場合においても、本装置の使用が適しているといえる（図3b）。

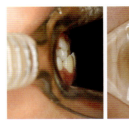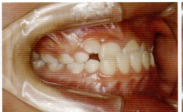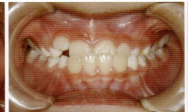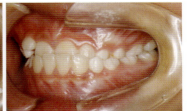

a：治療前

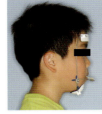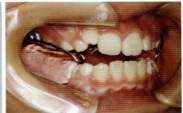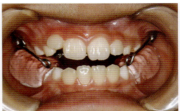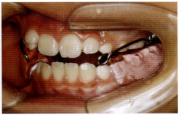

b：治療開始時

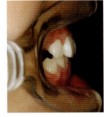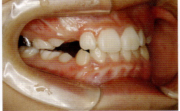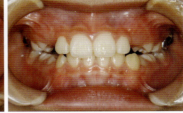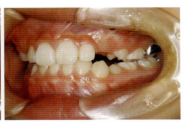

c：治療開始後10ヵ月

図❺ a〜c　上顎前方牽引装置による変化

3．上顎前方牽引装置

　上顎骨が劣成長の骨格性反対咬合の場合、その前方成長を促進する目的で上顎前方牽引装置を用いている。この装置は、一般にフェイスマスクと呼ばれる前頭部とオトガイ部に固定源を求めた顎外装置（図3c）と、上顎の口腔内に装着する顎内装置からなっている。顎内装置は、牽引用フックとパラタルボタンの付いた舌側弧線装置や拡大スクリューを付与した装置などを用いる（図3d〜g）。被蓋が深い場合には、下顎にスライディングプレートを装着することもある（図3h）。筆者らが上顎前方牽引装置を用いる場合、使用時間は就寝時間を含めた1日12〜14時間としている。

　作用機序は、フェイスマスクと上顎の顎内装置の牽引用フックにかけられたエラスティックの力により、上顎骨の前方成長を促進するというものである。牽引方向は前下方となるが、装置の使用によって上顎大臼歯の挺出や下顎に時計回りの回転が生じやすい。そのため、とくにFMAが大きなHigh angle（本章07参照）の症例においては、顎顔面の垂直的な成長を増悪させる可能性があり、牽引方向も含めて注意が必要である（図4、5）。

　反対咬合は顔貌に大きな影響を与えるため、審美的改善を主訴として低年齢から治療のニーズが高い不正咬合であり、正常な顎顔面の発育のためにも早期に被蓋改善を行うことが必要である。しかしながら、被蓋改善後も下顎の過成長を伴うなどの骨格性の問題が大きな症例では、後戻りによる専門医療機関での対応もあり得る。そのため、成長期をとおして経過観察を行うことも求められる。われわれはあらゆる可能性に備え、正確な検査・分析・診断をとおした責任ある早期治療と咬合管理を実践すべきであると考えている。

【参考文献】
1) 亀田　昇（監）：歯科矯正学事典．クインテッセンス出版，東京，1996．
2) 須佐美隆三，中後忠男（編著）：歯科矯正臨床シリーズ1 反対咬合 その基礎と臨床．滝本和男（監），医歯薬出版，東京，1976．
3) Aliakbar Bahreman：早期治療 成長発育のエビデンスと治療戦略．嶋　浩人，石谷徳人（訳），クインテッセンス出版，東京，2017．
4) 石谷徳人：小児歯科・矯正歯科の基本を大切にした小児期からの咬合治療．東京臨床出版，大阪，2019．
5) Jacobson A: Update on the Wits appraisal. Angle Orthod, 58(3): 205-219, 1988.
6) 居波　徹：発達期における反対咬合の鑑別診断．成育歯科医療研究会会誌，7：26-62，2005．
7) Son MH, Chang YI: Evaluation of various cephalometric measurements to predict the prognosis of early Class Ⅲ malocclusion treatment. Korean J Orthod, 34(3): 205-218, 2004.
8) 松浦　侃：日本人成人男女正常（理想）咬合者についての頭部X線規格側貌写真による検討．歯学，63(3)：239-262，1975．

Level Up & H!nt

14章 咬合誘導

[09] 永久歯先天欠如への対応

鹿児島県・イシタニ小児・矯正歯科クリニック　石谷徳人

永久歯先天欠如とは

永久歯先天欠如は、系統発生学的原因などによって起こる歯の発育異常である。2010年に日本小児歯科学会が行った調査[1]では、第3大臼歯を除く、28本の永久歯のうち、1〜数本の先天欠如を有する子どもがおよそ10人に1人いる（10.09％）という結果であった。また、永久歯の先天欠如は上顎よりも下顎に多く、歯種別では、下顎第2小臼歯に最も多い。次いで下顎側切歯、上顎第2小臼歯、上顎側切歯の順に認められるということであった（図1）。

永久歯先天欠如により引き起こされ得る問題[2]

永久歯先天欠如の発現部位や本数によって、歯列・咬合の異常をはじめとしてさまざまな問題を引き起こすといわれている。たとえば、歯間空隙や正中線の偏位、隣在歯の傾斜、対合歯の過萌出などを引き起こすことがある。多数歯にわたる欠損があると、咬合性外傷や早期接触、交叉咬合、下顎骨の偏位、顎関節の機能異常、成長方向の異常、軟組織の後退、嚥下障害、発音障害などが引き起こされることもある。

多数歯の欠損はいうまでもなく、たとえ1歯であっても上顎側切歯などの欠損では審美上の問題が大きくなり、身体的な問題だけでなく、精神的にも大きな問題を引き起こすことも考えられる。

永久歯先天欠如の早期発見[3]

前述のとおり、永久歯先天欠如の発現部位や本数によってさまざまな問題を引き起こすため、後継永久歯の先天欠如のある小児では、先行乳歯を健全な状態で保っておく必要性があるといえる。

これらの異常を発見する時期は、一般的な永久歯の形成時期を考慮して、筆者は7歳以降を目安としている。しかし、7歳以下の小児でも、う蝕の有無を確認する目的などで撮影するデンタルX線写真において、大まかなスクリーニングが可能である。

たとえば、図2のようにデンタルX線写真において第2乳臼歯直下に第2小臼歯がみられない場合は、注意深く経過観察する必要がある。そして、7歳以降にパノラマX線撮影（図3）を行っても第2小臼歯の歯胚が確認されない場合は、「永久歯の先天欠如あり」と判断することになる。

永久歯先天欠如のある小児の口腔管理と歯科衛生士との連携[4,5]

永久歯先天欠如歯は、その発現部位や本数、さらに乳歯の保存状況によって、選択され得る臨床対応や時期はさまざまである。しかし、まず小児患者お

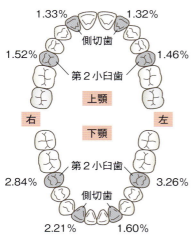

図❶　永久歯先天欠如の歯種別発現頻度（上下顎上位4歯）

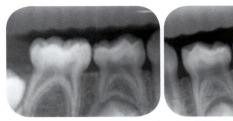
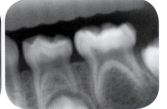

図❷　5歳、女児のデンタルX線写真。5|5の歯胚が確認できない

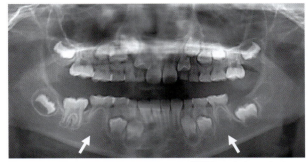

図❸　7歳、女児のパノラマX線写真。5|5先天欠如と診断した。|6の萌出遅延も認められる

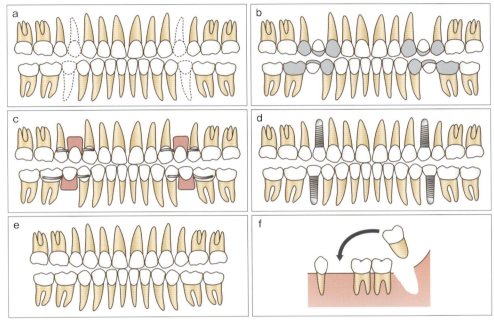

図❹　永久歯先天欠如部における各種の臨床対応。a：先天欠如例（破線部位）、b：ブリッジによる欠損補綴、c：義歯による欠損補綴、d：インプラントによる欠損補綴、e：矯正歯科治療、f：自家歯牙移植

よび保護者に対して、永久歯先天欠如に対する将来への不安を軽減させることが重要になる。そして、継続的な口腔管理のなかで、歯科医師による説明だけでは払拭できない彼らの不安を、歯科衛生士と協力して取り除いていくことも同時に求められる。

将来どのような臨床対応を選択したとしても、長期安定性の鍵は、患児および保護者へのう蝕・歯周病予防と健康教育による口腔健康観の確立であると考えている。これらは、歯科医師による臨床対応と比べ、一見単調で地味に映ってしまいがちであるが、患児への口腔管理の基本である。小児期の永久歯先天欠如への臨床対応を適切な時期に適切な方法で行うためには、長期管理が前提であり、歯科衛生士との連携が重要になってくると思われる。

 各種臨床対応（図4）[3,4]

実際の永久歯先天欠如への臨床対応では、永久歯列が完成し、顎骨の成長が終了してから欠損部をブリッジ、部分床義歯あるいはインプラントで補綴する方法がある。また、矯正歯科治療は、欠損部の隣在歯を移動させ、そのスペースを閉鎖する方法として、成長期から適用することができるが、欠損部位や本数によっては、単独での対応には限界があるため、補綴処置と併用することもある。さらに、自家歯牙移植なども選択肢となり得る。

将来的にいずれの臨床対応をも選択できるためには、専門医との医療連携が必要不可欠となる。

【参考文献】
1) 山﨑要一, 他：日本人小児の永久歯先天欠如に関する疫学調査. 小児歯誌, 48(1)：9-39, 2010.
2) Aliakbar Bahreman：早期治療 成長発育のエビデンスと治療戦略. 嶋 浩人, 石谷徳人（訳）, クインテッセンス出版, 東京, 2017：157-188.
3) 石谷徳人：小児歯科・矯正歯科の基本を大切にした小児期からの咬合治療. 東京臨床出版, 大阪, 2019：160-177.
4) 石谷徳人, 他：永久歯先天欠如を有する小児患者の口腔管理 第1報 当クリニックにおける患者支援. 小児歯誌, 52(2)：343, 2014.
5) 石谷徳人：永久歯先天欠如を有する生活者への成育的アプローチ. 成育歯科医療研究会会誌, 12：9-12, 2013.

Level Up & H!nt
14章 咬合誘導

[10] 萌出障害への対応

兵庫県・はるき小児・矯正・歯科　春木隆伸

　小児歯科専門医のみならず、子どもたちを診療している歯科医師にとって最大の使命は、子どもたちの口腔の健康を最大限に引き出して保ち、健やかに成長できる手助けをすることである。日常臨床において、萌出障害を有する患児は比較的高頻度にみられる。萌出障害は局所的な不正咬合のみならず、歯列の発育や隣在歯に影響を与え、さらに審美的・機能的にも問題となることが多々ある。そのため、萌出障害を最初に発見した歯科医師は、萌出誘導を行うのか、そのまま経過観察するのか、非常に重要な判断をしなければならない。

　萌出障害の分類

　歯の萌出障害の原因はさまざまで、その状況はすべて異なる。本項では、比較的多くみられる6項目に分類し、症例とともに治療経過を概説する。

1. 歯牙腫や過剰歯による萌出障害

　歯の萌出方向に歯牙腫や過剰歯が存在することにより、永久歯の萌出が阻害されることがある。多くの場合、原因を除去することで萌出することが多いが、開窓牽引が必要となる場合もある。

■ 症例1

　初診時13歳、男子。集合性歯牙腫により、4|の萌出が阻害されていた。歯牙腫摘出と同時に開窓牽引術を行い、約1年でほぼ正常な永久歯列を獲得できた（図1a、b）。

2. 歯根の形態異常による萌出障害

　埋伏などの萌出障害に開窓牽引を行っても、歯が移動しないことがある。そのような場合はアンキローシスや歯根の形態異常が考えられるため、牽引歯をCBCT画像などで詳細に確認する必要がある。

■ 症例2

　埋伏の|3に対して開窓牽引を行っていたが、1年経過しても埋伏歯の位置に変化がなく、CBCT撮影を行った。根尖が鉤状に彎曲しており、牽引不可能と判断して抜歯を行った（図2a～c）。

3. 外傷の既往による萌出障害

　乳歯列期の口腔外傷により、後続永久歯に萌出異

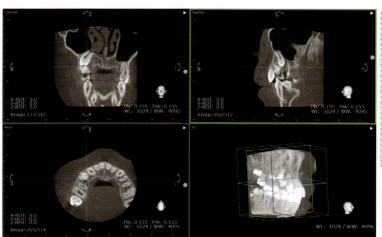
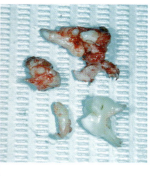

図❶a　症例1。13歳、男子。左：初診時のCBCT画像。4|歯冠部に集合性歯牙種が存在する。右：摘出した歯牙腫

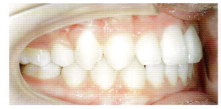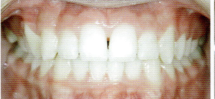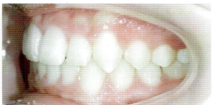

図❶b　14歳。治療終了時の口腔内写真

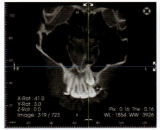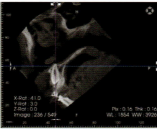

図❷a　症例2。牽引しても｜3が移動しない。CBCT画像で｜3根尖が鉤状に彎曲していた

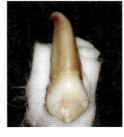

図❷b　｜3抜歯後。根尖部に鉤状の彎曲がみられた

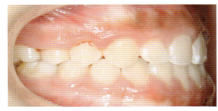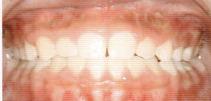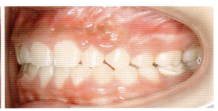

図❷c　矯正終了時の口腔内写真。左側はAngle Ⅱ級、右側はAngle Ⅲ級仕上げとして矯正治療を終了

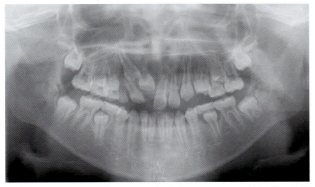

図❸a　症例3。11歳、男児。初診時のパノラマX線写真。上顎右側前歯部の埋伏を認める

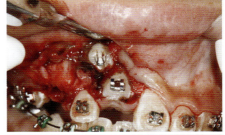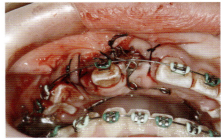

図❸b　開窓手術。開窓後ブラケットを装着し、歯肉を閉鎖（閉鎖誘導法：closed eruption technique）

常を引き起こすことがある。医療面接で外傷の既往も養育者に問診し、精査する必要がある。

■症例3

　初診時11歳、男児。5歳時に上顎右側を強打して乳歯が陥入したため、近医を受診したが、経過観察で終わっていた。その後、｜2 が萌出してこないため数軒の歯科医院に相談したが、埋伏歯を抜歯するしかないとのことで、セカンドオピニオン目的で当院を受診した（図3a〜c）。その後、当院で矯正治療および 3 1｜ の開窓牽引術を行った。

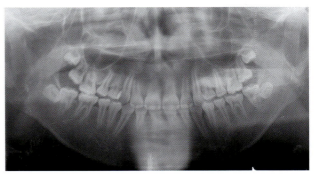

図❸c　13歳。矯正治療終了時のパノラマX線写真

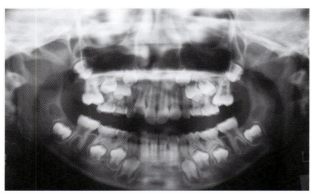

図❹a 症例4。7歳、女児。初診時のパノラマX線写真。上顎臼歯部の咬合痛を主訴として来院

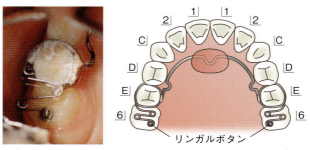

図❹b 補助断線付きナンスのホールディングアーチ。左：E|Eにバンディング。右：ナンスのホールディングアーチに補助断線を鑞着し、6|6にリンガルボタンを装着して補助断線をアクチベート

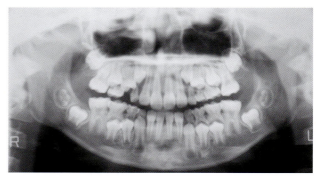

図❹c 6|6が正常な位置に移動

4．乳歯歯根の異常吸収による萌出障害

上顎第2乳臼歯遠心根の異常吸収により、遠心の第1大臼歯が近心傾斜を起こす症例に遭遇することがある。乳臼歯の疼痛が主訴となって発見される場合もあるが、多くは無症状で、定期健診時の口腔内診査やパノラマX線写真検査によって発見されることが多い。処置を行わず放置すると、第1大臼歯の咬合関係がAngleⅡ級になり、健全な永久歯列を獲得できない。患児や養育者に第1大臼歯の咬合の重要性をしっかりと説明し、早期に治療を行うことで比較的簡単に第1大臼歯を本来萌出すべき位置に移動させることができる。

■症例4

7歳、女児。臼歯部の咬合痛を主訴として来院した。パノラマX線写真よりE|E遠心根の吸収を認め、6|6が近心傾斜している。6|6遠心口蓋咬頭にリンガルボタンを装着し、E|Eにバンドの付いた補助断線付きホールディングアーチで遠心頬側に移動させた（図4a～c）。

5．嚢胞などによる萌出障害

乳歯の根尖病変により、後続永久歯が萌出障害を起こすことがある。また、永久歯胚自身が含歯性嚢胞を形成し、萌出障害を起こすこともある。

■症例5

初診時8歳、男児。上顎右側の腫脹を主訴に来院した。C|の根尖病変および後続の3|に発生した含歯性嚢胞により、萌出障害を起こしていた。C|抜歯および含歯性嚢胞開窓後、嚢胞壁が閉鎖しないようにドレーンを2、3日に一度交換することによって嚢胞内に骨が再生され、3|も正常に萌出した（図5a～c）。

6．歯の萌出方向異常による萌出障害

とくに上顎犬歯に萌出方向の異常が認められることが多い。隣在歯の歯根を圧迫吸収しながら、顎骨内を移動することもしばしばあるため、早期に上顎骨の拡大や開窓牽引などの対応が必要となる場合が多い。

■症例6

初診時12歳、女児。近医からの紹介で来院。3|3が水平位で、開窓牽引で治療を行った（図6a～d）。

子どもの萌出障害において最も重要なのは、早期に発見し、可能なかぎり埋伏を回避することである。そのためには、小児歯科医が定期健診において行う、パノラマX線写真検査を含む口腔内診査が重要となる。さらに、やむを得ず埋伏などの萌出障害を起こしてしまった場合には、外科侵襲は最小限にとどめ、患児の成長を利用しながら治療を進めていく必要がある。

萌出障害の治療では、患児一人ひとり、年齢や埋伏歯の歯根の形成状態、萌出方向、顎骨内での位置、

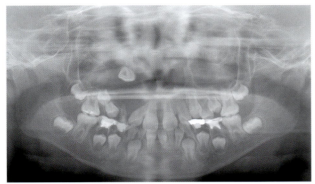

図❺a 症例5。8歳、男児。初診時のパノラマX線写真。C|の根尖病変および後続の|3|の含歯性嚢胞により、|3|が上方へ移動

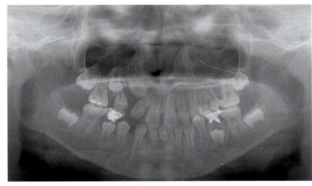

図❺b C|抜歯および開窓術後、2、3日ごとにドレーンを交換し、約2ヵ月後に嚢胞は消失。その後、矯正治療を行った

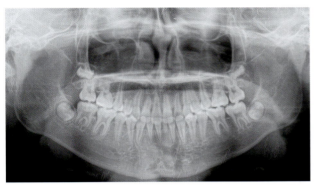

図❺c 矯正治療終了時のパノラマX線写真

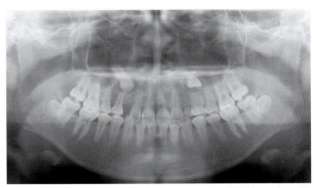

図❻a 症例6。近医より紹介時のパノラマX線写真。3|3の位置異常を認める

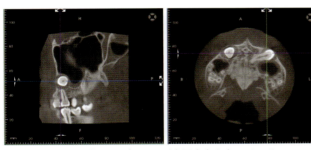

図❻b CBCT画像では、|3はほぼ水平方向を向いている

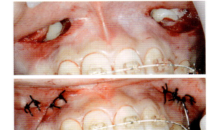

図❻c 3|3に開窓術を施行。開窓し、ブラケット装着後に創を閉鎖（閉鎖誘導法）

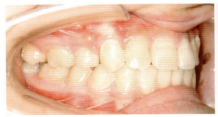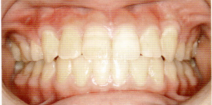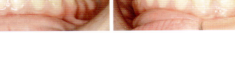

図❻d 矯正治療終了時の口腔内写真

さらには隣在歯との3次元的位置関係などが異なるため、状況に応じた対応が必要となる。さらに、患児やその養育者の治療に対する理解度や協力性も、診断・治療を行ううえで重要な要素となり、患児の年齢や精神発達状況に応じて、最適な方法を選択する必要がある。そのため、小児歯科診療では、子どもに対する総合歯科医学という立場で、矯正歯科学や口腔外科学、歯科放射線科学、予防歯科学、さらには心理学などを含めた幅広い知識と技術・能力が必要になる。

Level Up & H!nt

14章　咬合誘導

[11] 一般開業医と歯科矯正専門医の連携

茨城県・おかざき矯正歯科クリニック　岡崎恵一郎

　本項では、本格的な歯科矯正治療をあまり行わない一般開業医が、混合歯列期もしくは未成年患者の矯正について、歯科矯正専門医とどのような点に注意して連携をとったらよいかを記述したい。

歯科矯正専門医への紹介のタイミング

　治療をすべて歯科矯正専門医に任せる場合や、自身では手に負えないと予想される症例を紹介する場合、そのタイミングは7～8歳ごろが目安と考える。歯科矯正治療で早期に治療を開始される不正咬合は、反対咬合と開咬である。矯正歯科領域では、反対咬合は前歯の交換が開始した混合歯列期で開始すべきという意見が多い[1]。口腔筋機能療法（MFT）の治療開始時期も同様の時期とされている[2]。一方、乳歯列期に治療を開始すべきとの主張もあり、連携する歯科矯正専門医と情報交換をしておくとよい。

　叢生の治療開始時期は、さまざまなタイミングがある。永久歯列まで萌出交換を観察し、治療を開始する場合も多い。クロスバイトにより、偏心運動の障害となる、正しい顎位で咬合できないなどの場合、混合歯列期から開始となる。また、上顎前突も、骨格性・歯槽性、臼歯関係などにより、治療開始時期は異なる。その他、埋伏歯もタイミングはさまざまであるが、混合歯列期で開始することが多い。

どのような患者を紹介し、どのような患者を自身で治療するか

　一部の歯科矯正治療を一般開業医が手がける場合、取り入れやすいのは前歯の反対咬合（クロスバイトを含む）の改善と歯列弓の拡大である。これらは、可撤式装置または数歯の帯環を用いた固定式装置により治療が可能だからである。また、連続抜去法も一般開業医によって実施された症例を目にする。

1. 反対咬合

　反対咬合の成因は、骨格性、歯性、機能的要因に大きく分けられる。そのなかで、歯性の反対咬合の割合はⅢA期で30％程度とされている[3]。歯性の反対咬合を見抜くには、セファロ分析により判断する。セファログラムがない場合、撮影のみ、もしくは撮影と分析を歯科矯正専門医に依頼するとよい。

　セファロ分析に精通していない場合、A点・B点から咬合平面に垂線を下ろして上下顎骨の前後関係を判断するWits appraisalは、骨格的要因の判別ができる簡易な方法である[4]。しかし、成長期反対咬合の治療予後は初診時のセファロ計測項目だけでは判断ができないとの報告[5]もあり、安易に成長期反対咬合の治療を手がけることは勧められない。

2. 歯列弓の拡大

　一般開業医にて非抜歯を目標とした上下歯列弓の拡大症例は、その後歯科矯正専門医に来院した際、トラブルを抱えていることが多い。診断の結果、上下顎前突傾向や第2大臼歯の埋伏などによって小臼歯抜歯併用治療に移行する症例、無理な拡大によって継続治療開始後一部の歯が歯髄壊死した症例、歯根が吸収して継続治療を断念した症例などが散見される。混合歯列期の歯列弓拡大治療の成功率について正確な数値をもち合わせていないが、顔貌や歯冠幅径の分析など、慎重な診断が必要と思われる。

　長期にわたる拡大治療後、矯正歯科を受診した2症例を示す（図1、2）。両症例とも、小臼歯抜歯を併用したマルチブラケットにて継続治療を行った。

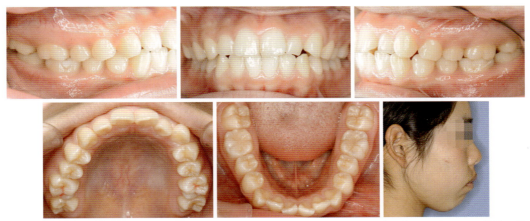

図❶ 症例1。一般開業医にて拡大床を9歳から5年間使用。矯正歯科初診時（14歳6ヵ月）には、軽度の叢生が残るのみの咬合状態である。しかし、上下顎前突の様相を呈し、上下口唇はE-lineから大きく前方に突出する顔貌となっている。歯冠幅径は＋1SDを超えて大きい

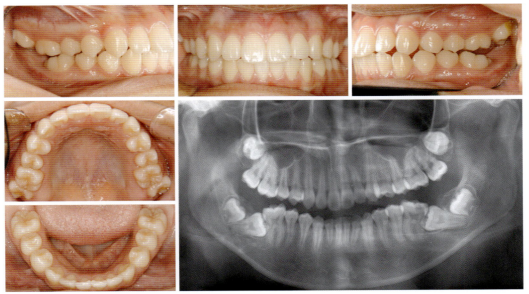

図❷ 症例2。一般開業医にて小学校低学年から床矯正装置で拡大を開始。その後マルチブラケット装置でも長期間治療を続けたそうだが、矯正歯科初診時（16歳11ヵ月）には、7|7が水平埋伏していた。歯冠幅径は＋1SDを超えて大きい

3．連続抜去法

連続抜去法の適応は、①骨格系に異常がない、②AngleⅠ級の臼歯関係、③正常なoverbite（連続抜去によってoverbiteが深くなるため、過蓋咬合ではないことが重要）、④大きな歯列弓長の不足（10mm以上）とされている[6]。これらの条件に合致しない症例に応用すると、咬合の確立に支障を来すことがある。また、連続抜去法は最終的に本格的歯科矯正治療を要する症例も多く、慎重に行うべきである。

▶ 叢生と下顎第3大臼歯の影響

歯科矯正治療後に、「下顎智歯によって下顎前歯部の叢生が悪化した」と来院する患者がいるが、下顎前歯部の叢生変化は下顎第3大臼歯の有無・萌出状態による差はないとされる[7]。下顎第3大臼歯は、智歯周囲炎や第2大臼歯の歯根のダメージ予防など、別の理由により抜歯されるべきである。

【参考文献】
1）菅原準二：第Ⅰ期治療の開始時期-2「混合歯列期」に開始したいとする考え方．菅原準二，浅野央男（編），三谷英夫（監），反対咬合治療のコンセンサスを求めて，東京臨床出版，大阪，2002：92-96．
2）高橋 治，高橋未哉子：新版 口腔筋機能療法 MFTの実際 上巻．クインテッセンス出版，東京，2012：50-70．
3）須佐見隆三：反対咬合の形態的特徴．須佐見隆三，中後忠男（編），歯科矯正臨床シリーズ1 反対咬合 その基礎と臨床．医歯薬出版，東京，1976：151-166．
4）Jacobson A: The "Wits" appraisal of jaw disharmony. Am J Orthod, 67(2): 125-138, 1975.
5）根津 浩：第Ⅰ期治療の開始前 成長期反対咬合の予後判定—第Ⅰ期治療前に治療難易度判定は可能か？—．菅原準二，浅野央男（編），三谷英夫（監），反対咬合治療のコンセンサスを求めて，東京臨床出版，大阪，2002：38-44．
6）Proffit WR：新版 プロフィットの現代歯科矯正学 第1版．高田健治（訳），クインテッセンス出版，東京，2004：196-239．
7）Ades AG, Joondeph DR, Little RM, Chapko MK: A long-term study of the relationship of third molars to changes in the mandibular dental arch. Am J Orthod Dentofacial Orthop, 97(4): 323-335, 1990.

column [07]

生理的貧血と母乳神話

　現在、当院には管理栄養士が1名勤務している。先日、筆者が患者に「母乳はパーフェクトな栄養ですので、このまま頑張りましょう！」と話した後、管理栄養士より「院長、生理的貧血を知ってますか？」と聞かれた。生理的体重減少は国家試験で勉強したが、生理的貧血は知らなかった。

　妊娠後半3ヵ月で、鉄は胎児に供給・体内に蓄えられ、その後、生後4～6ヵ月は貯蔵鉄によって必要量を充足できる。しかしながら、母乳中の鉄含有量は低く（約0.04g/L）、生後6ヵ月から離乳食が完了するくらいまで、生理的貧血と呼ばれる状態となるという。

　筆者のなかで、母乳神話が音を立てて崩れていく……。と思いきや、この潜在的な鉄欠乏状態は、体内鉄総量が増加する5歳くらいまで続くことが正常といわれ、生理的な貧血を予防する目的で母乳から人工乳への変更は推奨されていないとのことであった。とはいえ、早産児や低出生体重児は貧血が高度となりやすく、貧血の出現も早くなりやすいため、母乳以外からの鉄の補給（鉄剤の投与など）が必要なことを付け加えておく。

[権 暁成]

15章 専門医が行っていること

Level Up & H!nt

[01] 歯科衛生士による記録と
小児歯科専門医との連携 ……………… 190

[02] 口腔習癖の除去支援 ……………… 192

[03] 小児歯科専門医が提案する
食生活・栄養指導 ……………… 196

[04] 行きたいと思わせる定期検診
──キャンセル率を下げる ……………… 198

[05] 小児のためのスタッフ対応力 ……………… 200

[06] 母親教室の意義 ……………… 202

Level Up & H!nt
15章 専門医が行っていること

[01] 歯科衛生士による記録と小児歯科専門医との連携

東京都・医療法人社団瑞芳会 中村歯科医院 **中村佐和子**

最近の子どもたちは、多くの疾患を抱えているように思われ、また2018年より「口腔機能発達不全症」が保険導入された。このような背景から、小児歯科臨床における歯科衛生士の役割は、患児の状態を把握して情報共有するための記録業務においても、ますます重要になっている。本項では、当院で歯科衛生士と連携して実施している小児歯科特有の記録について紹介する。当院では初診時、**表1**に示す項目を記録する。これらを採ることで、さまざまな疾患の早期発見や不正咬合予防に繋がる可能性が高い。

一般的な問診

最近の子どもの問診にはたいへん時間がかかる。それは、牛乳や卵などの食物アレルギーなどを抱える子どもたちが大勢いるからである。診療前にきちんと問診をとっておかなければ、アナフィラキシーショックなど思わぬ事故に繋がる。また、中耳炎や喘息、扁桃腺炎、気管支炎、鼻炎など、顎顔面の成長と関連しやすい疾患は問診票に書かれていても、それ以外に「おねしょが治らない」など、保護者が歯科医師との医療面接で言いにくいことも、歯科衛生士には打ち明けることがしばしばある。これらの情報から子どもの日常生活が垣間見られ、根本の原因を取り除くヒントにもなるので、院内で共有する。

哺乳や卒乳

咀嚼器官の発達は哺乳行動から始まる。哺乳がいかに行われていたかが、その後の顎や舌、口腔周囲筋、口唇の発達にかかわってくる。現在あるいはその時期の様子を知ることで、顎や口腔の発達に与える影響を推測できる。

口腔習癖の有無の観察

不正咬合に繋がる口腔習癖は、歯科界の将来にとっても重要な課題である。小児期に口腔習癖の原因除去と予防に努めることで、その子どもの将来の健康状態が変わってくるからである。口腔習癖は本人そして保護者が気づいていないことも多いので、記録方法によっては気づきのきっかけにもなる。

口腔内、口腔周囲の観察

日々成長する小児のその瞬間、そのときを記録することは、非常に大切である。口腔内やその周囲の観察には写真撮影が最適な手段である。口腔内診察はもちろん大切だが、写真で改めて咬合状態や口蓋の形態などを詳細に診ると、習癖や態癖、咀嚼や哺乳の状態をうかがい知ることができ、小児歯科診療では必須の将来の予測に繋がる。また、治療前後の経過を追うためにも記録に残す。

顔貌写真

顔貌写真もまた、子どもの状態を知るうえで有効

表❶ 当院が初診時の小児から採得している資料項目

① 一般的な問診（氏名、生年月日、主訴、現病歴、既往歴、社会歴、家族歴など）
② 哺乳や卒乳
③ 口腔習癖の有無の観察
④ 口腔内、口腔周囲の観察
⑤ 顔貌写真
⑥ 姿勢
⑦ X線検査結果
⑧ 歯周病検査（PCRを含む）
⑨ 咀嚼
⑩ 呼吸
⑪ 口蓋扁桃（肥大に伴う気道通気障害の有無）
⑫ 全身の発達状況（身長、体重、手指骨や歯数など）

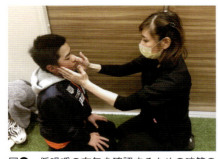
図❶ 偏咀嚼の有無を確認するための咬筋の触診

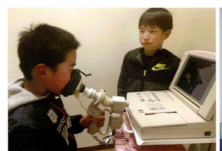
図❷ 鼻腔通気度計による呼吸様式の判定

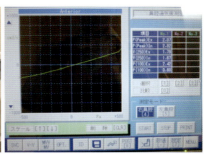

なツールである。口呼吸か鼻呼吸か、睡眠や咀嚼の状態、またEnlowの分類では顔面形態から骨格の劣成長や咬合関係の異常の有無を把握でき、成長予測や歯列拡大などの治療計画立案にも役立つ。

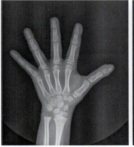
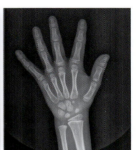
図❸ 手指骨化骨状態からも、小児の成長発育がわかる

姿勢

小児の不良姿勢は、上肢帯や胸部の発育不良に繋がり、心肺機能の発達不全を惹起する。不良姿勢の一つ、「前方頭位」は下顎を後退させて口呼吸を誘発し、歯列不正の原因にもなり得る。姿勢はトレーニングによって正すことができる。トレーニング開始後の変化を定期的に記録し、改善の様子を本人とシェアすると、モチベーションの維持や向上に繋がる。ただし、姿勢の撮影時には「よい姿勢」をとろうとする小児もいるので、普段の状態を知るには、受付や待合室、診療室までの誘導時などにおける歯科衛生士やスタッフによる観察も必要である。

X線検査結果

各種X線画像検査結果は、今後の永久歯の萌出を予測し、アデノイドや気道の狭窄状態の把握、また治療前後の比較検討をするための記録として、成長期の子どもたちにとって大切である。

歯周病検査

乳歯列期のプロービングは困難であるが、プラークコントロール状況の記録（PCR）で代用できる。口腔清掃指導だけではなく、口腔機能が改善されることでもPCRに変化が現れる。

咀嚼（図1）

当院では、咀嚼力判定ガムなどを用いて、偏咀嚼の有無や臼歯で咀嚼できているかを確認している。流し込み食事の習慣や舌癖があると咀嚼力が落ちる。

呼吸

鼻腔通気度計などによる呼吸様式の判定を行う（図2）。口呼吸は不正咬合やう蝕、歯周病の原因になり、口蓋扁桃肥大にも関連し、免疫力も低下する。

口蓋扁桃（肥大に伴う気道通気障害の有無）

口を「あー」と開けてもらうと、口蓋扁桃を観察できる。口呼吸による口蓋扁桃肥大はよくみられ、そのような子どもは気道が狭く、いびきをかきやすく、睡眠が浅く熟睡できていない傾向がみられる。睡眠には、呼吸や気道の状態が深く関係している。

全身の発達状況（身長、体重、手指骨化骨状態や歯数など：図3）

小児の成長発育を知るには欠かせない記録である。子ども一人ひとりの状態を各年齢の平均的な成長発達と比較しながら、きちんとした成長の階段を登っていけるようにサポートするのが、私たち小児歯科専門医と歯科衛生士の役目である。それには、子どもを診る目と異常を見逃さない目、現状を的確に伝えるための知識や記録が必要である。

正しい記録が、疾患の早期発見・早期治療に繋がり、子どもたちを健康な将来へと導けるのである。

Level Up & H!nt
15章 専門医が行っていること

[02] 口腔習癖の除去支援

青森県・とき歯科　土岐志麻

▶ 除去支援には理解が必要
── どのような口腔習癖があるのか

　私たち歯科医師は、子どもの成長発育のための情報提供およびその指導・支援を行わなければならない。さまざまな習癖が、口腔機能や咬み合わせ、歯並びに影響していることを、保護者や患児本人は知っているだろうか？　たとえば、指しゃぶりは咬み合わせに影響することを保護者は知っている。しかし、指を吸っている本人は、それが将来どのように影響するのかを理解していない。保護者は何とか止めさせようと、指にからしを塗ったり、手袋をはめたりと、さまざまな努力をする。そして、多くの場合、失敗する。

　子どもは保護者の努力に協力せず、何とか工夫して指を吸い続け、一見止めたように見えても、保護者に隠れて吸い続ける。本人に理由づけがされなければ、中止するのはとても難しい。その理由づけを1歳の子にするのは難しいだろう。日本小児歯科学会は、指しゃぶりは3歳ごろまでは、とくに禁止する必要はないと提言している。

　それぞれの支援について、次に挙げる。

1. 指しゃぶり（指吸い）

　低年齢児の子どもが指を吸うことについてはさまざまな意味があるが、3歳をすぎても行っている場合は、止めるための支援が必要となる。本人が止める必要を理解しやすい方法で、たとえば絵本などの読み聞かせを行う（図1）。また、指しゃぶりは吸うと安心するだけではなく、時間をもて余すと現れる行為でもあるため、テレビやスマートフォン、タブレットなどを見る時間より、親子が一緒に過ごす時間を大切にし、声がけや外遊びを積極的に行うように指導する。

　習癖のなかで指しゃぶりが大きな問題になっているが、「吸う」という行為にはさまざまな種類がある。自分の唇を吸う、こぶしや指の第2関節を吸うなども同じ習癖と考え、保護者への医療面接で「指吸い」がないと報告されても、それ以外に吸うという行為がないかを確認しなければならない。

2. おしゃぶり

　指しゃぶりと違って、おしゃぶりは保護者が与えるものである。ゆえに、おしゃぶりを止める必要性を、まず保護者に理解してもらう。当院を受診した

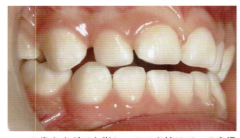
a：3歳をすぎても指しゃぶりを続けている患児の口腔内

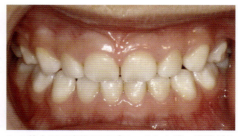
b：絵本にて患児にアプローチした後。歯並びもよくなった

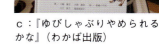
c：『ゆびしゃぶりやめられるかな』（わかば出版）

図❶a〜c　保護者が毎日絵本を読み聞かせることで、自分から止めるようになった

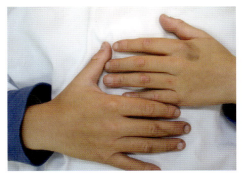
図❷ 爪を咬んでいる子どもの手。この子は第2関節を吸う癖もあり、吸いだこがみられる

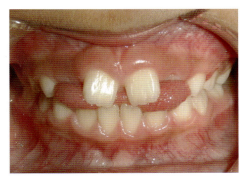
図❸ いつも舌で前歯を押している

2歳児は、ごはんを食べるとき以外は必ず使用し、1日22時間は使用とのことだった。「おしゃぶりをしなければ必ず泣く」、「かわいそうで止めさせられない」ということだったが、院内にいる間だけでも使用しないことを提案し、医療面接や診療、会計まで約40分はおしゃぶりを使用しなくても泣かなかった。それで保護者も自信がつき、使用時間を短縮させることになった。

子どもは他に気になるものや集中できるものがあれば、おしゃぶりの必要はなくなる。使用の必要性を保護者とともに考えることが必要である。指しゃぶりと同じく「しゃぶる」という点ではおしゃぶりだけの問題ではなく、タオルをしゃぶるなどの行為も同じと考える。

3．爪咬み

保護者がまったく気にしていない習癖の代表である。爪を咬むことがよくないことだとは思わず、「いつも爪を切ってあげなくて済むので助かる」と言う保護者も多い。爪を咬む際には、切歯の舌側を舌で押すために口腔機能にも問題が生じる。爪を咬む場合は、一部分切端咬合になっている場合が多く、下顎前歯に咬合性外傷を起こしていることもある。

歯並びと口腔機能への影響を説明し、患児本人だけではなく、保護者の協力が必要である。爪の間にはさまざまな汚れがあり、足の爪を口で咬むことは非常に不衛生であることも再確認してもらう。爪だけではなく、鉛筆を咬む、箸を咬むなども同じような口腔を惹起するので、確認が必要である（**図2**）。

4．舌癖

授乳の時期は、口蓋と舌の間に乳首が存在するため、舌は低位のまま嚥下を行うが、成長するにつれ、舌が口蓋を押すように嚥下する成人型嚥下へと移行する。しかし、舌が低位のまま嚥下する乳児型嚥下が永久歯になっても残っている場合があり、そのときは歯列や機能への影響が認められる。

また、交換期で前歯が抜けた際、面白がって舌を入れて遊ぶ子もいる（**図3**）。その癖には問題があり、それを治せば歯並びや機能によい結果が出ることを説明する。きれいな歯並びとはどのようなものか、想像がつかない場合もあるので、説明用の写真を用意しておくとよい。

5．咬唇癖

下唇を咬む癖により、上顎前歯が前方へ傾斜する。「出っ歯が気になる」と来院する親子は、この癖によって咬み合わせに影響が出ていると気づいていないことが多い。本来、唇の位置は上の前歯の裏に入るのではないと伝え、この癖を治さないと、さらに前突になる可能性も指摘する。唇を咬んでいるときは、舌も低位にある。来院理由は前突であるが、口腔機能にも問題が生じている説明も忘れないようにする。

6．口呼吸

多くの保護者が、ポカーンと口を開けて呼吸をしていることを想像するようだが、上下の唇がついていない場合も、その隙間から呼吸している。呼吸を口でしているので、唇はいつも乾燥している。その乾燥が気になって唇を舐める癖を併発することもあ

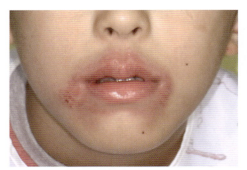
図❹a　つねに唇を舐めるのを止められない

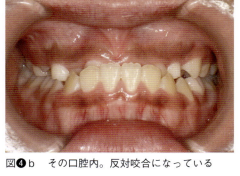
図❹b　その口腔内。反対咬合になっている

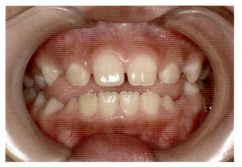
図❺　口呼吸をしていると自覚している子どもの口腔内

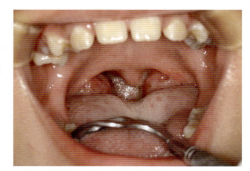
図❻　扁桃腺肥大のため、耳鼻咽喉科を紹介。同部を切除することになった

り、さらに歯並びなどにも影響が出る（**図4a、b**）。唇を舐めると、唾が蒸発するときに唇の水分も一緒に奪ってしまうので、乾燥が悪化するという理由を説明し、リップクリームやワセリンの使用を勧める。

口呼吸は、「鼻が悪くて口で息ができない」と説明する保護者がいるが、鼻炎の急性期でなければ、目の前で口を閉じて呼吸してもらうとほとんどの子ができる。以前は鼻が悪かったので口で呼吸していたのかもしれないが、それが癖になっていることを確認してもらう。なかには、扁桃腺肥大のために呼吸が苦しい子がいるが、その場合は耳鼻咽喉科を紹介する（**図5、6**）。

どのような支援が必要か？

これまで紹介した口腔習癖は、その癖を止めればすべてがよくなるというわけではない。癖により、口腔機能には何かしらの問題が起きていることが多い。習癖の除去とともに、口腔機能の発達についても支援が必要になる。

口腔習癖による口腔機能の発達不全には、食べる機能・話す機能・呼吸に関する機能などが含まれる。保護者の気になる点は、歯並び・咬み合わせの異常が主であると思うが、生きていくために必要なこれらの機能についても、癖の除去と合わせて発達させる必要があることを説明する。

小児の場合、一度もその機能を獲得していないことが多く（ハビリテーション）、成長過程で自然に機能獲得が得られなかった場合は、専門的な指導を行わなければならない。機能訓練としては、口腔筋機能療法がお勧めだが、しっかりとしたトレーニングなので、患児・保護者ともに負担の大きな方法である。したがって、初めはできるだけ楽しみながら行えて難しくない方法から取り入れていくとよい。

1．舌の位置

舌癖の項目でも説明したが、さまざまな癖をもつ子どもは正しい舌位がわかっていない場合が多い。正しい舌位を指導するとともに、舌の吸い上げなどのトレーニングを行う。ただ舌を上げるように指導しても、子どもはなかなか理解が得られないので、ガムなどのグッズを用いて具体的に行うとよい（**図7a、b**）。

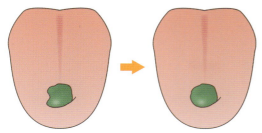
図❼a　口を閉じたまま、ガムが軟らかくなるまで咬んで口の中で丸める。このとき、歯や頬を使ってもよい。さらに、ボールのような形にする。表面はツルツルにならなくてもよい

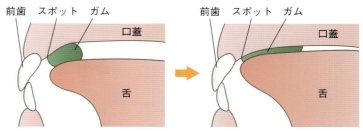
図❼b　aのように、ガムを丸めて舌の上に乗せる。歯を咬み合わせて口を閉じ、舌先までガムを移動させる。舌先とスポットでガムを挟み、そのまま10秒間スポットに押しつけて、ガムを薄く伸ばす

2．上唇の動き

　上唇がめくれ上がっていると、口を閉じようとすることにかなりの力が必要になる。この部分を軟らかくすることも、口を閉じるためには必要である。上唇を伸ばしやすくするようにマッサージを行い、鼻の下を膨らませる遊びをするとよい（**図8**）。

3．唇を閉じる力

　口輪筋の力をつけると口を閉じやすくなり、前歯の傾斜も緩やかになって咬唇癖も起きにくくなる。閉じるときに力を入れる練習をし、口輪筋のトレーニングを行う。そのためには、遊びながらできる風船のトレーニングを勧める。唇だけで風船を把持し、手を添えずに膨らませる。

4．咬む力

　「よく咬みなさい」と子どもたちはさまざまな場面で指導されている。しかし、どのように咬めばよいかの指導を受けたことはない。私たちが必要と考えている「咬む」という機能は、筋肉の動きを伴うものである。口を閉じ、手のひらを側頭筋に当てて奥歯を意識し、「ぎゅぎゅ」と咬み込むようにすることを伝える。この練習をしていた患児が、「側頭筋が筋肉痛になった」と訴えたが、それはいつも筋肉を使わずに咬んでいた証拠である。

5．飲み込む力

　飲み込むときに、唇の力を必要とする子どもは、舌が前歯を押しながら飲み込んでいるので、舌の位置のトレーニングが必要である。最初に唇を閉じないで飲み込めるかを確認する。前歯に舌の裏打ちがある子は、口をすぼめながら飲み込むため、歯に余

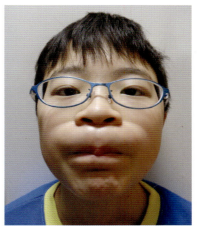
図❽　口腔機能発達に問題のある子は、鼻の下になかなか空気を入れられない。大きく膨らませるように指導する

分な力がかかる。また、力が弱いため、食べものを飲み込むときに水分を必要とする。保護者には、食卓には水や麦茶など水分を置かず、咬むことによって唾液を十分に出すトレーニングを行うように指導する。

　口腔習癖の除去は、まず「なぜそれを行うのか？」を患児・保護者に確認し、「それを行うことにより、どのような問題が起こるのか？」をこちらから情報提供する。その後、止めるための支援を行い、それに伴い、起きている口腔機能の発達不全への対応を行う。本格的なトレーニングももちろん重要で有効だが、子どもたちには、日々の生活のなかで口角を上げて「笑う」、大きな声で「話をする」、食事の際には「筋肉をよく使う」という、ちょっと気をつければできるようなことから指導していただきたい。

Level Up & H!nt
15章 専門医が行っていること

[03] 小児歯科専門医が提案する食生活・栄養指導

青森県・とき歯科　**土岐志麻**

　むし歯の治療で来院した保護者は、その原因はお菓子の与えすぎや口腔清掃ができていなかったからだとわかっている。ゆえに、それをこちらからあえて指摘することはないが、ポイントは保護者が気づいていない食生活の問題点を、こちらが見つけられるかどうかである。

　たとえば、小児歯科専門医の多くは、食事に関する記録シート（後述）を保護者に記入してもらうが、正直に書かず、指摘されるような問題点の報告を避ける保護者もいる。よって、記録シートは意味がないと思うかもしれないが、保護者が子どもの健康のためによいと考えている食べものや飲みものが、実はむし歯の原因になっていることもあるので、確認が必要である。

 ### 食事記録シート

　口にするものすべてを記載してもらう。毎日食べたり飲んだりしているものを中心に確認する。乳酸菌飲料や乳酸飲料、イオン飲料、野菜ジュースなどは体によいと考え、積極的に摂っている家庭も多い。しかし、大人と同量を低年齢の子どもが毎日飲む必要があるのかなど、シートを見ながら一緒に考える時間をもつと保護者にもさまざまな気づきが生まれ、減量や中止へと向かいやすい。

　図1の食事記録シートは4歳の女児で、全顎にわたって大きなう蝕があり、初診時に記入をお願いしたものである。そこから、栄養バランスのとれていない状況と、不規則な生活がみえてきた。土日に朝食を摂っていないのは、起床時間が遅いことが考えられ、その延長で週の始まりの月曜日も朝食を摂っ

ていない。また、ここには記載されていないが、シートをもとに話を聞くと、水の替わりにオレンジジュースやイオン飲料を飲んでいるとのことであった。保護者は「時間が決まっていないので、シートのどこに書けばよいかわからなかった」と言った。夕食も野菜はほとんどなく、咬まなくてもよい食べものが多い。炭水化物が多く、野菜はジュースで摂っているとのことだったので、市販の野菜ジュースには果糖が入っていることを伝えた。イオン飲料にはどのぐらいの糖分が入っているのか、空のペットボトルに砂糖を入れ、その量を見せて説明すると、理解したようであった（図2）。

 ### おやつの認識

　おやつ＝お菓子と思っている保護者は非常に多い。おやつは、3食で栄養を十分に摂れない低年齢児がその補助として摂取すると考え、お菓子である必要はないことをまず理解してもらう。チョコレートやスナック菓子ではなく、おにぎりや焼き芋など、栄養があるものを具体的に説明すると理解を得やすい。

 ### 水分摂取

　低年齢児の保護者や、保育園や幼稚園の先生に伺うと、食事の際、食卓には必ずといってよいほど、水や麦茶が用意されている。喉に詰まったら困るというのが理由であるが、本来、ちゃんと咬んでいれば唾液が出てくるので口腔内は潤い、喉に詰まるような大きさにはならないはずである。しかし、水分がすぐ手の届くところにあると、まだ十分に食塊になっていない状態でも飲み込めてしまう。さらに、

食事について

　毎日の食生活がむし歯予防には重要です。せっかく、むし歯の治療をしても、むし歯になった原因がわからないと、またむし歯になってしまいます。
　保護者の方の気がつかない原因があるかもしれませんので、下記をご記入いただき、一緒に原因を考えて改善したいと思いますので、ご協力をお願いします。
※水以外の飲みものも含め、お口に入れたものはすべて記載してください。

11月	朝食	間食	昼食	間食	夕食	夜食
13日(火)	・食パン ・ウィンナー ・お茶		・給食	・保育園おやつ ・せんべい	・ごはん ・さばみそ ・ささぎ ・みそ汁 ・お茶 ・りんご	
14日(水)	・さけごはん ・ミートボール ・お茶		・給食	・保育園おやつ ・ポッキー	・ラーメン(少量) ・魚ごはん ・たくあん ・お茶 ・りんご ・カルピス	
15日(木)	・魚ごはん ・ウィンナー ・お茶		・給食	・保育園おやつ ・ビスケット ・カルピス	・ごはん ・とんかつ ・キャベツ ・みそ汁 ・お茶	
16日(金)	・食パン2枚		・給食	・保育園おやつ ・バナナ	・ごはん ・塩さば ・ポテトサラダ ・みそ汁 ・りんご	
17日(土)			・チャーハン	・ポテトチップス	・ごはん ・ぎょうざ ・みそ汁 ・お茶	
18日(日)			・ハンバーガー ・フライドポテト ・ジュース		・ごはん ・やきとり ・たくあん ・みそ汁 ・お茶	
19日(月)			・給食	・保育園おやつ	・うどん ・たくあん ・メンチカツ	

とき歯科

図❶　4歳、女児の食事記録シートの記入例

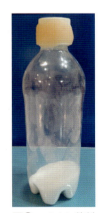

図❷　イオン飲料中の砂糖の量

口の中に食べものが残っている状態で飲むため、丸飲みになってしまう可能性もある。水分は食後ゆっくり摂るように指導する。また、口いっぱいに頬張るとうまく咬めない、足がぶらぶらしていると奥歯でうまく咬めないなど、食べ方の指導も行うべきである。

保護者へは、一般的な栄養指導やむし歯になりにくい食べもの・飲みものを情報提供することはもちろん大切である。しかし、それぞれに生活環境の違いがあり、型にはめた指導をしても受け入れられない。食事記録シートを記入してもらうことにより、個別に問題点を指摘し、一緒に解決方法を考えられる。小児歯科では、子どもと保護者の両方の状況を考えて指導しなければならない。

Level Up & H!nt
15章　専門医が行っていること

[04] 行きたいと思わせる定期検診 ──キャンセル率を下げる

青森県・とき歯科　土岐志麻

 定期検診を継続するには

口腔内に何も問題を感じていない患者が定期的に歯科へ通うには、しっかりとした動機づけが必要である。しかも小児歯科の場合、患児本人だけではなく、保護者の気持ちも動かさなければならない。もちろん、定期検診の意義についてどの医院も十分に説明しているはずで、多くの患者はそれによって定期的に歯科を受診していると思われる。問題はその継続である。

医院サイドは患児・保護者に対し、「つねに新しい情報を提供する」ことを心がけなければならない。「むし歯はありません。予防処置をしました」という説明で終わってしまっては、患児の口腔内を守ることができても、歯科へ連れてきた保護者は、ただ患児を連れてきただけの付添人になってしまう。現在の子どもの口腔内の状況を必ず説明し、どのような指導・処置を行うのか、今後予想される変化は何か、それに対して保護者ができることを伝えると、子どもの状況を理解し、また歯科で有意義な時間を過ごせたと感じる。前回の定期検診時から口腔内がどのように変化したのかを保護者に伝えるためには、口腔内写真やプラークチャートなど、指標になるものを記録するほか、母子手帳などに情報や指導内容を記載して提供する（図1）。

 定期検診時の年代別ピンポイントメッセージ

保護者が「また来たい！」と思う定期検診は、「えっ！　知らなかった!!　さすがこの歯医者さんは違うな！」という情報を毎回提供することである。

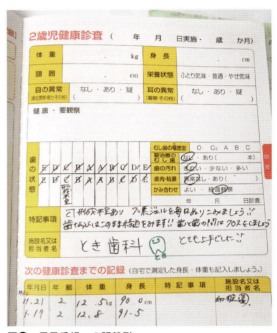

図❶　母子手帳への記載例

むし歯や歯肉炎だけではなく、口腔機能という点も伝えなければならない。

1. 生まれてから3歳ぐらいまで
（おもに授乳・離乳食について。対象は保護者）

授乳を止める時期はそれぞれの考え方があり、むし歯にならなければいつまでも授乳をしたいという保護者も多い。しかし、長く続く授乳には、歯列への影響だけではなく、口腔機能の発達にも影響を及ぼす可能性を伝えなければならない。また、離乳食や幼児食の際、水や麦茶で食べものを流し込み・丸のみしないように、食卓には飲みものを置かないように指導する。歯磨きへの協力が得られにくい年齢であることから、定期的に歯科医院でメインテナンスする必要があると伝える。

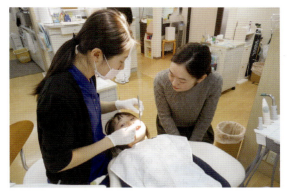

図❷ 保護者が歯科衛生士の説明を受け、口腔内を必ず確認することが必要である

2．乳歯列期から混合歯列期
（対象は患児本人と保護者）

多くの保護者は、乳歯が抜けてから永久歯が生えてくると思っている。6歳臼歯の存在と、形成不全歯の可能性も伝え、見逃すことがないようにしたい。この時期、子どもと保護者で同じ時間に定期検診の予約をとることが増えるかもしれない。しかし、10分でも予約をずらし、実際に保護者に口腔内を確認してもらうことが定期検診の継続には重要である（**図2**）。子どもが部活や塾で家族との会話が少なくなる時期、保護者に口腔内から読み取れる現在の生活での改善点を伝えられることもある。また、爪咬みや口唇癖など、口腔習癖がみられる場合は、その点の指摘も忘れてはならない。本人にもそれがどのような結果を生むかを説明する。

3．永久歯列期（対象はおもに患児本人）

保護者に内緒でお菓子類やイオン飲料・ジュースなど糖分摂取量も増えがちで、むし歯だけでなく、歯肉炎が問題になることが多い。本人へのショック療法として、入れ歯の見本を手に取らせると自分の歯を守る意識が高まるようである。入れ歯はシリコーンのような軟らかいものを想像しているようで、「入れ歯にすれば、歯並びもよくなるから楽だ」と思っている患児・保護者もいる。さらに、「歯肉炎だと、口臭も気になってくる。好きな人と近い距離になるときに備え、生活の改善と定期検診の継続が必要だ」と誘導する。また、早い子どもは12歳ごろから骨隆起がみられる。この時期から、噛み締めや歯ぎしりによるクラックについても患児・保護者へ説明し、保護を促す。スポーツを行っている子には、スポーツマウスピースの着用を促すなど、歯を失わないための情報は積極的に提示する。

キャンセル率を下げる

無断キャンセルした方の予約はもうとらない歯科医院もあると聞く。しかし、キャンセルしたのにまた来院するのは、その歯科医院がよいと思っているからである。無断キャンセル・キャンセル＝迷惑な患者と捉えるのではなく、キャンセルしているものの、まだその歯科医院に行きたい患者であることは間違いない。とはいえ、キャンセルが続くと歯科医院としては経営にも影響が出る。

そこで、前回キャンセルした患者であることを担当歯科医師や歯科衛生士が必ず把握し、キャンセルの事実を黙認しないように対応する。歯科医師が、「前回はキャンセルされたようですが、どうされましたか？」と声をかける。どのような返答があっても、「そうですか、何かあったかと心配しました。お元気でよかったです」と一言かける。もちろん、あらかじめキャンセルした理由が体調不良とわかっていた場合でも、「前回キャンセルされたときの体調はよくなりましたか？」と気遣うのも忘れてはならない。キャンセルしたことを把握されているとわかれば、次回から気をつけるようになる。

また、治療途中のキャンセルを少なくするためには、次回行う治療内容や期間が空くと治療が進まないことを伝え、さらにおおよその窓口負担金も案内しておくことをお勧めする。

Level Up & H!nt
15章　専門医が行っていること

[05] 小児のためのスタッフ対応力

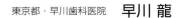
東京都・早川歯科医院　早川 龍

　小児歯科医療の実際を考えると、スタッフの対応がたいへん重要となる。スタッフは院長が掲げる歯科医院の目標のもと、同じ方向へと進まなければならない。

　元来歯科医療は、上手に食べ、上手に話し、鼻から息を通すことを助けるのが目的である。そのための手段がう蝕や歯周病の予防・治療であり、さらには歯列咬合の治療行為となる。それらを円滑に行うのは、来院時の受付業務から、終了時の挨拶までにかかわる多くのスタッフである。

 誘導とユニットの設定

　受付や歯科助手は直接子どもの口に触れることはないが、その行動や顔の表情はいつも子どもたちから見られている。また、子どもたちを誘導する動線は、子どもの目線（図1）で診療所全体を確認し、子どもが安全に過ごせることが大切である。

　実際の診療において、子どもは誘導されてユニットに乗る。背もたれに背をつけて座らされ、その背が倒れるのは、われわれが思っているよりも子どもに恐怖を感じさせる場合がある。それならば、最初から背板を倒してベット状にしたユニット（図2）に登り、寝てもらうようにして、上下動だけにしたほうが、恐怖を排除できる。

 器具の準備と治療の円滑化

　子どもの診療にあたっては、入室前に器具の準備を整え、余計な金属音を出さないように心がける。診療は術者・スタッフともに、いつも子どもの顔を見られるようにし、子どもにとって安心感に満ちた状態を作る。スタッフは落ちついた状態で多くの声かけをせず、大丈夫だよというオーラに満ちた顔で子どもを見守る。器具の受け渡しも、あまり会話をせずに円滑にすることで、安心な雰囲気をさらに醸し出すことが可能となる。子どもに麻酔をする際などは、スタッフは嫌なものを見るような表情をしないように細心の注意を払いたい。

 治療行為と硬軟組織の疾患予防

　歯冠修復や補綴処置などを行う際には、予防を十分に意識してもらうことが大切である。歯頸部の修復物が歯と移行的になっていれば、プラークの除去は容易にできる。隣接面に適切なコンタクトがあり、デンタルフロスが上手に出し入れできることも、予防上大切である。予防が可能な修復物が装着されるように配慮する必要があり、そうすることで予防を担当する歯科衛生士の士気も高まる。

 予防業務の考え方

　予防業務において、歯科衛生士を患者担当制にするか否かについては、利点・欠点がある。

　担当制では、子どもや保護者とのコミュニケーションがとりやすく、お互いに安心感が強い。欠点としては、思い込みや先入観による勘違い、仲がよくなったことによって改善策などを言いにくい関係となり、正しい指導や提案ができなくなる場合がある。担当制ではない場合はこの逆となるが、スタッフが同じ考えで、統一した方法や指導をすることによって担当制にする必要がなくなり、スタッフの退職などによる対応も不要となる。

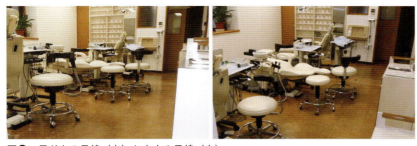

図❶ 子どもの目線（左）と大人の目線（右）

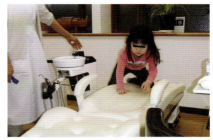

図❷ ユニットは最初から背板を倒してベッド状にする

　たとえば自閉症スペクトラムなどは、同じ人が同じことをしたほうがよいという考えをよく耳にする。しかし、誰とでも対応できる子どもになることが障害を軽減するという考え方もある。とくに社会性を伸ばすために、あえて担当制をとらない専門施設もある。医院内で歯科衛生士によって指導内容が異なることは芳しくなく、他のスタッフの混乱の原因にもなろう。

　担当制、非担当制のいずれにしても、スタッフは同じ方向を向き、その過程も同じように進んでいくことが大切と考える。歯磨きの観察や記録用紙の記入方法、問題点の抽出、そして提案の流れが統一され、提案法が標準化されていれば万全である。さらに、そこに問題があれば見直され、よりよい指導へと繋がるだろう。

予防の実際——歯科衛生士による指導

　予防の実際においては、医療サイドで完全に行うものと医療サイドの助言や提案のもの、家庭にて実践してもらうものがある。

　医療サイドでは、シーラントによる予防充塡とフッ化物塗布がある。また、家庭で行うフッ化物洗口、高濃度フッ化物配合歯磨剤の使用については日本小児歯科学会HPを参照していただきたい[1]。

　医療サイドによる助言や提案により、家庭で実践してもらう内容としては、生活習慣および歯口清掃がある。

1．生活習慣指導の実際

　小児歯科の予防指導の一つに、食事指導がある。よくある方法では、3日間の食事と間食を調べて指導することが多いようである。この指導法では、食べた甘いものを指摘し、食べないように指導することが多い。実際に健康志向が強い近年では、どうしたら子どもが健康に育つか、それを見つけ出す提案が説得力を増す。3日間の調査においては、起床時間に始まり、外遊びをしていた、家の中で遊んでいたなど、食のみならず何をしていたのかについても調査する。食事の時間にどれほど空腹だったのか、それとも食欲がない状態だったのかなどの把握もでき、よりいっそう健康を考えた、う蝕予防の生活指導に繋がる。

2．歯口清掃指導にあたっての注意

　歯口清掃に用いる道具は、子どもの場合は歯ブラシとデンタルフロスである。発達から考えると、おおむね3歳ごろまでは歯磨きをたいへん嫌がるのが一般的である。近年、2〜3歳の子どもに歯磨きをさせるためのアプリが登場しているが、スマートフォンやタブレットをその年齢の子どもに使用させること自体にいろいろな問題がある。また、3歳までに歯ブラシ使用時に喉を突くなどの重大事故も多く発生しているため、道具や環境に配慮が必要である（2章03参照）。歯磨きを嫌がって暴れる子どもに、保護者も血相を変えた顔で仕上げ磨きをしてしまう場合もある。優しい笑顔で、10数えながら仕上げ磨きに臨んでもらいたい。

　最初の指導においては、歯磨きや生活面で10の問題点がある方もいる。1回の指導ですべてクリアするのは困難で、定期健診のつど2個ずつクリアしたらよいというぐらいの気構えが、われわれには必要である。そのような助言や提案のなかで、子どもや保護者に寄り添うことも大切となる。

【参考文献】
1）日本小児歯科学会：新しいむし歯予防法—濃度の高いフッ化物配合薬用歯みがき剤の使用について—. http://www.jspd.or.jp/contents/common/pdf/gakkai_info20181226.pdf

Level Up & H!nt
15章 専門医が行っていること

[06] 母親教室の意義

東京都・早川歯科医院　早川 龍

　食や歯磨きなどの指導には、個別と集団の方法がある。個別指導においては、その個人に合った歯磨き指導などが可能である。しかし、この場合は自分で考えることもなく受け身であり、指導内容をすぐに忘れてしまうことも少なくない。一方、集団指導は一般的な話も少なくないが、多少厳しい内容になっても個人攻撃にならないため、モチベーションを上げるにはこの方法も欠かせない。その一つが母親教室（図1）である。集団指導はたいへん有効な方法と考えるが、診療所単位で行う場合は、その後に個人指導を行うことが前提となる。集団指導後は、自身で歯磨き法なども考えてもらい、そのうえで個別指導を行うと、より効果的と考える。

母親教室の目的と意義

　母親教室はモチベーションを上げる場であるほかに、多くの目的がある。実際、筆者は自院で行っている診療がどのような考え方に基づいているのかを説明し、受診の可否を判断してもらう機会とも考えている。診療内容は決して特別なやり方をしていなくても、受診するほうは専門家ではないため、歯科医療自体の内容を説明する必要があるとも考えるからである。さらに、定期的に予防を目的に受診しようとする母親には、とくにその方法についても説明を行う母親教室にぜひ参加してもらい、理解を得たい。

　具体的な内容としては、う蝕予防がなぜ重要であるか、そのための定期健診の重要性、歯列咬合異常の考え方など、スライドや配布物といった視覚的媒体を使用して説明する。

　母親教室の講話において気をつけなければならないのは、聴衆は現在育児を行っている母親であることを忘れてはならない。口の病気に罹患するとどのような機能的不利益を被るのかは、周知されていない。それにより、生活の質が低下するとはあまり考えていないように思われる。そうならないためには幼少期からどのようにしたらよいか、母親に正確な情報を伝え、それをもって予防のモチベーションに繋げられる内容であればと考える。

　実際に子どもがう蝕になってしまった母親が聴衆にいる場合、話を聞きながら、なぜ自分の子どもがう蝕になってしまったのかがわかるような内容としたい。また、聞いているうちに母親自身で改善方法が発想できるような、実生活にあった内容を提供することが大切である。

講話の内容

　口の中について、一般の方は知っているようで知らないことが多い。講話では、子どもの口の変化についても説明するが、聞いている母親自身の口の見方もわかるような話であれば、さらに興味深く聞いていただける。実際には、いくら歯磨きの説明をしたところで、自分自身や子どもの口の見方がわからなければ、理解が得られない。そのような意味においても、歯磨き指導の前の講話は重要となる。

　歯列咬合異常については、若いときに歯並びが悪い人は、残念ながらう蝕や歯周疾患で歯を失い、結果的に人工歯などがきれいに配列された義歯が入るため、「高齢者に歯並びの悪い人はいない」ということを説明するのが、具体的でわかりやすい内容と

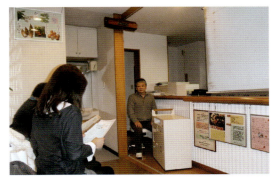
図❶　当院で行った母親教室の様子

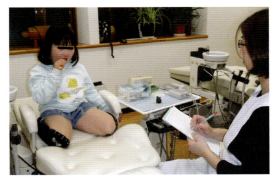
図❷　定期健診で歯磨きの個別指導を実施

考える。歯並びが悪ければ、歯磨きやデンタルフロスを使用することは簡単ではなく、またそれなりの時間を要することが多い。その結果として、う蝕や歯周疾患になり、義歯の使用を余儀なくされる。つまり、歯並びを治すことは、一生自分の歯で食べるための具体的な方法といえる。そのことを説明し、さらに自院における矯正治療の考え方や実際の診査・診断などについても説明を加えるとよいと考える。

　う蝕予防の重要性については、硬組織疾患は自然治癒がなく、歯が萌出したての未熟な一定の時期は、たいへんう蝕に罹患しやすいことなども説明に加える。

　母親教室に出席し、子どもたちと同様に定期的に来院するようになった保護者や祖父母もおられるだろう。この方たちは、比較的容易に予防効果が上げられると考えがちであるが、必ずしもそうではない。大人に対して歯口清掃を指導するか否かは、迷うところである。せっかく来院しても、長年行ってきた習慣とプライドを傷つければ、よい方向には進みにくいからである。

　母親教室においては、その考え方や方法についての説明を行ったうえで了解をもらい、それを前提として、次の個別指導で生活面なども詳しく問診する。母親にとって、このときの対象者は自分自身ではなく子どもである。

▶ モチベーションを維持する

　母親教室の目的は母親の知識の向上などと記載されている成書を見かける。筆者の考えでは、その目的は第1回目のモチベーション向上であって、決して知識の向上ではない。また、定期健診（図2）の目的は、早期発見・早期治療とされているが、筆者は定期健診がう蝕や歯周疾患になるのを待っている場にしたくはない。原因を早期に発見し、疾患に至らないようにすることこそが、定期健診の目的であってほしい。

　人は物事を忘れる。そのことは、都合のよい面と悪い面ある。悲しい思い出や嫌な出来事はいち早く忘れたいが、なかなか忘れられないのがこの手の出来事である。どちらかといえば、忘れてはならない大切なことは、すぐに忘れてしまいやすい。たとえば、前回の定期健診時にデンタルフロスを指導しても、次の来院時にはもうすっかり忘れて実行していないことはよくあると思う。「仕方がない」、「もう一度説明しよう」と穏やかに考える歯科医師や歯科衛生士もいれば、「教えたのになぜやっていないんだ」と多少感情的になる方もいるであろう。

　われわれが診る生活者は専門的知識があまりなく、だからこそ、繰り返しモチベーションを向上させる必要がある。母親教室は最初のモチベーションの場であり、定期健診とは、さらにモチベーションを繰り返し向上させる場であると考えている。つまり、定期健診は忘れたものを取り返す場であり、忘れたころに定期健診の時期がくるとよい。母親教室とは、その1回目の意義ある入口であり、実際の臨床に繋げる重要な機会であると考える。

16章 口から気づく小児の異常

Level Up & H!nt

[01] 低ホスファターゼ症 ……………………… **206**

[02] 口腔と全身疾患の関連性 ……………… **208**

[03] 児童虐待 ……………………………………… **212**

Level Up & Hint
16章 口から気づく小児の異常

[01] 低ホスファターゼ症

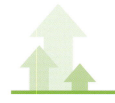

大阪大学大学院歯学研究科　小児歯科学教室　**仲野和彦**

　低ホスファターゼ症は、組織非特異型アルカリホスファターゼをコードする遺伝子の変異によって生じる遺伝性の疾患である。診断の二大基準には、「骨の石灰化不全」と「乳歯の早期脱落」が挙げられており、後者は歯科領域での精査が必要であることから、歯科医師にとって十分理解しておくべき全身疾患の一つである。難病指定の疾患であるが、わが国においては世界に先駆けて酵素補充療法を行うことが可能になり、生命予後が大幅に改善されている。最近になって、歯科医師の気づきで低ホスファターゼ症の診断に至る症例も増えてきている。本項では、低ホスファターゼ症に関して、歯科医師が知っておくべき重要なポイントを概説していきたい。

 診断と病型

1．診断
　「骨の石灰化不全」もしくは「乳歯の早期脱落」のどちらかがあれば、血液検査を行い、アルカリホスファターゼ値を測定して診断に繋げられる。血液中のアルカリホスファターゼの基準値は年齢や性別によって異なるため、注意が必要である（**表1**）。確定診断には遺伝子検査がなされることが多い。

2．病型
　表2に低ホスファターゼ症の各種病型を示す。低年齢で発症した症例ほど重篤であり、歯限局型のように歯にしか症状がないタイプも存在する。最近になって、歯限局型であっても成長とともに骨症状が出てくる症例も示されていることから、歯限局型は「その時点で歯にしか症状がない」という定義にすべきだと考えられる。

表❶　血液中アルカリホスファターゼの標準値（IU/L）

年　齢	男　性	女　性
0～1ヵ月	530～1,610	530～1,610
3～4ヵ月	480～1,620	480～1,620
6～7ヵ月	420～1,580	420～1,580
9～10ヵ月	395～1,520	395～1,520
1歳	395～1,339	395～1,289
4歳	430～1,200	430～1,150
7歳	450～1,250	470～1,300
10歳	460～1,450	470～1,450
13歳	400～1,450	220～1,450
16歳	220～1,050	130～730
19歳	160～500	120～370

表❷　低ホスファターゼ症の病型と症状

病　型	発症時期	骨の症状	歯の症状
周産期型	子宮内・出生時	重篤	歯全体の形成不全？
乳児型	6ヵ月まで	↕	歯全体の形成不全？
小児型	6ヵ月～18歳	↕	脱落・動揺
成人型	18歳以降	軽度	脱落・動揺
歯限局型	あらゆる年齢	なし	脱落・動揺

 遺伝形式と頻度

　周産期型や乳児型のような重篤なタイプでは、常染色体劣性（潜性）遺伝の形式をとるとされているが、小児型や歯限局型などの比較的軽症なタイプは、常染色体優性（顕性）遺伝の形式であるとされる。図1に両タイプの遺伝様式の模式図を示す。常染色体劣性（潜性）遺伝をとるタイプでは、10～15万出生あたり1人の頻度とされているが、常染色体優性

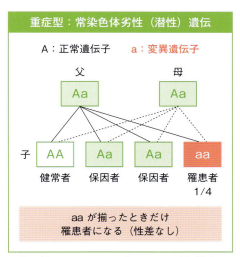
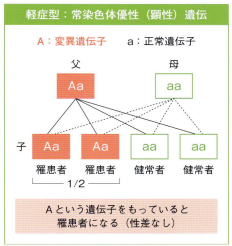

図❶　低ホスファターゼ症における遺伝様式とその一例

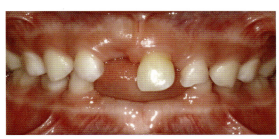

図❷　低ホスファターゼ症患者における乳歯の早期脱落（3歳6ヵ月、男児）

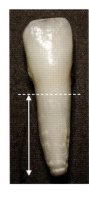

図❸　低ホスファターゼ症における脱落乳歯。交換期の乳歯では吸収しているのが一般的（矢印）

（顕性）遺伝をとるタイプの頻度は不明である。日本人特有の最も高い遺伝子の変異の保有頻度が約500人に1人であることから、後者の頻度は前者よりもかなり高いのではないかと推測されている。

歯科症状

重篤なタイプである周産期型や乳児型では、歯自体の形成が悪いという報告があるが、検討されてきた症例数が少なく、明確な所見としては確定していない。一方で、小児型や歯限局型のような軽症なタイプにおいては、セメント質の形成不全に起因した乳歯の早期脱落が特徴的である（図2）。とくに、単根で短い歯根の乳前歯に生じやすいが、乳臼歯や永久歯においても、脱落には至らないまでも深い歯周ポケットや動揺を呈することがある。脱落した乳歯の歯根は長く、標準的な交換期で脱落した乳歯とは容易に鑑別ができる（図3）。早期脱落部には義歯の装着が望ましく、審美的な面への配慮もあるが、残存歯にかかる咬合力を分散することで長期に歯を保存していくことが重要である。

低ホスファターゼ症において、重篤なタイプである周産期型や乳児型の頻度はかなり低く、医科領域で診断がなされた後、全身状態が安定してから歯科領域に紹介されるのがほとんどである。

一方で、小児型や歯限局型のような軽症なタイプについては、診断がつかないまま日常生活を送っているケースがあり、歯科医師の気づきで診断に至ることが多い。そのため、日常臨床や乳幼児歯科健診で疑い、症例に遭遇する可能性がある。早期診断がなされれば、患者の人生におけるQOLの向上に大きく寄与することができる。

【参考文献】
1）日本小児内分泌学会：低ホスファターゼ症診療ガイドライン．http://jspe.umin.jp/medical/files/guide20190111.pdf
2）渡邉淳：診療・研究にダイレクトにつながる遺伝医学．羊土社，東京，2017．

Level Up & H!nt
16章 口から気づく小児の異常

[02] 口腔と全身疾患の関連性

大阪大学歯学部附属病院 小児歯科 **大川玲奈**

全身疾患を有する小児において、全身症状が軽度な場合、その診断に至らずして日常生活を送っていることがあり、歯科症状を機に全身疾患の診断に繋がっていくことがある。その代表的な疾患は本章01の低ホスファターゼ症である。本項では、その他の疾患として、骨系統疾患であるX連鎖性低リン血症性くる病と鎖骨頭蓋骨異形成症、そして外胚葉異形成症の3疾患について解説する。

X連鎖性低リン血症性くる病 （X-linked hypophatemia：XLH）

1．疾患概要

XLHはPHEX遺伝子の変異が原因で起こる骨系統疾患である。腎尿細管からリンの再吸収ができず、低リン血症となり、骨の石灰化障害を呈する。成長障害による低身長、骨強度の低下による下肢の骨変形（O脚）などが全身症状として挙げられる。発症頻度は2万人に1人程度であり、X連鎖性顕性（優性）遺伝形式をとることから、一般的に男児のほうが女児よりも重症である。1歳すぎに、歩行の開始の遅れやO脚で本疾患の診断に至ることが多い。治療法として、リン製剤と活性型ビタミンD製剤の投与が挙げられる[1]。

2．歯科症状とその対応

低リン血症は歯の石灰化不全にも影響を与え、象牙質形成不全を引き起こす。病理学的所見としては、未石灰化象牙質である象牙前質が幅広く、石灰化していない象牙質である球間象牙質、エナメル象牙境から歯髄に達する管状欠損を認める[2]。X線所見としては、薄い象牙質や広い歯髄腔、突出した髄角を認める（図1）。視診では、下顎前歯部の舌側面の歯質がとくに薄い部位において、歯髄が透過してピンク色を帯びた歯冠色を呈するとともに（図2）、エナメル質の減形成を認める（図3）。

特徴的な臨床症状としては、一見健全でう蝕や外傷の既往などがないとされる乳前歯に歯肉膿瘍を認めることである（図4）。これは、減形成のエナメル質は咬耗しやすく、象牙質が口腔内に露出することにより、形成不全の象牙質を介して歯髄が口腔内細菌に感染し、根尖性歯周炎を誘発して歯肉膿瘍が形成されるためである。この根尖性歯周炎を多数の乳歯で頻発する歯科症状をきっかけにして、本疾患が見つかることがある。全身症状と同様、歯科症状においても男児は女児よりも重篤である。

歯科的対応としては、根尖性歯周炎と歯肉膿瘍に対しては、健常児における乳歯のう蝕治療と同様に、感染根管治療を行う。歯根が細くて歯髄腔が広いことから、歯冠歯根破折のリスクが高いので、乳臼歯の根管治療後は、既製乳歯冠修復を行うことが望ましい。

乳前歯部に歯肉膿瘍が多発する症例では、エナメル質が咬耗して象牙質が露出する前に、予防的に乳臼歯部に既製乳歯冠修復を行うこともある。外傷などによるわずかなエナメル質の破折であっても、根尖性歯周炎へと移行することから、可及的すみやかにコンポジットレジンによる修復、またはレジンジャケット冠による補綴を行い、形成不全の象牙質を介した歯髄感染を予防することが望ましいと考える（図5）。

乳歯列時に歯肉膿瘍が多発した症例では、永久歯においても同様の症状を認めることもあるため、予

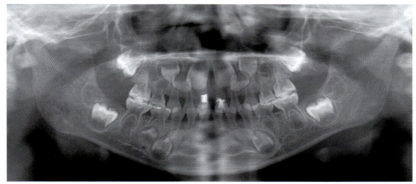

図❶ 4歳4ヵ月、男児。小児科での診断前に歯科症状が出現したX連鎖性低リン血症性くる病患児のパノラマX線写真。薄い象牙質、広い歯髄腔、突出した髄角を認める

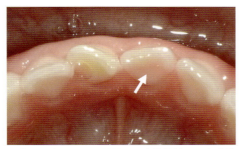

図❷ 3歳3ヵ月、男児。X連鎖性低リン血症性くる病患児の口腔内写真。象牙質が薄く、歯髄色が透過して観察できる

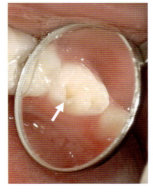

図❸ 3歳3ヵ月、男児。X連鎖性低リン血症性くる病患児の口腔内写真。咬合面にエナメル質減形成を認める

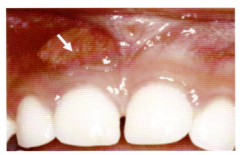

図❹ 4歳4ヵ月、男児。X連鎖性低リン血症性くる病患児の口腔内写真。う蝕のない乳前歯の根尖相当部に歯肉膿瘍を認める（参考文献3)より転載）

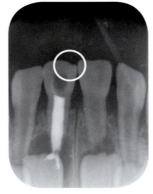

図❺ 4歳8ヵ月、男児。X連鎖性低リン血症性くる病患児のデンタルX線写真。A|がエナメル質のわずかな破折から根尖性歯周炎に至った

防的に永久歯にも補綴修復を行う必要がある。しかし、診断を受けた時期が出生直後で、早期から治療を受けて低リン血症が是正されている場合、歯肉膿瘍の出現の可能性は低くなると考えられている[4]。また、象牙質形成不全はう蝕の進行が早いため、口腔衛生管理が重要である。

鎖骨頭蓋骨異形成症（Cleidocranial dysplasia：CCD）

1．疾患概要

CCDは、鎖骨の欠損または低形成、頭蓋骨縫合部の骨化遅延、低身長、歯の萌出遅延を主症状とする骨系統疾患である。RUNX2遺伝子に変異を認める常染色体顕性（優性）遺伝形式をとるが、突然変異による散発症例もある。発生頻度は20万人に1人と考えられている。患者は前方で両肩を近接させることができる。日常生活に大きな支障はないことから、治療を必要としない場合が多い。

2．歯科症状とその対応

乳歯の晩期残存、永久歯の萌出遅延と多数歯にわたる埋伏過剰歯を認める。鎖骨の低形成が軽度のなで肩程度である場合、これらの歯科症状から本疾患の診断に繋がることがある（図6）。前歯と第1大臼歯は、他部位よりも比較的萌出を認めることが多い。萌出遅延は認めるがすべての永久歯が萌出する

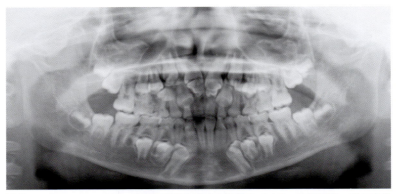

図❻ 9歳9ヵ月、女児。鎖骨頭蓋骨異形成症患児のパノラマX線写真。歯が交換しないことから歯科を受診し、小児科で鎖骨頭蓋骨異形成症の診断に至った

パターン、前歯と第1大臼歯のみが萌出するパターン、すべての永久歯が埋伏するパターンに分類できる。また、過剰歯は数本から数十本に及び、上顎前歯部と下顎小臼歯部に好発する。歯列咬合の異常として、反対咬合や高口蓋などを認める。顔面頭蓋の異常としては、頭部は顔面骨に比べて大きく、顔面骨の形成不全による鼻根部の陥凹を認める[5]。

CCDでは、乳歯を抜歯したとしても、永久歯の萌出が促進されることはないと考えられている。乳歯を可及的に保存し、埋伏部位には義歯を装着して咀嚼咬合機能の回復に努める。また、定期的なパノラマX線診査により、乳歯と埋伏永久歯の状態を確認することが重要である。

外胚葉異形成症（Ectodermal dysplasia）

1. 疾患概要

外胚葉異形成症は、毛髪や歯、汗腺、皮膚などの外胚葉系の組織に異常を認める疾患である。そのなかでも、汗腺の形成不全を伴うものを無汗型外胚葉異形成症という。毛髪が細くて少ない、歯の先天性多数歯欠損、汗腺の減少による皮膚乾燥、発汗異常による体温調節困難などの症状を認める。体温調節困難であるため、原因不明の発熱を繰り返すことにより、本疾患の診断に至ることが多い。発生頻度は10万人に1人とされている[6]。Ectodysplasin A1（EDA1）遺伝子の変異を認め、多くはX連鎖性潜性（劣性）遺伝形式であり、男児で発症し、女児は症状が軽度な保因者である。治療は症状に応じた対症療法が中心となり、生命予後は良好である。

2. 歯科症状とその対応

多数の乳歯と永久歯の先天性欠損を認める。乳歯の萌出を認めないことから歯科を受診し、外胚葉異形成症の診断に繋がることがある（図7）。歯を数本有する場合は、乳歯では上顎乳中切歯、上下顎乳犬歯と第2乳臼歯、永久歯では上顎中切歯、上下顎犬歯と第1大臼歯などが多い。すべての乳歯と永久歯が欠損することもある（図8）。上顎前歯部の歯は、栓状歯や円錐歯などの形態異常を示す（図9）。また、臼歯はタウロドント（歯冠歯髄腔が長軸方向に極端に長い歯）を示す。萌出時期は、一般的な乳歯や永久歯よりも遅い傾向にある。そのほかに、歯槽骨の形成不全や咬合高径の低下、口唇が厚く外反するなどの症状を認める。女性の保因者においても、少数歯の欠損や前歯の形態異常を認める。

先天性欠損は審美障害だけではなく、咀嚼や発音機能にも影響を及ぼす。そのため、3歳をすぎて印象採得が可能な年齢になれば、小児義歯の装着を行う。上顎の義歯は口蓋への吸着で安定するが、下顎が無歯顎の場合、歯槽突起がなく、顎堤の形成不全を認めることから、義歯の安定が困難である。乳臼歯や乳犬歯の萌出を認める場合は支台歯として利用する。顎骨の成長を妨げないようにワイヤークラスプとし、レストなどの形成の必要はない。成長発育に応じて調整と再製を繰り返す。形態異常を認めた場合、レジンジャケット冠による補綴を行う。

患児が義歯を受け入れるまでに時間がかかることがあるが、発音機能や咀嚼機能の改善のために、できるだけ早期に装着することが望ましいと考えてい

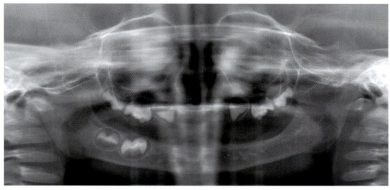

図❼ 2歳1ヵ月、男児。無汗型外胚葉異形成症患児のパノラマX線写真。1歳9ヵ月時に歯が萌出しないことから歯科を受診し、外胚葉異形成症の診断に至った

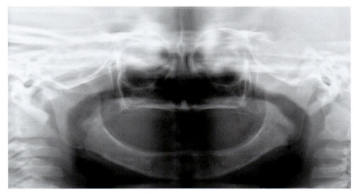

図❽ 5歳10ヵ月、男児。外胚葉異形成症患児のパノラマX線写真。すべての乳歯と永久歯胚を認めない

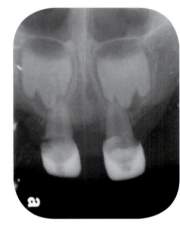

図❾ 5歳9ヵ月、男児。外胚葉異形成症患児のデンタルX線写真。1|1の歯冠の形態異常を認める。A|A はレジンジャケット冠による歯冠修復を行った

る。義歯装着当初は食事の相談を受けることが多いが、まずは義歯装着前のレベルの軟らかさや大きさの食べものから開始することによって義歯を用いた咀嚼を練習し、徐々に硬い食べものに慣れていくように指導している。食事が遅い、言葉が聞き取りにくいなどの悩みを抱える保護者も多く、必要に応じて言語発達支援や摂食・嚥下のトレーニングを受けてもらっている。

また、唾液の分泌が少ないことから、口腔粘膜が乾燥することで、う蝕リスクが高まる。萌出歯は義歯の支台歯としても利用できることから、う蝕にならないように口腔衛生管理を行い、可及的に保存することが大切である。

歯科治療時には体温調節が困難であることから、体温が上がらないような環境に配慮し、口唇乾燥による裂傷に注意する必要がある。

本項で挙げた疾患はどれも、医科領域にて早期に診断を受け、成長発育を含めた適切な全身管理を受ける必要がある。頻度も低く、また医科で診断を受けることがほとんどであるため、日常臨床で遭遇する可能性は極めて低い。しかし、潜在的な症例を歯科症状からの早期発見に繋げることは重要である。そのためには、小児の口腔内診査の際は、う蝕のみならず、歯科症状から全身疾患の発見に繋がる可能性も念頭において診査することが必要だと思われる。また、パノラマX線撮影を有効に活用して、歯質や歯数、歯胚形成などの異常をスクリーニングすることが重要である。

【参考文献】

1) 道上敏美：X染色体性低リン血症性骨軟化症．日内会誌，96(4)：725-730，2007.
2) Abe K, Ooshima T, Tong SML, Yasufuku Y, Sobue S: Structural deformities of deciduous teeth in patients with hypophosphatemic vitamin D-resistant rickets. Oral Surg Oral Med Oral Pathol Oral Radiol Endod, 65(2): 191-198, 1988.
3) 大嶋 隆：小児の歯科治療 シンプルなベストを求めて．大阪大学出版会，大阪，2009.
4) 新谷誠康，大嶋 隆：骨系統疾患患者における歯科管理．Clin Calcium, 20(8)：1259-1265，2010.
5) 番匠谷綾子，海原康孝，中江寿美，鈴木淳司，香西克之：永久歯の萌出遅延を契機に鎖骨頭蓋異骨症と診断された二卵性双生児の姉妹例．小児歯科学雑誌，45(1)：109-117，2007.
6) Clarke A: Hypohidrotic ectodermal dysplasia. J Med Genet, 24(11): 659-663, 1987.

Level Up & H!nt
16章　口から気づくの小児の異常

[03] 児童虐待

明海大学歯学部　病態診断治療学講座　歯科法医学分野　坂 英樹

　虐待とは、「ひどい扱い、むごい扱いをすること」であり、保護する立場の者が、保護される側に対して不適切な接触をすることとされている。虐待には「児童虐待」、「高齢者虐待」、「障害者虐待」などが挙げられ、広義で「DV（Domestic Violence）」も含まれる。

　児童虐待は近年増加傾向にあり、社会的にも大きな問題として取り上げられている。医療関係者間においても早期の発見から予防に至るまでの取り組みが重要視され、とりわけ歯科医師にその機会がある。よって、その際の対応が重要となる。

児童虐待の種類

　児童虐待は表1の4種類に分類される。

児童虐待件数の推移

1．相談対応件数

　厚生労働省発表の「児童相談所での児童虐待相談対応件数とその推移」（図1）[1]）から、年々あきらかな増加を示している。相談件数は、平成29年度で「133,778件」あり、平成12年の「児童虐待の防止等に関する法律」施行前の平成11年度「11,631件」の約11.5倍であり、平成2年度「1,101件」の約121.5倍と驚異的に増加している。以前は「虐待」の位置づけが明確ではなく、「しつけ」との境界が不明瞭であったことも増加の一因と考えられる。

　また、死亡事例の件数も平成15〜28年度まで14回報告があり、心中以外の虐待死は毎年50人前後で、合計685例、727人となっている。そのなかで0歳児の割合は47.5%、3歳児以下は77.0%を占めている。さらに加害者の割合は、実母が55.6%と最も多い。

2．内容別件数

　厚生労働省発表の「児童相談所での虐待相談の内容別件数の推移」（表2）[1]）をみると、過去10年で相談の内容別件数に変化が見受けられる。平成20〜23年度までは身体的虐待の割合が最も多く、次いでネグレクト、心理的虐待の順であったが、平成24年度にはその順番が入れ替わった。さらに、心理的虐待は平成25年度に身体的虐待に替わって最多となり、平成28年度以降は相談件数の半数を超えるようになった。

歯科領域での児童虐待発見と特徴的所見

　「児童虐待の防止等に関する法律」によって定められているように、歯科領域においても児童虐待の事例を早期に発見でき得ると考えられている。

1．歯科領域での虐待発見の機会

①歯科診療所：地域の福祉事務所もしくは児童相談所に通告

②幼稚園歯科健診・保育所歯科健診・学校歯科健診：養護教諭・施設職員などと協議し、学校長・施設長の判断を仰ぐ

③乳幼児歯科健診（1歳6ヵ月児健診・3歳児健診）：保健センターに情報提供し、保健センター長の判断を仰ぐ

表❶　児童虐待の種類

身体的虐待	身体に外傷が生じる、もしくは生じるおそれのある暴力を加える
ネグレクト	必要な資源や食料などを提供せず、養育を放棄する
性的虐待	わいせつな行為をする、もしくはさせる
心理的虐待	著しい暴言や拒絶的な対応など、心身に有害な影響を及ぼす

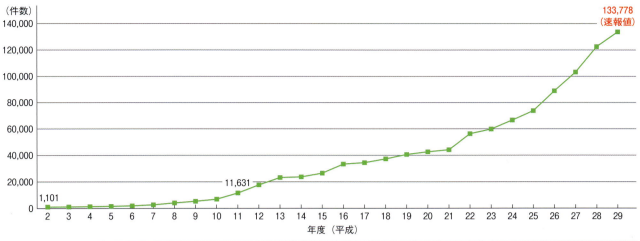

年度 (平成)	20年度	21年度	22年度	23年度	24年度	25年度	26年度	27年度	28年度	29年度 (速報値)
件数	42,664	44,211	56,384*	59,919	66,701	73,802	88,931	103,286	122,575	133,778
対前年度比	105.0%	103.6%	―	―	111.3%	110.6%	120.5%	116.1%	118.7%	109.1%

＊：平成22年度の件数は、東日本大震災の影響により、福島県を除いて集計した数値

図❶ 児童相談所での児童虐待相談対応件数とその推移（参考文献[1]より引用改変）

表❷ 児童相談所での虐待相談の内容別件数の推移。平成29年度は心理的虐待が最多で、身体的虐待が次ぐ（参考文献[1]より引用改変）

年度（平成）	身体的虐待	ネグレクト	性的虐待	心理的虐待	総数
20年度	16,343 (38.3%)	15,905 (37.3%)	1,324 (3.1%)	9,092 (21.3%)	42,664 (100.0%)
21年度	17,371 (39.3%)	15,185 (34.3%)	1,350 (3.1%)	10,305 (23.3%)	44,211 (100.0%)
22年度	21,559 (38.2%)	18,352 (32.5%)	1,405 (2.5%)	15,068 (26.7%)	56,384 (100.0%)
23年度	21,942 (36.6%)	18,847 (31.5%)	1,460 (2.4%)	17,670 (29.5%)	59,919 (100.0%)
24年度	23,579 (35.4%)	19,250 (28.9%)	1,449 (2.2%)	22,423 (33.6%)	66,701 (100.0%)
25年度	24,245 (32.9%)	19,627 (26.6%)	1,582 (2.1%)	28,348 (38.4%)	73,802 (100.0%)
26年度	26,181 (29.4%)	22,455 (25.2%)	1,520 (1.7%)	38,775 (43.6%)	88,931 (100.0%)
27年度	28,621 (27.7%)	24,444 (23.7%)	1,521 (1.5%)	48,700 (47.2%)	103,286 (100.0%)
28年度	31,925 (26.0%)	25,842 (21.1%)	1,622 (1.3%)	63,186 (51.5%)	122,575 (100.0%)
29年度 (速報値)	33,223 (24.8%) (+1,298)	26,818 (20.0%) (+976)	1,540 (1.2%) (−82)	72,197 (54.0%) (+9,011)	133,778 (100.0%) (+11,203)

※割合は四捨五入のため、100％にならない場合がある。平成22年度は、東日本大震災の影響により、福島県を除いて集計した数値である。平成29年度の件数は速報値のため、今後変更があり得る

多数のう蝕歯を確認したら、過去の状況を調査し、以下の項目についても確認する。

- 家庭生活ならびに学校生活が円滑か否か
- 児童が歯科受診に恐怖心をもっているか否か
- 家庭環境上やむを得なかったか

2．歯科領域でみられる虐待の特徴的所見（表3）

 歯科医師としての対応

臨床歯科医の立場では、児童虐待が疑われる事例に対して、その徴候やシグナルを見逃さずに、適切に対処することが重要である。しかし、口腔内の状況のみでの確定は困難であり、報告に至らないのが現状である。疑わしい事例に遭遇した際は、ためらわずに通告する意識をもって診療にあたるべきである。

表❸ 歯科領域でみられる虐待の特徴的所見

1．外傷
①軟部組織外傷：口唇・歯肉・小帯裂傷、口蓋熱傷
②歯牙外傷：脱臼（完全脱臼、不完全脱臼）、歯冠部・歯根部破折
③顎骨骨折：上顎骨歯槽突起部、下顎体・下顎枝・下顎頭部

2．その他
- ランパントカリエス
- 口腔清掃状態の不良
- 歯肉炎
- 多数の未処置歯

学校歯科医の立場では、学校検診などを通じて様子を観察し、担任や養護教諭と日ごろから情報交換を行う必要がある。

以上のことから、歯科医師は児童虐待に極めて重要な職責を担っていると再認識しなければならない。

【参考文献】
1）厚生労働省：平成29年度の児童相談所での児童虐待相談対応件数．
https://www.mhlw.go.jp/content/11901000/000348313.pdf

column
[08]

箸を上手に使うポイント

　日々の診療で、保護者から子どもがうまく箸を使えずに困っているとの声を聞くことがある。箸の文化があるわが国では、箸を上手に使えることも食事を楽しくするうえで大切である。箸を上手に使えるかどうかのポイントは、親指にある。

　箸の操作は、一側固定操作（箸の場合は内側を固定）である。手指の操作が未熟であると、一側固定操作が困難となり、箸が交差する"クロス箸"になる場合がある。そのため、当院では、親指で押さえる力を養うためにトングを持ち、小物をつまみ上げて親指の操作能力を高めるトレーニングや、ボウルの中にボールを入れて落ちないように転がす親指と手首のトレーニングを指導している。

　診療中、小児患者が口をゆすぐ際に、コップを上手に持てているのかを観察することにより、手指の発達具合を推測できる。

　お茶碗などを使用せずに、ワンプレートで食事を用意しているご家庭には、お茶碗を持つことでも親指のトレーニングになることを伝えている。明日から、キッズスペースにトングとボウルとボールを置いてみては？

［権 暁成］

17章 特別な支援が必要な患者

Level Up & H!nt

[01] 一次医療機関の役割 ……………………… 216

[02] 特別な配慮が必要な患者の口腔清掃指導 … 218

Level Up & H!nt
17章　特別な支援が必要な患者

[01] 一次医療機関の役割

日本大学松戸歯学部　障害者歯科学　**野本たかと**

 診察の困難さと喜び

　大学病院で診療にあたっていると、"何軒かの歯科医院に相談したが、断られてしまった"、"障害があることを伝えたら、受付の段階で大学病院を紹介された"という症例を経験する。「障害を理由とする差別の解消の推進に関する法律」（いわゆる障害者差別解消法）が平成25年に制定され、障害を理由に診療を拒否することは法律違反と考えられる。しかし、残念ながら歯科医師の技術や診療所の設備不足を理由に、一般歯科診療所で障害者の歯科治療が行われる機会が少ないのが現状のようである。

　障害児の歯科受診は、保護者にとってハードルが高い。障害児を育てる保護者は、散髪や爪切り、歯磨きといった日常の生活でさえも苦労の連続を味わっており、歯科受診という非日常を容易に受容できるとは、到底想像していない。初めての歯科受診は、本人もさることながら、保護者の不安は計り知れない。やっとの思いで最初の一歩を踏み出した保護者にとって、最初の歯科医院での対応が、これからの歯科受診に影響するといっても過言ではない。初めて来院した2歳児が「嫌だ、嫌だ」と叫んで号泣しているときに、「きちんとしなさい」といくら声がけしても、子どもに声は届かない。初めて歯科治療を受けようとする子どもは、少なからず抵抗をするものである。この泣いている状況だけで、その子が定型発達児なのか障害児なのか、判断がつく人がいるだろうか。よほどの専門家でないかぎり、わからないだろう。

　初診時の状況だけで、すべてを判断してはならない。数回の受診をとおして患者や家族と時間を共有し、相手の得意なことを理解しようとしてほしい。歯科医療者が患者や家族に寄り添おうとしてくれた態度が本人だけでなく保護者の喜びとなり、歯科受診や歯科保健行動の習慣化を努力しようという動機となり得る。それでも、困難な場合に高次医療機関の紹介を検討すべきである。

　一方で、入室を拒否する患者に対して、「嫌なことをしなければ信頼関係が構築できるはず」と、何年も待合室で歯磨きだけをして対応しているとの話を聞くことがある。数ヵ月にわたる拒否や緊急性が高い場合には、高次医療機関への相談を考慮すべきである。

 負の学習をさせない

　「小さいころは数人で抑制して行っていたけれど、身体が大きくなって抑制できなくなったので、ご高診お願いします」と記載された紹介状を持参する患者は少なくない。歯科受診の受容が難しいときに、障害や低年齢を理由に本人の意思を無視した身体抑制によって治療を行うと、"歯科治療＝嫌なこと"と感じることで、その場所やその人物、白衣、ミラーまで、すべてを拒否するといった負の学習となり、歯科治療を拒むことになりかねない。本来、抑制治療とは、患者本人や家族への心理面への配慮をして保護的支持として応用する方法であり、前述したような歯科医療者側の都合のみで行う状況は、身体拘束や強制治療といえる。

　一般に、嫌なことや経験をしていないことをする場合、その必要性を理解できれば我慢しようと努力

できる。一方で、理由もわからない新しいことに対しては、避けて通りたいと拒否するのが人間の心理である。知的発達障害や自閉スペクトラム症ではこれらの理解が難しいために、その受容に時間がかかったり、著しい拒否として行動してしまったりする。就学前の子どもに一生懸命勉強するように伝えても、その意義を理解する子どもは何人もいない。少しずつ学ぶ必要性を自分が知ることで、勉強していくようになる。歯科治療も同様であり、この学習による少しずつの行動変化のプロセスが、歯科治療適応のためのオリエンテーション（他医療機関ではトレーニングと呼ぶことが多い）と呼ばれるものである。術者としては、"せっかく、こちらはよいことをしてあげよう"と思っているのに、協力が得られないならできないと、安易に抑制治療や他院への紹介を考えないでほしい。最初から術者の指示に従い、口を大きく開けて、麻酔も切削も平気な顔で受け入れる子どもは皆無である。

歯科治療は、患者に忍耐や我慢を要求するのではない。歯科治療のオリエンテーションで重要なのは、歯科治療が円滑に進むよう患者に寄り添いながら、患者の能力を引き出せる環境整備を行うことである。その場合、歯科治療で用いる行動調整法を応用する。障害児の歯科治療を行ううえでの代表的な行動調整法を表1に示す。たとえば、日常臨床で無意識に行っている「10まで頑張ろう」と1～10まで数を数えるカウント法や、使用する器具を説明し、見せてから口腔内に挿入するTell-Show-Do法（TSD法）なども行動調整法の一つである。

これらの行動調整法を用いてオリエンテーションを行うことで患者本人が"できる"を体験し、術者を信頼するようになる。障害者対象だからと気張ることはない。通常の臨床の延長として、ゆっくりと一緒に目標に向って登って行けるように、最初のステップを高くしなければよい。緊急性のある場合を除き、C2程度が数歯あっても治療したい気持ちをこらえ、通常よりもスモールステップ、必要であればもうワンステップ遅らせる程度の思いでかかわる。そのなかで患者は成功体験を繰り返すことになり、自然と診療室や術者の受け入れが可能となる。

表❶　障害者歯科で用いられる行動調整法の代表例

1. カウント法
2. Tell-Show-Do法（TSD法）
3. モデリング法
4. フラッディング法
5. オペラント条件付け
6. レスポンデント条件付け
7. トークンエコノミー法
8. シェイピング　　　　　　　など

不随意運動など抑制治療が必要と判断した場合であっても、すぐに処置へ移行するのではなく、診療室の場や器具が受け入れられるように、数回のオリエンテーションを通して学習を促す。また、抑制治療において最も負の学習となりやすいのは、導入からすぐに身体拘束ともいえる抑制治療を行い、その後何のフォローもなく終わりにしてしまうことである。したがって、苦手な内容がある状態で処置に移行した場合は、その後も行動調整法を応用し、治療しながら成功できる環境の整備を行う。

逆紹介を受け入れて

近年、各都道府県の障害者歯科医療を行う高次医療機関で問題となっているのが、適応が可能になった障害児者の一般歯科診療所への逆紹介である。高次医療機関では、良好な受診状態や治療の終了時に地元の診療室へ逆紹介を検討する。しかし、受け入れてくれる診療所は少なく、仮に受け入れても、すぐに高次医療機関の受容を再度促されたと連絡がくることがある。移動困難という条件だけでなく、ノーマライゼーションの理念に基づいて、生まれ育った地域社会で家族と生きることを考えれば、地元の歯科医院に通うのが理想である。基本はスモールステップで、最初は健診だけでもよい。今後、一次医療機関の皆様の受け入れに期待したい。

【参考文献】
1）日本障害者歯科学会（編）：スペシャルニーズデンティストリー障害者歯科 第2版. 医歯薬出版, 東京, 2017.
2）野本たかと, 白橋知幸, 他：某歯科医師会附属歯科診療所の障害者歯科診療システムおよび患者動態：開設30年を経過して. 障歯誌, 33(2)：206-212, 2012.

Level Up & H!nt
17章 特別な支援が必要な患者

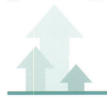

[02] 特別な配慮が必要な患者の口腔清掃指導

日本大学松戸歯学部　障害者歯科学講座　**遠藤眞美**

　障害者への口腔清掃指導は、指導の受容や効果の得にくさから敬遠される傾向にある。しかし、清掃指導は、口腔の環境改善や疾患予防だけではなく、患者や家族との信頼関係を構築できる貴重な時間である。ただし、その指導が不快であったり、思うような効果が得られなかったりすれば逆効果となる。

　口腔清掃は、認知、運動、情意で表される"機能の3領域"の学習で獲得する行動である。障害特性による苦手領域を把握し、適切な環境を整備して学習不足や誤学習を防ぐ[1,2]。

 機能の3領域

1．認知領域

　歯磨きという事象や口腔を含む身体の認知力が必要である。知的障害や自閉スペクトラム症では、少なからず本領域が障壁となる。理解を促すために、絵や写真、動画が有効なことがある[3,4]。コミュニケーションが良好であっても、身体認知力が乏しいと、"奥歯"や"歯の裏"といった言葉だけでは円滑な指導ができない。視覚や聴覚などの感覚器障害では、各人の情報収集力によって理解が委ねられる傾向が強く、本領域への配慮を怠ると誤学習を促すことになる。

2．運動領域

　肢体不自由では、本領域に配慮する。良好な運動機能であっても、疲労しやすさなどに注意する。

3．情意領域

　知的障害や自閉スペクトラム症では、行動調整法（本章01参照）を用いた個別支援を要することがある。

 口腔清掃用具

　各障害によって機能の3領域の遂行が困難な場合、用具の変更や工夫を行う。

1．手用歯ブラシ

1）ヘッドへの配慮[1〜6]

　歯頸部を磨き残す場合は、幅広で密毛の歯ブラシを選択し、無意識に歯頸部に毛先を接触させる（**図1**）。接触面積が広くなることで単位面積当たりの圧が軽減し、痛みが減少する。それでも圧や毛先角度の調整が困難な場合や、仕上げ磨きの強い圧による拒否の場合では、植毛部外側を短い毛にするとよりいっそう低い圧となり、痛みが軽減して磨けるようになる。

2）毛の太さ、軟らかさへの配慮[2,5,6]

　清掃が短時間の場合、プラーク除去効率の低い細い毛は不向きである。また、圧のコントロールが難しい方が軟毛を用いると毛が反って強い力となり、痛みとともに清掃効率の低下となるので、コシのある毛を選択する。

3）柄への配慮[1〜3]

　柄を不安定に持つ場合、柄の太さや角度、長さを調節する。弱い把持力の方には太い柄を選択したり、ホースなどを用いて太くしたりする。

　奥歯などの身体認知が難しい場合、柄に目印を付けて、それが隠れるまで口腔内に入れるように指導することも効果的である（**図2**）。

2．電動歯ブラシ

　動きや音を好む知的障害や自閉症スペクトラム症では、電動歯ブラシが口腔清掃受容のきっかけにな

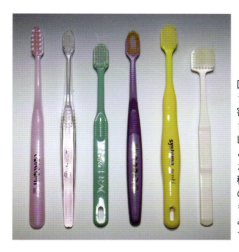

図❶ 幅広で密毛の歯ブラシ。ヘッドが大きく、毛が密に植毛されている歯ブラシは、無意識でも広範囲の歯面に接触するので効率がよい。また、同じ力で磨いたときに接触部分の単位面積当たりの力が軽減されるので、過剰な力がかかっても歯肉への圧が減少し、痛みや歯肉への為害性を軽減できる

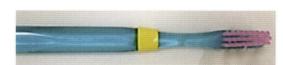

図❷ ネックに目印を付ける工夫。柄に目印を付けることで、歯磨き時に目印が見えなくなるまで歯ブラシを挿入するように指導できる

ることがある。手用歯ブラシと同様に、歯面への毛先の接触が基本であり、完璧な操作には高い技術が必要である。誤った方法では、手用と比較して短期間で為害性が生じる。電動歯ブラシを使用する際は歯磨剤を控える傾向にあるが、多くで使用が推奨されている[7]。

3．歯磨剤[8]

含漱困難や味覚過敏、保護者が仕上げ磨き時に歯磨剤を邪魔になると考えて控えることがある。しかし、未使用では痛みを引き起こすこともある。また、う蝕予防の観点からはフッ化物配合歯磨剤の使用は必須である。継続使用には、味の嗜好や過敏に配慮する。

含漱困難時は、吐出や清拭、吸引を行う。

4．手鏡

鏡に映る口腔を正確に認知できない場合であっても、鏡に映る歯垢染色液で染まった歯に対する興味から、手鏡を持つことによって上肢を自然と円滑に動かせるよい姿勢になることがある[1～4]。

5．その他の配慮

1）嚥下障害

唾液貯留に注意する。必要に応じて、ガーゼや吸引チューブ、吸引チューブ付き歯ブラシを用いる。

2）開口保持

市販の開口保持器や、割り箸にガーゼを巻いた巻綿糸などを応用する[2]。

3）口腔乾燥

必要に応じて、口腔保湿剤を使用する[9]。

障害者やその家族にとって、日常の口腔清掃はストレスに感じる場合が多い。

口腔清掃指導は単純な技術訓練ではなく、機能の3領域の苦手領域を患者や家族に寄り添いながらともに学習する時間である。障害や疾病によって各領域に困難性を認めても、失敗せずに学習できる環境を用具の工夫などで整備する。指導による成功体験や効果実感が患者や家族の自信となって、口腔清掃習慣の定着のみならず、さまざまな適応行動の獲得に寄与する。

【参考文献】

1）遠藤眞美：障害者の歯と口腔のケアと健康管理．緒方克也，柿木保明（編），歯科衛生士講座 障害者歯科学，永末書店，京都，2014：116-123．
2）遠藤眞美：障害児での口腔清掃用具の使用法・指導法．小児歯科臨床，21(3)：29-32，2016．
3）高柳篤史，真中美和子，長 佑美，中村広美，岡本智恵，竹蓋道子：患者さんに合った歯ブラシを提案しよう！～"歯磨きのソムリエ"実践編～．デンタルハイジーン，31(10)：1073-1088，2011．
4）宮内知美，遠藤眞美，他：自閉症者に対する口腔清掃指導における描画の応用．日障誌，35(2)：165-172，2014．
5）高柳篤史：総論 歯ブラシの特性と選び方．小児歯科臨床，21(3)：6-16，2016．
6）高柳篤史：サイエンス 歯ブラシを科学する 歯ブラシの形態と物理的特性．日本歯科医師会雑誌，70(6)：469-477，2017．
7）竹蓋道子，遠藤眞美，他：電動歯ブラシの歯磨剤使用に関する研究．日歯衛会誌，7(1)：235，2012．
8）遠藤眞美：こんな情報が欲しかった！ 今さら聞けない歯磨剤のハテナを解消．歯科衛生士，40(11)：57-66，2016．
9）遠藤眞美：口腔乾燥症への対応の実際—対症療法を中心に—．季刊歯科医療2013年秋号，27(4)：36-42，2013．

おわりに

　わが国において、少子高齢化が指摘されて久しいなか、未来を担う子どもたちの健康増進のために環境づくりをする重要性は、何ら変わるものではない。

　2018年4月に、口腔機能の発達不全を認める小児（口腔機能発達不全症）のうち、とくに継続的な管理が必要な患児に対する評価が新設された（歯科疾患管理料 小児口腔機能管理加算）。また、2018年12月には「成育医療等基本法」が国会で承認され、「子どもを大切にする国づくり」の概念のもと、小児医療への関心が急速に高まっている。小児歯科領域においても、今後ますます基本的手技や知識は必須になるものと思われる。

　「小児は成人を小さくしたものではない」といわれるように、小児は成長発達の途上にあり、日々変化を続けている。よって、小児歯科医療はその発育段階を熟知し、その後の変化を理解したうえで対応しなければならない。小児期からの早期の咬合成育は、成人期の健全なそれの根幹をなすといっても過言ではない。そのためには、一つ一つの手技の効率化やレベルアップは必須であり、それらの積み重ねが良好な予後へと結びつくものと考えられる。

　本書は、包括医療である小児歯科医療に焦点を当て、妊産期から始める小児歯科医療、う蝕予防、う蝕治療、歯内療法、小児口腔外科、咬合誘導、小児虐待など、広く本分野に精通した先生方に執筆いただいた。おかげで、小児歯科領域において具備すべき知識や技術などのポイント、注意点がコンパクトにまとめられ、これまでに類を見ない、充実した内容になった。この場を借りて執筆者各位に深謝するとともに、多くの臨床家の先生方が本書を活用することにより、日々の小児歯科臨床が充実することを確信している。

編集委員　牧 憲司

DENTAL DIAMOND NEW BOOK

日常臨床のレベルアップ&ヒント72

[編集委員]
北村和夫（日本歯科大学附属病院）・岩渕博史（神奈川歯科大学大学院）
飯野文彦（東京都・いいの歯科医院）・田中晃伸（茨城県・タナカ歯科医院）・坪田有史（東京都・坪田デンタルクリニック）

すぐ読めて、臨床のヒントがもりだくさん！

本書は、「コンポジットレジン修復」、「歯内療法」、「歯周治療」、「クラウン・ブリッジ」、「インプラント」、「有床義歯」、「外科手術」、「小児歯科」、「高齢者歯科」など、日常臨床におけるほぼすべての領域のなかから、全72項目を厳選。各分野を専門とする先生方にそれぞれ創意工夫を凝らしているポイントや注意点といった"勘所"を中心に解説いただき、2頁もしくは4頁で端的に編んでいる。読みやすく、臨床のレベルアップに直結する、開業医にうれしい一冊。

▼詳しい情報はこちら

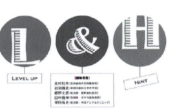

A4判・184頁・オールカラー　本体8,000円＋税

CONTENTS

1章　コンポジットレジン修復
部分修復時のシェードテイキング
コンポジットレジン修復のリペア　他

2章　歯内療法
ダブルドライバーテクニック（メタルコア除去）
ガッタパーチャの除去　他

3章　歯周治療
セルフ・プラークコントロールを行いやすい歯冠形態
歯周病罹患歯の動揺とその対応　他

4章　クラウン・ブリッジ.etc
支台歯形成のポイント
大臼歯部における補綴物の調整および研磨　他

5章　インプラント
レベルアップに欠かせない切開・剥離・縫合の基本手技
ソケットプリザベーション（リッジプリザベーション）　他

6章　有床義歯
設計のレベルアップポイント
義歯修理のレベルアップポイント　他

7章　外科手術
非歯原性歯痛―歯痛の原因が見つからないとき
外来観血処置後の管理　他

8章　小児歯科
歯科医師が見つける習癖とその対応
大臼歯萌出異常への介入時期と方法　他

9章　高齢者歯科
高齢者の摂食嚥下障害への対応
サルコペニア　他

10章　トピックス
マタニティ歯科
垂直歯根破折における接着再建法のコツ　他

Dd デンタルダイヤモンド社

DENTAL DIAMOND NEW BOOK

口腔外科のレベルアップ＆ヒント

[編著] 片倉 朗（東京歯科大学 口腔病態外科学講座）

臨床家が"いま"必要な技術と知識が"すぐ"にわかる！

若手歯科医師向けに「ポイントを絞って端的にまとめる」をコンセプトに構成した書籍『日常臨床のレベルアップ＆ヒント72』は、CR修復や歯周治療などの日常臨床にかかわる全72項目を収載し、読者から大きな反響をいただきました。本書はそのスピンオフ第二弾です。
臨床家なら誰しもが押さえておくべき口腔外科の"いま"を集め、臨床で"すぐ"に活用できるように構成している本書では、口腔外科専門医はもちろん、口腔解剖や歯内療法専門医、さらには法曹の専門家である弁護士らが執筆。臨床家の"知りたい"が詰まったマストアイテムです。

CONTENTS

◆歯性急性化膿性炎の消炎手術
◆口唇・歯肉・口腔粘膜裂傷への対応
◆舌神経麻痺への対応
◆口腔軟組織に発生する腫瘍性病変の診断手順
◆口腔がんを見逃さないために
　　──チェアーサイドにおける早期発見のためのチェックポイントと対応
◆発育性嚢胞と炎症性嚢胞の治療
◆顎関節の画像診断
◆口腔粘膜疾患の診断──臨床現場で迷わないために
◆抜歯のためのX線画像診断
◆安全に行う下顎埋伏智歯の抜歯
　　──GPにとっての"べからず"集
◆レーザーメスの口腔外科への適応
◆偶発症発生時の対応　　など

詳しい情報はこちら

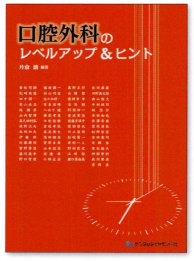

A4判・256頁・オールカラー
本体9,000円＋税

デンタルダイヤモンド社

DENTAL DIAMOND NEW BOOK

歯内療法のレベルアップ＆ヒント

【編著】北村和夫（日本歯科大学附属病院）

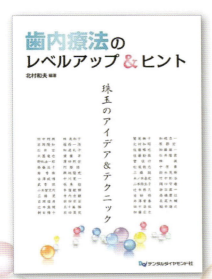

"超"豪華執筆陣による歯内療法の決定版！

歯周治療や歯内療法、小児歯科など、全10カテゴリーに関するテーマを集め、各専門家が創意工夫や注意点といった臨床の"勘所"を端的にまとめた『日常臨床のレベルアップ＆ヒント72』。本書はその各論シリーズの第一弾。歯内療法に長けた"超"豪華執筆陣らが、珠玉のアイデア＆テクニックを惜しみなく披露しています。いままでの歯内療法書籍にはない充実の内容を、ぜひご一読ください。

A4判・204頁・オールカラー　本体8,500円＋税

詳しい情報はこちら

珠玉のアイデア＆テクニック

田中利典	林 美加子	鷲尾絢子	和嶋浩一
吉岡隆知	福西一浩	北村知昭	原 節宏
石井 宏	和達礼子	佐藤暢也	加藤雄一
大墨竜也	須藤 享	佐藤勧哉	石井隆資
野杁由一郎	澤田則宏	菅 俊行	林 誠
西藤法子	阿部 修	松尾敬志	中原 貴
柴 秀樹	興地隆史	三橋 純	鈴木茂樹
古澤成博	中川寛一	木ノ本喜史	竹中彰治
武市 収	坂東 信	山本弥生子	岡口守雄
小木曾文内	牛窪敏博	辻本恭久	岩谷眞一
三橋 晃	寺内吉継	吉田 格	高橋慶壮
吉岡俊彦	前田宗宏	井澤常泰	長尾大輔
辻本真規	五十嵐勝	田中浩祐	稲本雄之
朝日陽子	前田英史	加藤広之	

デンタルダイヤモンド社

編著者プロフィール

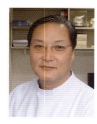

田中晃伸（たなか あきのぶ）

1981年	日本大学松戸歯学部 卒業
1986年	茨城県鹿嶋市にてタナカ歯科医院開業
2011年〜	日本大学松戸歯学部 臨床教授
2015年〜	明海大学歯学部 客員教授
	昭和大学歯学部 兼任講師
2016年〜	長崎大学歯学部 非常勤講師
2019年〜	鹿児島大学歯学部 非常勤講師
	九州歯科大学 非常勤講師

日本小児歯科学会 常務理事・専門医・指導医
日本顎咬合学会 認定医・指導医
日本歯科医史学会 理事
日本障害者歯科学会 代議員・認定医
日本歯科医学教育学会　他

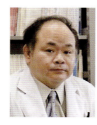

牧 憲司（まき けんじ）

1987年	九州歯科大学 卒業
1998年	九州歯科大学 小児歯科学講座 講師
2002年	九州歯科大学 小児歯科学講座 助教授
2006年〜	九州歯科大学 口腔機能発達学分野 教授
2018年〜	九州歯科大学 理事・副学長

日本小児歯科学会 副理事長・常務理事・専門医・指導医
日本歯科医学教育学会 編集委員
日本小児口腔外科学会 理事
九州歯科学会 副会長
九州学校保健学会 評議員　他

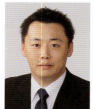

権 暁成（ごん ひょそん）

2006年	昭和大学歯学部 卒業
同　年	総合病院 国保 旭中央病院
	歯科・歯科口腔外科 勤務
2010年	タナカ歯科医院 勤務
2016年	東京都葛飾区にてK DENTAL CLINIC 開業

日本顎咬合学会 理事
日本小児歯科学会関東地方会 幹事
日本歯科医学教育学会
日本口腔外科学会
日本障害者歯科学会
日本口腔インプラント学会
日本摂食嚥下リハビリテーション学会
日本サルコペニア・フレイル学会　他

小児歯科のレベルアップ＆ヒント

発行日	2019年6月1日　第1版第1刷
編著者	田中晃伸　牧 憲司　権 暁成
発行人	濱野 優
発行所	株式会社デンタルダイヤモンド社
	〒113-0033 東京都文京区本郷3-2-15 新興ビル
	電話 = 03-6801-5810 ㈹
	https://www.dental-diamond.co.jp/
	振替口座 = 00160-3-10768
印刷所	共立印刷株式会社

ⓒ Akinobu TANAKA, 2019

落丁、乱丁本はお取り替えいたします

● 本書の複製権・翻訳権・上映権・譲渡権・公衆送信権（送信可能化権を含む）は㈱デンタルダイヤモンド社が保有します。

● [JCOPY]〈㈳出版者著作権管理機構 委託出版物〉
本書の無断複写は著作権法上での例外を除き禁じられています。複写される場合は、そのつど事前に㈳出版者著作権管理機構（TEL:03-3513-6969、FAX:03-3513-6979、e-mail:info@jcopy.or.jp）の許諾を得てください。